国家卫生健康委员会"十三五"规划教材
全国高等中医药教育教材

供中医学、针灸推拿学、中西医临床医学、中药学等专业用

中医药科研思路与方法

第 2 版

主 编 胡鸿毅

副主编 王彩霞 尚文斌 郑青山 田岳凤 秦国政

编 委（按姓氏笔画为序）

马 莉（大连医科大学） 尚文斌（南京中医药大学）
王广东（上海中医药大学） 郑青山（上海中医药大学）
王永刚（陕西中医药大学） 郑国华（上海健康医学院）
王彩霞（辽宁中医药大学） 胡鸿毅（上海中医药大学）
王瑾瑾（河南中医药大学） 秦国政（云南中医药大学）
田岳凤（山西中医药大学） 晋 永（上海市中医药研究院）
边育红（天津中医药大学） 阚俊明（长春中医药大学）
李亚东（北京中医药大学）

人民卫生出版社

图书在版编目(CIP)数据

中医药科研思路与方法/胡鸿毅主编.—2版.—北京:人民卫生出版社,2019
ISBN 978-7-117-28261-1

Ⅰ.①中… Ⅱ.①胡… Ⅲ.①中国医药学-科学研究-研究方法-医学院校-教材 Ⅳ.①R2-3

中国版本图书馆CIP数据核字(2019)第046530号

| 人卫智网 | www.ipmph.com | 医学教育、学术、考试、健康,购书智慧智能综合服务平台 |
| 人卫官网 | www.pmph.com | 人卫官方资讯发布平台 |

版权所有,侵权必究!

中医药科研思路与方法
第2版

主　　编:胡鸿毅
出版发行:人民卫生出版社(中继线 010-59780011)
地　　址:北京市朝阳区潘家园南里19号
邮　　编:100021
E - mail:pmph@pmph.com
购书热线:010-59787592　010-59787584　010-65264830
印　　刷:保定市中画美凯印刷有限公司
经　　销:新华书店
开　　本:787×1092　1/16　印张:16
字　　数:369千字
版　　次:2012年6月第1版　2019年4月第2版
　　　　　2021年1月第2版第2次印刷(总第4次印刷)
标准书号:ISBN 978-7-117-28261-1
定　　价:48.00元

打击盗版举报电话:010-59787491　E-mail:WQ@pmph.com
(凡属印装质量问题请与本社市场营销中心联系退换)

《中医药科研思路与方法》网络增值服务编委会

主　编　胡鸿毅
副主编　王彩霞　尚文斌　郑青山　田岳凤　秦国政
编　委　(按姓氏笔画为序)
　　　　马　莉（大连医科大学）
　　　　王广东（上海中医药大学）
　　　　王永刚（陕西中医药大学）
　　　　王彩霞（辽宁中医药大学）
　　　　王瑾瑾（河南中医药大学）
　　　　田岳凤（山西中医药大学）
　　　　边育红（天津中医药大学）
　　　　李亚东（北京中医药大学）
　　　　尚文斌（南京中医药大学）
　　　　郑青山（上海中医药大学）
　　　　郑国华（上海健康医学院）
　　　　胡鸿毅（上海中医药大学）
　　　　秦国政（云南中医药大学）
　　　　晋　永（上海市中医药研究院）
　　　　阚俊明（长春中医药大学）

修订说明

为了更好地贯彻落实《国家中长期教育改革和发展规划纲要（2010—2020年）》《医药卫生中长期人才发展规划（2011—2020年）》《中医药发展战略规划纲要（2016—2030年）》和《国务院办公厅关于深化高等学校创新创业教育改革的实施意见》精神，做好新一轮全国高等中医药教育教材建设工作，人民卫生出版社在教育部、国家卫生健康委员会、国家中医药管理局的领导下，在上一轮教材建设的基础上，组织和规划了全国高等中医药教育本科国家卫生健康委员会"十三五"规划教材的编写和修订工作。

为做好新一轮教材的出版工作，人民卫生出版社在教育部高等学校中医学类专业教学指导委员会和第二届全国高等中医药教育教材建设指导委员会的大力支持下，先后成立了第三届全国高等中医药教育教材建设指导委员会、首届全国高等中医药教育数字教材建设指导委员会和相应的教材评审委员会，以指导和组织教材的遴选、评审和修订工作，确保教材编写质量。

根据"十三五"期间高等中医药教育教学改革和高等中医药人才培养目标，在上述工作的基础上，人民卫生出版社规划、确定了中医学、针灸推拿学、中药学、中西医临床医学、护理学、康复治疗学6个专业139种国家卫生健康委员会"十三五"规划教材。教材主编、副主编和编委的遴选按照公开、公平、公正的原则，在全国近50所高等院校4000余位专家和学者申报的基础上，近3000位申报者经教材建设指导委员会、教材评审委员会审定批准，聘任为主审、主编、副主编、编委。

本套教材的主要特色如下：

1. **定位准确，面向实际** 教材的深度和广度符合各专业教学大纲的要求和特定学制、特定对象、特定层次的培养目标，紧扣教学活动和知识结构，以解决目前各院校教材使用中的突出问题为出发点和落脚点，对人才培养体系、课程体系、教材体系进行充分调研和论证，使之更加符合教改实际、适应中医药人才培养要求和市场需求。

2. **夯实基础，整体优化** 以培养高素质、复合型、创新型中医药人才为宗旨，以体现中医药基本理论、基本知识、基本思维、基本技能为指导，对课程体系进行充分调研和认真分析，以科学严谨的治学态度，对教材体系进行科学设计、整体优化，教材编写综合考虑学科的分化、交叉，既要充分体现不同学科自身特点，又注意各学科之间有机衔接；确保理论体系完善，知识点结合完备，内容精练、完整，概念准确，切合教学实际。

3. **注重衔接，详略得当** 严格界定本科教材与职业教育教材、研究生教材、毕业后教育教材的知识范畴，认真总结、详细讨论现阶段中医药本科各课程的知识和理论框架，使其在教材中得以凸显，既要相互联系，又要在编写思路、框架设计、内容取舍等方面有一定的区分度。

4. **注重传承，突出特色** 本套教材是培养复合型、创新型中医药人才的重要工具，是

修订说明

中医药文明传承的重要载体,而传统的中医药文化是国家软实力的重要体现。因此,教材既要反映原汁原味的中医药知识,培养学生的中医思维,又要使学生中西医学融会贯通,既要传承经典,又要创新发挥,体现本版教材"重传承、厚基础、强人文、宽应用"的特点。

5. **纸质数字,融合发展** 教材编写充分体现与时代融合、与现代科技融合、与现代医学融合的特色和理念,适度增加新进展、新技术、新方法,充分培养学生的探索精神、创新精神;同时,将移动互联、网络增值、慕课、翻转课堂等新的教学理念和教学技术、学习方式融入教材建设之中,开发多媒体教材、数字教材等新媒体形式教材。

6. **创新形式,提高效用** 教材仍将传承上版模块化编写的设计思路,同时图文并茂、版式精美;内容方面注重提高效用,将大量应用问题导入、案例教学、探究教学等教材编写理念,以提高学生的学习兴趣和学习效果。

7. **突出实用,注重技能** 增设技能教材、实验实训内容及相关栏目,适当增加实践教学学时数,增强学生综合运用所学知识的能力和动手能力,体现医学生早临床、多临床、反复临床的特点,使教师好教、学生好学、临床好用。

8. **立足精品,树立标准** 始终坚持中国特色的教材建设的机制和模式;编委会精心编写,出版社精心审校,全程全员坚持质量控制体系,把打造精品教材作为崇高的历史使命,严把各个环节质量关,力保教材的精品属性,通过教材建设推动和深化高等中医药教育教学改革,力争打造国内外高等中医药教育标准化教材。

9. **三点兼顾,有机结合** 以基本知识点作为主体内容,适度增加新进展、新技术、新方法,并与劳动部门颁发的职业资格证书或技能鉴定标准和国家医师资格考试有效衔接,使知识点、创新点、执业点三点结合;紧密联系临床和科研实际情况,避免理论与实践脱节、教学与临床脱节。

本轮教材的修订编写,教育部、国家卫生健康委员会、国家中医药管理局有关领导和教育部高等学校中医学类专业教学指导委员会、中药学类专业教学指导委员会等相关专家给予了大力支持和指导,得到了全国各医药卫生院校和部分医院、科研机构领导、专家和教师的积极支持和参与,在此,对有关单位和个人表示衷心的感谢!希望各院校在教学使用中以及在探索课程体系、课程标准和教材建设与改革的进程中,及时提出宝贵意见或建议,以便不断修订和完善,为下一轮教材的修订工作奠定坚实的基础。

人民卫生出版社有限公司

2019 年 1 月

全国高等中医药教育本科
国家卫生健康委员会"十三五"规划教材
教材目录

中医学等专业

序号	教材名称	主编	
1	中国传统文化(第2版)	臧守虎	
2	大学语文(第3版)	李亚军	赵鸿君
3	中国医学史(第2版)	梁永宣	
4	中国古代哲学(第2版)	崔瑞兰	
5	中医文化学	张其成	
6	医古文(第3版)	王兴伊	傅海燕
7	中医学导论(第2版)	石作荣	
8	中医各家学说(第2版)	刘桂荣	
9	*中医基础理论(第3版)	高思华	王 键
10	中医诊断学(第3版)	陈家旭	邹小娟
11	中药学(第3版)	唐德才	吴庆光
12	方剂学(第3版)	谢 鸣	
13	*内经讲义(第3版)	贺 娟	苏 颖
14	*伤寒论讲义(第3版)	李赛美	李宇航
15	金匮要略讲义(第3版)	张 琦	林昌松
16	温病学(第3版)	谷晓红	冯全生
17	*针灸学(第3版)	赵吉平	李 瑛
18	*推拿学(第3版)	刘明军	孙武权
19	中医临床经典概要(第2版)	周春祥	蒋 健
20	*中医内科学(第3版)	薛博瑜	吴 伟
21	*中医外科学(第3版)	何清湖	秦国政
22	*中医妇科学(第3版)	罗颂平	刘燕峰
23	*中医儿科学(第3版)	韩新民	熊 磊
24	*中医眼科学(第2版)	段俊国	
25	中医骨伤科学(第2版)	詹红生	何 伟
26	中医耳鼻咽喉科学(第2版)	阮 岩	
27	中医急重症学(第2版)	刘清泉	
28	中医养生康复学(第2版)	章文春	郭海英
29	中医英语	吴 青	
30	医学统计学(第2版)	史周华	
31	医学生物学(第2版)	高碧珍	
32	生物化学(第3版)	郑晓珂	
33	医用化学(第2版)	杨怀霞	

序号	教材名称	主编姓名	
34	正常人体解剖学(第2版)	申国明	
35	生理学(第3版)	郭 健	杜 联
36	神经生理学(第2版)	赵铁建	郭 健
37	病理学(第2版)	马跃荣	苏 宁
38	组织学与胚胎学(第3版)	刘黎青	
39	免疫学基础与病原生物学(第2版)	罗 晶	郝 钰
40	药理学(第3版)	廖端芳	周玖瑶
41	医学伦理学(第2版)	刘东梅	
42	医学心理学(第2版)	孔军辉	
43	诊断学基础(第2版)	成战鹰	王肖龙
44	影像学(第2版)	王芳军	
45	循证医学(第2版)	刘建平	
46	西医内科学(第2版)	钟 森	倪 伟
47	西医外科学(第2版)	王 广	
48	医患沟通学(第2版)	余小萍	
49	历代名医医案选读	胡方林	李成文
50	医学文献检索(第2版)	高巧林	章新友
51	科技论文写作(第2版)	李成文	
52	中医药科研思路与方法(第2版)	胡鸿毅	

中药学、中药资源与开发、中药制药等专业

序号	教材名称	主编姓名	
53	高等数学(第2版)	杨 洁	
54	解剖生理学(第2版)	邵水金	朱大诚
55	中医学基础(第2版)	何建成	
56	无机化学(第2版)	刘幸平	吴巧凤
57	分析化学(第2版)	张 梅	
58	仪器分析(第2版)	尹 华	王新宏
59	物理化学(第2版)	张小华	张师愚
60	有机化学(第2版)	赵 骏	康 威
61	医药数理统计(第2版)	李秀昌	
62	中药文献检索(第2版)	章新友	
63	医药拉丁语(第2版)	李 峰	巢建国
64	药用植物学(第2版)	熊耀康	严铸云
65	中药药理学(第2版)	陆 茵	马越鸣
66	中药化学(第2版)	石任兵	邱 峰
67	中药药剂学(第2版)	李范珠	李永吉
68	中药炮制学(第2版)	吴 皓	李 飞
69	中药鉴定学(第2版)	王喜军	
70	中药分析学(第2版)	贡济宇	张 丽
71	制药工程(第2版)	王 沛	
72	医药国际贸易实务	徐爱军	
73	药事管理与法规(第2版)	谢 明	田 侃
74	中成药学(第2版)	杜守颖	崔 瑛
75	中药商品学(第3版)	张贵君	
76	临床中药学(第2版)	王 建	张 冰
77	临床中药学理论与实践	张 冰	

序号	教材名称	主编姓名
78	药品市场营销学（第2版）	汤少梁
79	中西药物配伍与合理应用	王 伟　朱全刚
80	中药资源学	裴 瑾
81	保健食品研究与开发	张 艺　贡济宇
82	波谱解析（第2版）	冯卫生

针灸推拿学等专业

序号	教材名称	主编姓名
83	*针灸医籍选读（第2版）	高希言
84	经络腧穴学（第2版）	许能贵　胡 玲
85	神经病学（第2版）	孙忠人　杨文明
86	实验针灸学（第2版）	余曙光　徐 斌
87	推拿手法学（第3版）	王之虹
88	*刺法灸法学（第2版）	方剑乔　吴焕淦
89	推拿功法学（第2版）	吕 明　顾一煌
90	针灸治疗学（第2版）	杜元灏　董 勤
91	*推拿治疗学（第3版）	宋柏林　于天源
92	小儿推拿学（第2版）	廖品东
93	针刀刀法手法学	郭长青
94	针刀医学	张天民

中西医临床医学等专业

序号	教材名称	主编姓名
95	预防医学（第2版）	王泓午　魏高文
96	急救医学（第2版）	方邦江
97	中西医结合临床医学导论（第2版）	战丽彬　洪铭范
98	中西医全科医学导论（第2版）	郝微微　郭 栋
99	中西医结合内科学（第2版）	郭 姣
100	中西医结合外科学（第2版）	谭志健
101	中西医结合妇产科学（第2版）	连 方　吴效科
102	中西医结合儿科学（第2版）	肖 臻　常 克
103	中西医结合传染病学（第2版）	黄象安　高月求
104	健康管理（第2版）	张晓天
105	社区康复（第2版）	朱天民

护理学等专业

序号	教材名称	主编姓名
106	正常人体学（第2版）	孙红梅　包怡敏
107	医用化学与生物化学（第2版）	柯尊记
108	疾病学基础（第2版）	王 易
109	护理学导论（第2版）	杨巧菊
110	护理学基础（第2版）	马小琴
111	健康评估（第2版）	张雅丽
112	护理人文修养与沟通技术（第2版）	张翠娣
113	护理心理学（第2版）	李丽萍
114	中医护理学基础	孙秋华　陈莉军

序号	教材名称	主编姓名	
115	中医临床护理学	胡慧	
116	内科护理学(第2版)	沈翠珍	高 静
117	外科护理学(第2版)	彭晓玲	
118	妇产科护理学(第2版)	单伟颖	
119	儿科护理学(第2版)	段红梅	
120	*急救护理学(第2版)	许 虹	
121	传染病护理学(第2版)	陈 璇	
122	精神科护理学(第2版)	余雨枫	
123	护理管理学(第2版)	胡艳宁	
124	社区护理学(第2版)	张先庚	
125	康复护理学(第2版)	陈锦秀	
126	老年护理学	徐桂华	
127	护理综合技能	陈 燕	

康复治疗学等专业

序号	教材名称	主编姓名	
128	局部解剖学(第2版)	张跃明	武煜明
129	运动医学(第2版)	王拥军	潘华山
130	神经定位诊断学(第2版)	张云云	
131	中国传统康复技能(第2版)	李 丽	章文春
132	康复医学概论(第2版)	陈立典	
133	康复评定学(第2版)	王 艳	
134	物理治疗学(第2版)	张 宏	姜贵云
135	作业治疗学(第2版)	胡 军	
136	言语治疗学(第2版)	万 萍	
137	临床康复学(第2版)	张安仁	冯晓东
138	康复疗法学(第2版)	陈红霞	
139	康复工程学(第2版)	刘夕东	

注:①本套教材均配网络增值服务;②教材名称左上角标有*号者为"十二五"普通高等教育本科国家级规划教材。

第三届全国高等中医药教育教材建设指导委员会名单

顾　　问	王永炎	陈可冀	石学敏	沈自尹	陈凯先	石鹏建	王启明
	秦怀金	王志勇	卢国慧	邓铁涛	张灿玾	张学文	张　琪
	周仲瑛	路志正	颜德馨	颜正华	严世芸	李今庸	施　杞
	晁恩祥	张炳厚	栗德林	高学敏	鲁兆麟	王　琦	孙树椿
	王和鸣	韩丽沙					

主任委员　张伯礼

副主任委员　徐安龙　徐建光　胡　刚　王省良　梁繁荣　匡海学　武继彪
　　　　　　　王　键

常务委员（按姓氏笔画为序）
　马存根　方剑乔　孔祥骊　吕文亮　刘旭光　许能贵　孙秋华
　李金田　杨　柱　杨关林　谷晓红　宋柏林　陈立典　陈明人
　周永学　周桂桐　郑玉玲　胡鸿毅　高树中　郭　姣　唐　农
　黄桂成　廖端芳　熊　磊

委　　员（按姓氏笔画为序）
　王彦晖　车念聪　牛　阳　文绍敦　孔令义　田宜春　吕志平
　安冬青　李永民　杨世忠　杨光华　杨思进　吴范武　陈利国
　陈锦秀　徐桂华　殷　军　曹文富　董秋红

秘 书 长　周桂桐（兼）　王　飞

秘　　书　唐德才　梁沛华　闫永红　何文忠　储全根

全国高等中医药教育本科中医学专业教材评审委员会名单

顾　　问	王永炎　邓铁涛　张　琪　张灿玾　周仲瑛　严世芸　李今庸 施　杞　晁恩祥　张炳厚　栗德林　鲁兆麟　孙树椿　王和鸣
主任委员	张伯礼
副主任委员	高思华　陈涤平　胡鸿毅　王　键　周永学
委　　员	（按姓氏笔画为序） 马跃荣　王拥军　车念聪　牛　阳　孔祥骊　吕志平　刘献祥 安冬青　李　冀　李永民　李金田　谷晓红　范永昇　段俊国 唐　农　黄桂成　曹文富　董秋红　廖端芳
秘　　书	储全根　梁沛华

前　言

为了更好地适应新形势下全国高等教育改革和发展的需要，培养传承中医药文明、创新中医药事业的复合型、创新型高等中医药专业人才，按照全国高等中医药院校各专业的培养目标，在全国高等中医药教育教材建设指导委员会的组织规划下，确立本课程的教学内容并编写了本教材。

本教材旨在培养中医学、中药学、中西医结合等专业本科生中医药科学研究的基本素质，提高其发现问题、解决问题的科学思维能力，并让学生初步掌握中医药科学研究的基本方法、基本程序和主要内容，为运用现代科学技术方法开展中医药多学科科学研究工作打下扎实的基础。

在教材编写过程中，力求体现教材的思想性、科学性、先进性、启发性和实用性等要求，以突出中医药学的特点为前提，以科学、规范为原则，以启迪中医药研究创新思维为目的，根据中医药专业教育应具备的学科特点，在中医药理论指导下，紧密结合现代研究成果编写而成。

本教材面向全国高等中医药院校及综合性大学中医药学相关专业的本科生及相应的中医药科研工作者，是中医药科学研究思路与方法的参考书。

本教材共分7章，编写分工如下：第一章，胡鸿毅、尚文斌、王广东；第二章，秦国政；第三章，边育红、郑青山；第四章，王永刚、郑国华；第五章，王瑾瑾；第六章，田岳凤、王彩霞、阚俊明、马莉；第七章，李亚东。教材各章的内容由胡鸿毅、王彩霞、尚文斌、郑青山、田岳凤、秦国政根据编委会意见分别进行统稿，最后由胡鸿毅对全书统一审定。

本书在编写过程中，得到了人民卫生出版社、各编委单位的指导，全体编委集思广益、通力合作，为编写工作付出了努力，在此表示衷心的感谢！

有关中医药科研思路与方法方面的教材出版较少，编写这样一部供本科生使用的《中医药科研思路与方法》是一项探索性工作。由于编写难度较大，加之时间仓促，书中的疏漏、不妥之处在所难免，请读者和各兄弟院校在使用过程中提出批评和建议，以便进一步修订完善。

编者
2019年1月

目 录

第一章 绪论 ·· 1
 第一节 科学研究概述 ··· 1
  一、科学研究的定义 ··· 1
  二、科学研究的主要特征 ·· 2
  三、科学研究的类型 ··· 2
 第二节 医学科学研究 ··· 5
  一、医学科研的基本特点 ·· 5
  二、医学科研的基本方法 ·· 6
  三、医学科研的基本程序 ·· 10
 第三节 中医药科学研究 ·· 11
  一、中医药学的科学思维方法 ··· 11
  二、中医药科学研究特点与难点 ······································ 20
 第四节 医学科学研究的伦理与道德规范 ····························· 25
  一、伦理原则 ·· 25
  二、医学科学研究中应注意的伦理问题 ···························· 26
  三、动物实验与实验动物福利 ··· 29
  四、医学科学研究道德规范 ·· 32

第二章 中医药科学研究的基本步骤 ··· 35
 第一节 科学假说与科研选题 ··· 35
  一、科学假说 ·· 35
  二、科研选题的原则与方法 ·· 45
 第二节 文献综述 ··· 53
  一、目的与意义 ·· 53
  二、文献综述的类型与特点 ·· 54
 第三节 研究开题报告 ·· 55
  一、基本结构 ·· 56
  二、常见问题和注意事项 ·· 60
 第四节 研究方案的实施 ·· 61
  一、制订实验操作规程 ··· 61
  二、准备实验场地、仪器设备、主要试剂 ························· 62

三、实验记录 …………………………………………………………………… 63
四、原始资料的归档 ………………………………………………………… 64

第五节 研究资料的加工整理与数据处理 ……………………………………… 64
一、缺失数据、截尾数据与离群数据的处理 ……………………………… 64
二、数据转换 ………………………………………………………………… 65
三、临床试验的数据管理 …………………………………………………… 66

第三章 中医药实验研究设计 …………………………………………………… 70

第一节 实验研究设计的基本框架 ……………………………………………… 70
一、研究课题的确立 ………………………………………………………… 70
二、构建研究基本框架 ……………………………………………………… 71
三、设计研究内容 …………………………………………………………… 71
四、明确拟解决的关键问题 ………………………………………………… 71
五、制订研究方案和技术路线 ……………………………………………… 71

第二节 实验研究的具体内容和基本方法 ……………………………………… 71
一、研究对象的选择 ………………………………………………………… 71
二、处理因素的确立和控制 ………………………………………………… 74
三、观测指标的选择 ………………………………………………………… 75

第三节 实验研究的统计学设计 ………………………………………………… 77
一、平行设计 ………………………………………………………………… 77
二、交叉设计 ………………………………………………………………… 78
三、析因设计 ………………………………………………………………… 78
四、正交设计 ………………………………………………………………… 79
五、均匀设计 ………………………………………………………………… 82

第四章 中医药临床研究设计 …………………………………………………… 87

第一节 临床试验设计 …………………………………………………………… 87
一、临床试验设计的要素 …………………………………………………… 87
二、临床试验设计的原则 …………………………………………………… 89
三、临床试验设计的方案 …………………………………………………… 94
四、临床试验设计的偏倚及其控制 ………………………………………… 99
五、中医临床试验设计的特点 ……………………………………………… 100

第二节 调查研究设计 …………………………………………………………… 102
一、概述 ……………………………………………………………………… 102
二、调查研究设计的基本步骤 ……………………………………………… 103
三、常用调查研究设计方法介绍 …………………………………………… 107
四、调查研究常见偏倚及其控制 …………………………………………… 118

第五章 研究数据统计分析方法 ... 121
第一节 统计分析方法的选择 ... 121
一、数据资料的统计分析思路 ... 122
二、常用的数值变量资料的统计分析方法 ... 122
三、常用的无序分类变量资料的假设检验 ... 133
四、常用的有序分类资料的假设检验 ... 135
五、双变量相关与回归 ... 136
第二节 统计学报告要求 ... 136
一、统计学报告的基本原则 ... 136
二、医学论文统计学报告的一般要求 ... 137
三、中医药临床随机对照试验报告规范 ... 138
四、国内 RCT 论文的统计学报告自查清单 ... 141
第三节 统计图表的制作 ... 143
一、统计表 ... 143
二、统计图 ... 144
第四节 样本含量估算 ... 145
一、样本含量概述 ... 145
二、常用样本含量估算软件 ... 146
第五节 常用的研究资料管理及分析软件简介 ... 149
一、常用的数据管理软件 ... 149
二、常用的统计分析软件 ... 149

第六章 中医药科学研究的主要内容 ... 152
第一节 中医药文献研究 ... 152
一、设计思路 ... 152
二、方法应用 ... 156
三、特色与启示 ... 158
第二节 中医基础理论的现代研究 ... 159
一、主要内容 ... 159
二、常用方法 ... 163
第三节 证候研究 ... 165
一、概述 ... 165
二、内容与方法 ... 166
三、应用与实践 ... 170
第四节 中医临床经验总结 ... 174
一、概述 ... 174
二、研究内容 ... 175
三、研究方法 ... 176

目 录

　　四、需要注意的几个问题 ··· 177
第五节　中医临床疗效评价 ··· 178
　　一、概述 ··· 178
　　二、中医临床疗效评价的研究方法 ····································· 179
第六节　病证结合研究 ··· 188
　　一、概述 ··· 188
　　二、研究实践 ··· 189
　　三、研究思路 ··· 193
第七节　中药复方药效物质基础与作用机制 ······························· 194
　　一、质量控制 ··· 194
　　二、体内过程 ··· 196
　　三、物质基础 ··· 198
　　四、作用机制 ··· 199
第八节　针灸作用原理 ··· 201
　　一、概述 ··· 201
　　二、研究实践 ··· 201
　　三、多学科理论与技术的应用 ······································· 205

第七章　中医药学术论文写作 ··· 209
第一节　中医药学术论文的基本知识 ····································· 209
　　一、中医药学术论文的基本概念 ····································· 209
　　二、中医药学术论文的书写标准 ····································· 210
　　三、中医药学术论文的评价 ··· 210
　　四、中医药核心期刊与引证索引 ····································· 211
第二节　中医药学术论文的具体格式 ····································· 214
　　一、论文的标题 ··· 214
　　二、论文作者署名和作者单位 ······································· 215
　　三、论文摘要 ··· 216
　　四、关键词 ··· 217
　　五、论文主体 ··· 217
　　六、致谢 ··· 220
　　七、参考文献 ··· 220
第三节　中医药学术论文的一般写作过程 ································· 221
　　一、文献数据库的选择 ··· 221
　　二、文献检索的操作方法 ··· 222
　　三、文献检索的基本策略 ··· 222
　　四、筛选全文的经验 ··· 225
　　五、综述的检索 ··· 226

六、文献管理 ………………………………………………………… 226

七、撰写论文的常用软件 ……………………………………………… 226

八、选择适合的投稿期刊 ……………………………………………… 228

九、论文的投稿与发表 ………………………………………………… 228

附录　科研道德规范 ………………………………………………… 232

主要参考书目 ………………………………………………………… 233

第一章

绪 论

> **学习目的**
>
> 理解科学研究、医学科学研究、中医药科学研究的基本范畴，中医学科学思维方法的特征、优势与发展前景，了解医学科学研究的伦理与道德规范，为传承与创新中医药学的现代科学研究奠定基础。
>
> **学习要点**
>
> 掌握科学研究的定义、特点和基本类型；认识中国哲学思维方法与中医学形成与发展的关系；把握中医学取象思维、整体辩证思维与"物质本原论"的本质区别及联系；了解中医科学思维方法与复杂生命科学研究思维方法的发展趋势；掌握医学科学研究的伦理原则。

中医药是中华民族在几千年生产、生活实践和与疾病作斗争中逐步形成并不断丰富发展的医学科学，为中华民族的繁衍生息作出了巨大贡献。中医药蕴含着深厚的科学内涵，具有引领生命科学未来发展的巨大潜力，是我国具有原创优势的科技资源，也是"中国古代科学的瑰宝"和"打开中华文明宝库的钥匙"，具有巨大的原始创新潜力。科学研究促进人类文明和社会进步，是推动科技发展的重要手段。通过科学研究发掘中医药科学内涵，推动中医药的传承与创新，是实现中医药事业振兴发展的重大战略方向。

第一节 科学研究概述

科学是人类逐步积累起来的、可被接收的、可验证的、系统的分科知识体系，其本质是人类能动地认识和改造外部世界的探索性活动，是人类的一种特殊实践活动。研究是一种有意识地对客观事物进行观察和分析的认识活动。科学研究是推动科学发展和人类进步的动力。

一、科学研究的定义

科学研究简称科研，是指运用严密的科学方法，从事有目的、有计划、有系统地认识客观世界，探索自然界未知领域中的物质运动现象和规律，创造新理论、新技术的认识活动。

科学研究具有探索性和创新性，其目的是获得新的知识、发现新的事实、阐明新的规律、建立新的理论、发明新的技术、研制新的材料和产品,这也是科学研究活动与一般劳动活动的区别所在。科学研究的基本要素包括研究者、研究范围和对象、研究方法、研究机构、物质的辅助手段、科学研究的已有成果、社会背景等7个环节。

二、科学研究的主要特征

(一) 创造性

创造性是科学研究最本质的特征。科学研究本身就是一种创造性的活动。科学研究的任务是探索自然界、人类社会和思维的未知领域,发现新规律,创造新成果。科学研究需创造出新的、更加科学的方法,并用科学的方法去发现新的规律、发明新的具有社会价值的成果。

(二) 客观性

客观性指科学研究所使用的一切方法和程序,均不受个人主观判断或无关因素的影响。主要表现在:科学研究的对象来源于客观世界,来源于人类生产、生活的现实,是客观现实的需要。科学研究的过程要求严格的客观性。科学研究的结论是可以检验的,能反映一定客观规律的结论,而非主观臆断。

(三) 系统性

科学研究通常采用系统的方法。系统的方法通常是以一个明确的问题开始,直到结论的获得为止。任何科学研究都是建立在前人研究基础之上,科学研究必须注重事物之间的联系,其本身就是一种系统的研究活动。

三、科学研究的类型

根据联合国教科文组织制定的科技统计的国际标准,科学研究分为基础研究、应用研究和开发研究3种类型。

(一) 基础研究

1. 概念　基础研究是指认识自然现象、揭示自然规律,获取新知识、新原理、新方法的研究活动。它不考虑任何特定的实际目的。基础研究的成果常对科学领域产生广泛的影响,并且说明一般和普遍的真理,它的成果也常常成为普遍原则、理论或定律。这类研究未知因素较多,探索性较强,研究周期较长,对研究手段要求也比较高。基础研究又可分为纯基础研究和定向基础研究。纯基础研究与定向基础研究的区别为:纯基础研究是为了推进知识的发展,不考虑长期的经济利益或社会效益,也不致力于应用其成果于实际问题或把成果转移到负责应用的部门。定向基础研究的目的是期望能产生广泛的知识基础,为当前、未来或可能发生的问题的解决提供资料。

2. 特点

(1) 以认识现象、发现和开拓新的知识领域为目的,即通过实验分析或理论性研究对事物的属性、结构和各种关系进行分析,加深对客观事物的认识,解释现象的本质,揭示物质运动的规律,或者提出和验证各种设想、理论或定律。

(2) 没有任何特定的应用或使用目的,在进行研究时对其成果看不出、说不清有什么用处,或虽肯定会有用途但并不确知达到应用目的的技术途径和方法。

(3) 一般由科学家承担,他们在确定研究专题以及安排工作上有很大程度的自由。

(4) 研究结果通常具有一般的或普遍的正确性，成果常表现为一般的原则、理论或规律并以论文的形式在科学期刊上发表或学术会议上交流。

因此，当研究目的是为了在最广泛的意义上对现象更充分的认识，或当其目的是为了发现新的科学研究领域，而不考虑其直接的应用时，即视为基础研究。

3. 内容　医学基础研究的研究内容主要在于保持人体健康的规律，健康指标的分级基础；人体功能与结构的研究；疾病的发生、发展、转归全过程的规律及分子基础；人体衰老的过程及分子基础；人体生物力学、流体力学、电子学；化学药物的构效关系，植物药的亲缘与有效成分关系。

例如，在中医药学基础研究中，中医诊断和治疗的核心是证候，而探究证候的生物学基础、揭示证候与疾病发生发展的相关规律，是中医证候现代化基础研究的关键。证候的生物学基础是个比较笼统的概念，从宏观到微观可以分为4个层次：器官—组织—细胞—分子。虽然各个层次之间不能完全等同，但是宏观层次的各种证候表现，必然是微观层次各种元素相互作用的结果。病证结合的证候生物学基础研究是当前中医证候基础研究中的热点和难点。利用现代科学技术手段探讨中医证候的生物学基础，或中医证候与生物学系统指标之间的关联，有助于推进中医诊断的客观化，从而挖掘证候的实质。再如，中药具有多组分、多途径、多靶点的综合效应，通过对中药作用机制、中医方剂的配伍规律等基础研究，也可为疾病防治、中药新药开发提供研究思路、研究方向。

(二) 应用研究

1. 概念　应用研究是指为获得新知识而进行的创造性的研究。它主要是针对某一特定的实际目的或目标进行的研究。

2. 特点

(1) 具有特定的实际目的或应用目标，具体表现为：为了确定基础研究成果可能的用途，或是为达到预定的目标探索应采取的新方法（原理性）或新途径。

(2) 在围绕特定目的或目标进行研究的过程中获取新的知识，为解决实际问题提供科学依据。

(3) 研究结果一般只影响科学技术的有限范围，并具有专门的性质，针对具体的领域、问题或情况，其成果形式以科学论文、专著、原理性模型或发明专利为主。

一般可以这样说，所谓应用研究，就是将理论发展成为实际运用的形式。区分应用研究和基础研究的主要标志是研究的目的性。基础研究是为了认识现象，获取关于现象和事实的基本原理的知识，而不考虑其直接的应用；应用研究则是在获得知识的过程中具有特定的应用目的。一般来说，应用研究将理论发展到应用的形式，其成果对科学技术领域的影响是有限的，更无法像基础研究那样说明普遍的原则、理论或定律。

3. 内容　医学应用研究的研究内容主要在于有关疾病的病因、流行规律、治疗及预防效果的研究；为实验研究探讨建立新的动物模型、细胞株以及方法学的研究；有关流行病学调查、考核防治效果、药物资源调查的方法学研究；寻找新药物、新生物制品、新医用材料的方法、有效药物的药理作用、药代动力学、医用材料的机体相容性及其机制研究。

例如,中医时间医学的现代应用研究。中医诊治疾病重视因时制宜。《黄帝内经》认为:"人与天地相参也,与日月相应也。"人体生理、病理、诊断、治疗、预后等均与时间节律密切相关,其论及的时间类型包括超年节律(运气学说中的一年以上的节律)、年节律(季节节律)、月节律(朔望月节律)、昼夜节律(时辰节律)等。又如《灵枢·卫气行》中载:"岁有十二月,日有十二辰,子午为经,卯酉为纬。"这反映了现代生命科学的"生物钟"与十二时辰的关系,以及在疾病诊治中如何应用。

(三)开发研究

1. 概念　开发研究又称发展研究,是指运用基础研究和应用研究及实验知识,研制推广新产品、新设计、新流程、新方法等,或为了把现有的样机和中间生产环节进行重大改进的创造性活动。

2. 特点

(1) 运用基础研究、应用研究的知识或根据实际经验进行研究。

(2) 以开辟新的应用为目的,具体地说,就是为了提供新材料、新产品和装置、新工艺、新系统和新的服务,或对已有的上述各项进行实质性的改进。

(3) 其成果形式主要是专利、专有知识、具有新产品基本特征的产品原型或具有新装置基本特征的原始样机等。

区分开发研究与基础研究、应用研究的主要标志是:基础研究与应用研究是要增加科学技术知识,以产生社会效益为主要目的;而开发研究则是推广新的应用(如新设计、新方法等),以产生经济效益为主要目的。虽然应用研究和开发研究所追求的最终目标是一样的,但它们的直接目的或目标却有着本质的差别。应用研究是为达到实际应用提供应用原理、技术途径和方法、原理性样机或方案,这是创造知识的过程;开发研究并不增加科学技术知识,而是利用或综合已有知识创造新的应用,与生产活动直接有关,所提供的材料、产品装置是可以复制的原型,而不是原理性样机或方案,提供的工艺、系统和服务是可以在实际中采用。

3. 内容　开发研究的研究内容是有关疾病的新的诊断、治疗、预防方法及措施的研究;有关新药物、新生物制品、新仪器、新机械、新试剂、新医用材料等实验室样品研制;有关药物资源的调查、植物药的引种试验。

例如开发一种新的治疗方法治疗心理因素引起的胃肠道疾病,或为使移植成活或器官移植成功,研制出一种抗排他机制的药物。再如中药复方制剂、中药组分药物的开发;中医脉诊仪、舌诊仪等诊断仪器研究;适合开展中医药研究的方法学研究等均属于开发类研究。

表1-1 三种科研类型的比较

研究类型	基础研究	应用研究	开发研究
目的	探索理论本质特点和运动规律	掌握应用规律,阐明应用原理	新产品、新设计、新流程、新方法的定型
本质	科学发现	技术发明	工程再创造
应用的目的性和定向性	不明确或较笼统,定向性差	比较明确,定向性明显	十分明确,定向性强
研究人员自由度	大	有一定的自由度	小

续表

研究类型	基础研究	应用研究	开发研究
科研周期	长	稍长	短
成功概率	小	较大	大
成果形式	论文、专著	论文、报告、样品原理性装置	报告、技术文件、试产品
成果作用	学术意义	在一定学科、技术领域有影响	增加新产品、新材料、新方法和新流程等

第二节 医学科学研究

医学科学研究是科学研究重要的组成部分和分支。医学科学研究的目的是遵循科学研究的原则，运用科学研究的方法获取证据（包括数据和信息），探索和解决人体健康问题。医学科学研究是促进医学发展的重要手段，随着现代科学技术的发展，尤其是20世纪以来，借助现代物理学、化学、生物化学、细胞生物学、分子生物学和生物信息学等学科的发展，医学科学研究取得巨大而快速的进步，使人类不断地完善对自身的认识和提高健康水平。虽然医学科研取得了巨大的进步，但是医学领域仍然存在许多有待解决的问题，面对人类疾病谱的改变，一些遗传性、复杂性疾病尚缺乏有效的治疗手段和方法。因此，医学科研对培养医学人才、促进医学的创新发展具有重要的意义。

一、医学科研的基本特点

医学科研的目的是探索人类的生命本质以及人类疾病的预防、诊断和治疗的手段，维护人的健康，研究对象和研究内容均涉及人，这就决定了医学科研与其他学科相比，除了具有创新性、继承性、探索性等特征之外，还具有以下自身的特点。

（一）复杂性

人是世界上最复杂的生命体，生命活动和病理变化均涉及机体各部分相互影响、相互作用的复杂过程，并且个体之间存在显著差异，同时人体既有生物属性，又具有复杂的心理活动和明显的社会属性，所以，医学科研的方法和手段以及研究结果的分析和解读不能简单孤立地依赖一般的生物学规律，还须顾及心理因素、自然环境因素、社会环境因素等对人体产生的各种影响。

（二）严肃性

医学科研成果的最终服务对象是人。任何一个未经严格验证的研究结果可能导致严重的后果。例如20世纪60年代发生的"反应停事件"。对于医学研究的对象和方法的要求倍加严格，必须遵循对照、随机化、重复、均衡和盲法等的原则开展研究，并且正确认识研究结果的可靠性和适用范围。此外，医学科研还要体现伦理道德，无论动物实验还是临床研究都需遵循科研道德规范和伦理学要求。

（三）实践性

医学科研的选题和思路往往来源于临床实践存在的未知问题，而医学科研的成果最终要被应用于人类的医学实践中，实践性是医学科研的基础。最初的医学科研成果往往并不完善，需要在今后不断的临床研究和实践中得以验证或否定，同时产生新的研究线索。此外，细胞和动物实验的结果可能与人体存在较大差异，往往只能作为人体研究的一种参考，仍需要在临床实践和研究中加以验证。

二、医学科研的基本方法

科研的过程本质上是从实践到理论的认识，是收集科学事实、加工科学事实、从感性认识上升到理性认识的过程。科学认识过程可以分为感性认识和理性认识两个阶段，而与之相适应，医学科学研究的基本方法也可以分为经验层次和理论层次两类方法。经验层次的认识主要解决现象和现象间的外部联系问题；而理论层次的认识是对感性材料的加工，深入分析事物的内部联系，对现象作出说明。在医学科研中主要通过观察法和实验法来收集信息和资料，两者都是以客观事实的表述为特性，其中观察法是认识研究对象的现实存在，实验法是认识研究对象的现实变革。

（一）观察法

观察法（observation method）指的是带有明确目的，用感官和辅助工具有针对性地、直接地了解正在发生、发展、变化的现象的方法。观察法要求观察者的活动具有目的性、计划性以及系统性，要求观察者对所观察到的事实作出实质性的和规律性的解释。观察是科学认识经验层次中的最基本、最常用的一种搜集经验事实资料的科学方法，是感觉器官活动和感性认识的直接表现；它所获得的是关于自然现象的第一手原始信息，是科学认识中感觉认识的形成。医学研究中观察方法的特点，是对人体（群）不施加任何干预因素，不改变人体内外环境的自然条件，直接观察人体的结构、功能，观察患者的病理过程和疾病的自然史。古代医家很早就通过观察来认识疾病，如《黄帝内经》《伤寒杂病论》对疾病的论述，以及历代医家的医学文献中所记载的对胃脘痛、中风、痹证、眩晕、水肿等各种疾病的描述，所用的就是观察法。

1. 概念　观察法是研究者有目的、有计划地在自然条件下通过感官或借助一定的科学仪器对社会生活中人们行为的各种资料的收集过程；是在自然情境中对人的行为进行有目的的系统观察和记录，然后通过对记录进行分析发现心理活动和发展规律的方法；或在预先设置的情境中对人或动物的行为进行直接观察、记录而后分析以期获得其心理活动变化和发展的规律的方法。

2. 作用　观察法可客观地考察人体的生命活动和疾病过程，客观描写记录研究对象的某些现象特征，积累感性经验，收集事实资料。观察力求客观，主要解决现象问题或现象的外部联系问题，然后作为进一步研究事物本质及内在联系的前提和基础。观察的全面性，包括观察的广度、深度、时间上的连续性和各种资料之间的关系等。例如，临床上的整体观察和动态观察，前者是从空间上观察疾病，后者是从时间上观察疾病，将两者结合，可得到更全面的结果。我们在临床运用观察方法时，需要自觉意识到观察者和观察对象双方的心理因素和感觉器官局限性对观察结果的影响，减少主观因素的影响，以保证观察方法对客观性的要求。此外，对观察的资料若缺乏辩证分析，就会背离观察的客观性，无法把握事物的相互联系，也就无法得出正确的结论。

3. 分类　不同的研究者对观察法的分类有着不同的界定。一般来说,按照研究者在观察法中所处的位置或角色可以将观察法分为参与性观察和非参与性观察;按照观察方式的结构程度可以将观察法分为结构观察和无结构观察;按照观察的内容也可以分为行为观察、绘制地图等。在一项研究中上述各种类型可能会同时使用,也可以交替使用。

(1) 参与性观察与非参与性观察:参与性观察(participant observation)也称实地观察,是指研究者参与到研究对象的生活中,相互接触和直接体验、倾听观察研究对象的言行。即研究者生活在研究对象的社区文化氛围中,观察、收集和记录研究对象在社区中日常生活信息。参与性观察是由多种方法组合而成的,包括深入访谈、行为观察、网络分析和非正式访谈等。研究者从社会系统的角度揭示所要进行研究专题的影响因素,观察记录这些因素的相互关系及意义。简而言之,参与性观察就是将每次的谈话内容和每次的观察记录下来,并进行整理,以便分析使用。参与性观察主要是用一系列描述来记录所研究的内容。这些内容包括研究现场发生的事、说的话、做的事情以及人们的行为表现,现场人们交流的内容,使用什么样的身体语言,所观察的活动发生的时间以及发生后持续的时间,或这些活动与其他活动是否有联系等。研究者在每个观察地点追踪观察记录,在整个研究中,这些记录将成为一份连续记录,对研究来说非常有意义。

参与性观察的优点在于减小了研究者将自己的看法和观点强加于所研究的现象或问题的可能性,不具有以"先入为主的观念"的前提进入现场来探讨问题,而其他研究方法如问卷调查法等就要求研究者在开始调查之前对所研究的问题或现象进行猜想和判断,设计出研究者认为的问题及其可能备选答案。因此,参与性观察是获得研究真实结果的一种很好的方法。

非参与性观察(non-participant observation)是指研究者处于所观察的对象或现象之外,完全不进入研究对象的日常生活。研究者通常置身于被观察的世界之外,作为旁观者了解事情的发展动态。在一些情况下,研究者可以使用摄像机等工具对研究现场进行录像。这种研究方法特别适合于在一项研究开始阶段了解项目最基本情况时使用,它可以帮助研究者确定研究重点或形成研究假设。

非参与性观察的优势就是研究者可以与研究对象保持一定距离,比较"客观"地观察研究对象的所作所为,操作起来也相对容易。与参与性观察相比,非参与性观察也有明显的不足:首先,观察的情景是人为设定的,很多情况下研究对象知道自己被观察,这样使得研究结果往往会受到"研究效应"或"社会期望"的影响;其次,研究者对所研究的问题或现象较难进行比较深入的了解,不可能像参与性观察这样遇到问题或疑问立即对研究对象提问,以求得对问题的深入理解;最后,非参与性观察可能会受到条件、环境的限制,如观察距离远,不可能对研究对象和研究现场所发生的问题都非常清楚或了如指掌,因此,可能会对结果也产生影响。

(2) 结构观察与无结构观察:结构观察(constructed observation)指的是按照一定的程序、采用明确的观察提纲或观察记录表格对所要研究的现象进行观察。结构观察多采用非参与性观察的方式进行。结构观察的观察内容是事先确定的,用观察记录表(类似于结构式问卷)按照统一的要求对每个研究对象进行统一的观察和记录。其结果可以进行定量分析。

无结构观察(non-constructed observation)指的是没有任何统一的、固定不变的观察内容,也没有统一的观察记录表格,完全依据现象的发生、发展和变化过程所进行的自然观察。无结构观察的记录通常使用现场工作记录的方式记录所收集的资料,并常用参与性观察的方式进行,其结果只能按照定性资料的处理与分析方式进行。

(3)行为观察与绘制地图:行为观察(behavior observation)是指根据事先设计好的行为分类标准,通过观察、记录来收集行为资料。这种方式通常在乡村、社区和城市的邻里间以及医院和诊所中使用。行为观察的主要特点是要区别行为和活动,它是研究行为的本质特点。与其他的定量和定性研究方法相比,行为观察能得到更深入的信息和对行为有较深入的理解。在现场实施时,研究者多使用调查指南和量表将观察到的行为进行分类,并对特定的环境和条件进行观察和记录。

绘制地图(mapping)是一项重要的收集资料的方法。在人类学研究和行为学研究中经常使用。研究现场的地图能够显示主要的活动地点,社区分工,重要地点的方向和距离,自然景观如山脉、河流、森林等。地图的制作一般需要花费较多的时间,可以利用原始的或别人的资料。当地的行政区划地图是一种很好的可以利用的资源。在地图上用明显的标记标出工作地点、居民区、商业区等。绘制完成的地图要经过研究人员加以证实。

在中医基础理论的指导下进行望、闻、问、切是中医临床观察的主要传统手段,是在实践中总结出的一套行之有效的感官观察方法,注重在运动中观察整体变化规律。但借助有效的观察手段不够(可借助的仪器设备不多),受观察者个人经验及感官的影响较大,定量性不足,要求我们必须在设计观察方案上下工夫。

(4)调查法(investigation):调查法就是通过对人类社会或自然界某一区域内的某些现象进行直接接触、询问和现场观察,以了解其某一个或某一些方面的既往史、现状以及其他情况,从而获得事实资料的一种感性认识的基本研究方法。医学上既往的调查研究方法只限于卫生学和流行病学领域,而今已扩展到基础医学和临床医学领域。调查的内容日益丰富,调查的技术方法也有很大改进。调查法可分为问卷调查和访谈。

在医学研究中,经常使用问卷调查来收集资料。问卷是指为了研究而设计的、以提问的方式表达问题的表格。研究者用合理的这种表格对所研究疾病和健康现象进行测量,可收集到丰富而可靠的资料。

访谈可以分为无结构访谈和结构化访谈。无结构访谈也称为深入访谈或自由访谈,是依据事先设计的访谈主题或范围,由自由访谈员与被访者围绕主题或范围进行自由的交谈。它的主要作用是通过深入的交谈获得访谈对象的丰富的定性资料,并通过研究者的观察、分析,从中归纳出概括性的结论。而结构化访谈要求访谈过程、访谈内容、访谈方式等方面尽可能统一,做到标准化。在医学科研中常使用无结构访谈来获取所需要的定性资料。

4.用途 与其他研究方法相比,观察法适用于以下情况:

(1)对一些很少为人所知的社会现象(如吸毒、卖淫、同性恋等)进行研究时,观察法可以保证研究者较为顺利地进入研究现场,获得相对的真实资料。由于对当地社区的影响较小,操作起来相对容易。

(2)当研究者需要了解研究现象或问题的连续的、相关的背景信息时,观察法可以获得其他研究方法所不能够得到的信息,而这些信息对帮助研究者理解和解释研究结果非常重要。

(3)当研究者发现"事实"与当事人所说的有很大差别时,或"外来者"与"当地人"对同一事物的看法不一致时,观察法可以帮助澄清事实,了解事情真相,并能够理解差异所在。

(4)当进行"案例研究"时,观察法可以帮助研究者全面深入地了解研究对象的深层次的信息,并能够将研究对象放在当时的社会文化环境之中,对事件的发生过程以及社区成员之间行为互动关系有较为直接全面的了解。

(5)当研究对象不能够进行语言或文字交流时,观察法有时是唯一可用的研究方法,且具有其他研究方法所不具有的优势。尽管没有语言文字交流失去了很多重要信息,但观察法同样也能够获得丰富的信息。

(6)作为其他研究方法的补充。在访谈法和问卷调查实施之前使用观察法了解更为详细地信息,可以帮助理解和解释其他研究方法所得结果。

(二)实验法

1. 概念 实验法(experimental method)是人们为了在更有利的条件下对事物进行考察,而积极地干预、人为地变革、控制或模拟研究对象的一种操作活动。换而言之,是研究者根据研究目的,利用科学仪器以及先进的技术,人为地控制或模拟自然现象,排除干扰因素,突出主要因素,并在这种有利的条件下观察和研究事物的内部联系。它是研究者主动变革研究客体的一种科学活动,是人为地从实验条件下的现象中索取科学资料的一种手段。实验法是现代医学科学研究中重要且常用的基本方法。

2. 作用 实验法具有简化、强化、模拟作用。实验方法可以简化和纯化自然现象,强化实验因素,使之处于某种临界状态,揭示新的特殊的自然规律;可以为人们模拟某些不能直接观察的自然现象提供条件。科学实验必须在科学理论的指导下进行,没有理论的实验就不是科学实验。科学实验的重要特征之一就是它的再现性或可重复性,这是保证在实验中获得科学的发现,或验证假说或学说真伪的必要条件。即相同实验条件下,实验结果必须一致,只有能够再现的实验,才有实际意义。

3. 分类

(1)根据实验目的,可将实验分为绝对性实验和相对性实验。

1)绝对性实验:指在实验条件下,应用实验技术测定受试对象的某个或某些指标的绝对值变化。

2)相对性实验:即比较实验、对照实验,是对两个或两个以上的相似群组,分别给予不同的处理因素(但其中必有一组是未给予处理因素的"对照组",作为比较的标准),观察比较不同的处理因素的实验效应。因而,各组测定的绝对值都要互相比较才有意义。没有比较就没有鉴别,设立对照组是比较实验的基本原则,也是比较实验的基本方法。对照组、实验组之间的一致性原则(即同性质对比原则)是比较实验的另一个基本原则。对照组和实验组除了研究的处理因素之外,其他可能影响实验效应的各种条件必须尽量相同,以防止处理因素产生附加效应,影响实验结果。

(2)根据实验步骤,可分为预备实验、决定性实验和正式实验。

1)预备实验:指进行正式实验前,为确证实验操作方法或获得某些数据,以便为正式实验提供科学依据所进行的小规模模拟实验。主要包括：导向性实验、观测性实验和筛选性实验。①导向性实验：对假说进行初步检验的小规模实验，以确定是否有必要做大规模的验证实验；②观测性实验：为实验设计提供资料的小规模实验，目的是取得均数、变异程度、组间差异程度等数据；③筛选性实验：用大量观察对象所做的一种初步、简单的实验，目的是寻求需进一步实验的目标，常用于药物的筛选。

2）决定性实验：正式实验前所做的一个总括性、关键性实验，用以验证假说的正确性，是从总体上判断研究因素作用的关键性实验。有时拟在正式实验中研究的处理因素，既可能出现阳性结果，又可能出现阴性结果，只有在出现阳性结果时，才有必要深入研究实验效应的发生发展规律或发生机制。

3）正式实验：在明确研究目的和良好的实验设计指导下进行正式实验，如果实验室已经积累了该实验所具备的条件，或文献提供了所需的详尽数据和方法，也可不经过预备实验和决定性实验而直接进行正式实验。

4. 基本要素 大多数医学科学研究的目的是为了阐明某种因素作用于某一研究对象所产生的效应或影响，因此，因素、对象、效应便成了实验中的3个基本要素。

（1）因素（factor）：因素包括外加因素和本体因素。外加因素也称处理因素，是外加于受试对象身上的条件或物质，其目的是为了观察受试对象的反应。另一方面，医学研究中某些能显示效应的因素，并不一定都是外加的，也不全是可以随意"处理"的，如受试对象本身所具有的一些特征（如年龄、性别等）有时也是研究的因素，这类因素被称为本体因素。

（2）对象（subject）：对象主要是指接受测验的人或动物、组织或细胞等，所以通常也叫受试对象或研究对象。要求实验对象应符合实验目的，且同质性要好。否则研究结果会受到怀疑。

（3）效应（effect）：效应是指因素作用于对象后所产生的结果。效应是具体的或者是可以度量的物理量，或者是可以判断的正负反应，通常都需要用一些指示的标志，即指标（index）或判据（criteria）；能够以量的形式反映某种现象或事实的指标，亦可以称为参数（parameter），用以揭示观察对象的某些特征，或用作判断某些特定现象或事实的依据与标准。效应的主要要求是将实验室中的一些本质问题能够清楚而准确地反映出来。如果观察项目和指标定得不恰当就难以将其主要效应充分表达出来，也可能使实验变得毫无意义。因此，选择好实验指标是关系研究成败的关键，要求有客观性、特异性、灵敏性和精确性。

三、医学科研的基本程序

各类医学科研课题的目的和方法不尽相同，但无论是基础研究、应用研究还是开发研究，都遵循一定的程序和步骤展开。

1. 提出问题 医学科研的关键第一步就是要明确要解决什么问题，在此基础上完成科研选题。爱因斯坦曾说："提出一个问题往往比解决一个问题更为重要。"从提出问题到科研选题需要进行查阅资料、建立假说的过程，以明确科研的选题是否符合创新性、科学性、需要性等原则。

2. 制订计划 一旦确立选题，就需制订研究计划，即选择合适的研究策略和技术方法去验证假说是否成立。研究计划的制订要围绕假说展开,研究目标明确,重点突出,并且具有可行性。

3. 实施计划　科研课题立项后,根据制订的研究计划开展研究工作的过程。主要采用科研的基本方法,包括观察、测量和调查等手段,收集数据和信息。实施过程中必须坚持客观性原则。

4. 评估结果　对研究实施过程中收集到的数据和信息,运用合适的统计学方法,进行整理和分析,获取证据,验证假说是否成立。

5. 得出结论　在获取和评估研究结果的基础上,运用科学的思维方式和专业理论知识,通过总结概括、归纳推理等方式,将研究结果上升为科学结论,并撰写研究报告。研究报告可以体现为结题报告、专利申请书和公开发表的论文等。

第三节　中医药科学研究

一、中医药学的科学思维方法

中医药学作为一门医学科学的门类,有其独特的学科特点。中医药学是基于中国哲学的取象思维与临床实践而发展起来,是以系统整体观为主导思想、辨证论治为诊疗特点的医学体系。中医药学的科研工作除了遵循医学科学研究中普遍思维的一般规律外,还必须坚持以中医理论为指导的特有思维模式,借助现代科学技术,促进中医药学术体系的创新和发展。

(一) 取象思维与经验思维

1. 中国哲学与取象思维方法　中国古代没有"哲学"这个词。中国文化中的"道"实质上就是西方文化中所说的哲学。中国先哲们把高于形象、超越知识关乎一切学问的内涵,统称做"道"。"道",是运动变化必须遵循的规律,是事物存在与发展的依据。在中国的所有学问中,"道"是一个制高点。在中国文化中,知"道"才算真知。《周易·系辞传》说:"一阴一阳之谓道。"《周易集解》引韩康伯注:"道者何?无知称也,无不通也,无不由也,况之曰道,寂然无体,不可为象,必有之用极,而无之功显。"意思是"道"贯穿于自然的规律中,无法用言语形容,只存在用之极乃显其功。因此,对道、气、阴阳的探究是为说明天地万物在实践流变中的演化过程与机制。诚然,对人体生命科学的认识亦不例外。如《素问·上古天真论》中指出:"……其知道者,法于阴阳,和于术数,食饮有节,起居有常,不妄作劳,故能形与神俱,而尽终其天年,度百岁乃去。"

在中国古代,哲理的表述方式除了言(语言文字),尚有"象"。古人认为"象"比"言"的表义功能要更强些,如八卦的卦画就是一种典型的象。八卦寓义理于大量的卦象之中。《周易》的基础是"象",取象是《周易》最基本的表述方法。取象思维在我国古代得到充分的发展而较为成熟。《周易·系辞传》说:"《易》者,象也。象也者,像也。""夫象,圣人有以见天下之赜,而拟诸其形容,象其物宜,是故谓之象。""见乃谓之象。"即中国哲学具有形象化的表述特点,它是对原始思维的一种综合与升华。"象",就是形象、具象、物象、现象。《周易》中的取象、举象、用象可以说是一种象征手法。其着眼点,不是感性的外在事物,而是理性的深层寓意,即中国哲学不像西方哲学那样看重实体,而视关系为宇宙变化之本;"象"则是关系的显现。故而,中国学术以"象"为认识层面。"象"是自然本始状态下的呈现,保留着事物的整体原貌,有直观通俗化的特点,有助于哲学思想见解的广泛传播。

取象比类思维是在对大量社会、自然现象观察的基础上形成的。观物取象,"远取诸物,近取诸身",事物及其性质总是有一定的"象",通过观察而把握事物及其性质的象;取共性的"象",作为推论基础。比类,"援物类推,引而伸之,触类而长之,则天下之能事毕矣",用已知之象,推导未知之象,触类旁通,有助于启迪思路,获得新的认识,由具体事物推知抽象事理。取象、比类,取和比是主观,象和类是客观;寓义于象,以言明象,又望象生义,举一反三,达到解疑释难的目的。《周易·系辞传》说:"立象以尽意,设卦以尽情伪。"取象思维又可称为义象思维,思维的逻辑是由象而义,即由直观到抽象;是以直观为基础,直接观察与理性认识有机结合的思维方式,是在大量观象的基础上依靠思维的抽象活动,是对事物的现象和本质进行体悟、确定出它的抽象属性,提炼出带有感性形象的概念或意义的符号,揭示由象所反映的事物及其"规律"。即"义"是"象"所表达的事物蕴含的特质和规律。取象的目的是为了归类或类比,以借助于特定的概念加以标识、"立义",使复杂的事物、现象变得有序、模式化。

就"象"与"义"的关系而言,义为象之本,象为义之用;象从义,义主象。取象思维的含义在于:一方面它通过形象性的概念与符号去理解对世界现象的抽象意义,另一方面它又通过带有直观性的类比推理形式去把握和认识对象世界的联系。因此,象则是关系的显现,是事物在本始状态下的呈现,也就是自然状态下的现象。取象思维渗透到《黄帝内经》中,成为中医学思维方式的主要内容之一。

2. 取象思维方式与中医学的形成与发展 "气一元论"奠定了中国哲学唯物论的基础。"气"不是主观观念的产物,而是客观的物质世界,以气的物质性、运动性以及无限性解释天地万物的形成和各种现象的变化。依照中国哲学,"气"是象的本质或基础。吴澄《道德真经集注》云:"气之可见者,成象。"气演化则分阴阳,由阴阳的相互关系生出天地万物,故"关系"是天地万物生成的根本。《黄帝内经》是我国现存医学书籍中最早的一部经典著作,集中反映了公元前我国古代的医学成就,创立了中医学的理论体系,奠定了中医学的发展基础;吸取、融会了中国哲学及古代自然科学的成就,而且与医疗实践经验有机结合,充分显现出中医学哲学化学科的特征,如阴阳五行广泛应用并赋予其在医学中特定的内涵。同样,中国哲学的取象思维在中医学的形成与发展中具有重要的地位。《黄帝内经》中一些篇名即直接体现着取象思维的特征,如《素问》的《阴阳应象大论》《六节藏象论》等,其藏象学说、病因病机学说、诊法及疾病防治学说的形成,均与取象思维息息相关。

如病因病机学说,将自然界的变化规律、生命活动与疾病现象进行类比,总结和概括疾病的发生、发展、变化与转归的规律性认识。观物取象,基于自然现象及基本规律,结合临床观察,中医对各种临床表现及其性质总是赋予一定的象,并可以通过观察而把握临床表现之象及其性质并进行抽象、分类。基于自然气候、环境的变化规律,抽提出某些本质特性,紧密联系人体疾病"失衡"状态下临床表现所具有类同的共性特征进行取象、聚类并表义,如风、寒、暑、湿、燥、火(热)等,都是取其自然气候之象。如风的产生是空气的剧烈运动所致,其象所表之义是善行而数变、易动、轻扬;临床上将发病急、变化快,抽搐、震颤、游走不定、体表及病位较高的表现特征均认为与风邪有关,实际上是病邪作用于人体或邪正相争所见之象的表义,临床通过望闻问切四诊,获取其象来综合分析病因病机(抽象表义)。因而对于中医学的病因,不能理解为具体的致病因素,而是中医认识疾病发生发展以及临床症状、体征取象聚类的表义模式。若从控制论来说,人体的输出和输入是有对应性的,中医学根据输出的症状、体征变量的属性与聚类分析来推导输入情况,来寻找这种确定性的对应,探求病因,采取相应的治法。

再如对脏腑的认识,《素问·五脏别论》指出:"脑、髓、骨、脉、胆、女子胞,此六者,地气之所生也,皆藏于阴而象于地,故藏而不泻,名曰奇恒之府。夫胃、大肠、小肠、三焦、膀胱,此五者,天气之所生也,其气象天,故泻而不藏,此受五脏浊气,名曰传化之府,此不能久留输泻者也。魄门亦为五脏使,水谷不得久藏。所谓五脏者,藏精气而不泻也,故满而不能实。六腑者,传化物而不藏,故实而不能满也。"可见,脏腑不仅含有"解剖学上的实体"之义,更主要的是取其"功能"之象。

效法自然与基于临床问题进行立象表义,取象方法、物象分类在中医理论中占有特殊的地位,是中医基础理论形成的关键所在。关联定位:中医通过对人体及疾病表象的直接观察,归纳出效法自然的义象生理、病因、病机模型,如藏象理论是以脏的功能为核心,立足于关系本体论,其表义偏重于基本概念,注重"天人合一"的宏观整体性。"象,谓所见于外,可阅者也";"象,形象也,藏居于内,形见于外,诊于外者,斯以知其内。盖有诸于内,必形诸外"。例如《黄帝内经》对肝藏象的认识,"肝者,罢极之本,魂之居也,其华在爪,其充在筋,以生血气……其色苍,此为阳中之少阳,通于春气""肝藏血,血舍魂""肝受血而能视""肝气通于目,肝和则目能辨五色矣""诸风掉眩,皆属于肝",形成了机体内外相应的目-爪-筋-胆-肝-春-风的关联性。

可见,《黄帝内经》藏象学说的形成,更重要的是对活体进行动态观察,通过分析人体对不同环境条件和外界刺激的不同反应,健康状态与疾病条件下的整体变化,来认识人体的生理活动规律,即从"象"把握藏;而所把握的"象",是群体中的典型之象,以典型之象而推导整体的规律。如经络现象的发现,针刺得气之象的表达等。

象与物质属于事物的两个层面,这两个层面对事物的性质和变化产生决定作用,实际上,象所标示的人体生命的自然整体层面高于并统摄生命的物质构成层面。其中关键的问题是中医所取之象、把握之象是否符合人体生命自然现象的规律。结合中医临床实践,中医学的八纲辨证、脏腑辨证、六经辨证、卫气营血辨证及三焦辨证等,既是对患者疾病征象的聚类与概括,也是对疾病表达之"象"及其演变规律的归纳、组合与描述。

明确现象有其自身的规律。现象是事物系统显露于外的运动状态,是事物系统与外部环境分开之界面所发生的反应。即事物的现象、系统界面的反应不可能完全决定于事物内在的本质,同时也由环境因素决定。本质是事物的内在联系,现象是事物的外部联系,二者之间存在着相互作用、相互影响;现象联系对内在本质的影响包括系统整体机制对内部存在的统摄以及天地宇宙环境通过现象联系对事物本质产生影响。

现象层面的规律由于是在复杂交错和随机变化的关系中发挥作用,要将全部可能出现的关系要素和随机变化统摄囊括,这就必然导致此种规律不可能表达出明晰的因果关系,不可能以固定的公式予以表述。但这种规律仍然具有可重复性、普遍性及必然性,即规律所体现的本质特征,掌握了它便可以有效地指导实践。阴阳五行、藏象理论及中医辨证原则就属于此种类型的规律。即现象层面的规律具有确定性和变动性两个方面,是变动中的确定、确定中的变动。

3. 经验思维的特征与中医学的学术传承　经验思维一般是指人们从个人经验出发,运用以往生活和工作的亲身感受、活动的直接体验而进行的思维活动。经验思维中的经验往往不只是在一种意义上使用,不只限于"感性经验",也不等于"感性认识",而是包含着理性认识的成分,是人们在长期实践中学习和形成的,因而成为人们思维活动的重要方式。中医经验思维还包括直觉领悟思维的内涵。直觉领悟是以广博深厚的知识及长期实践为基础,不过,这种"直觉领悟"通常因人而异,是非概念、非逻辑性感性启示。经验思维在中医学术流派形成与发展中发挥着重要的作用。

如金元时期的学术争鸣即是诸位医学家在各自丰富临床实践的基础上,阐前人之未发,形成了以火热病机论为主的河间学派,侧重脏腑病机研究的易水学派,治疗应以祛邪为主的攻邪学派,以探讨内伤火热病证为中心的丹溪学派;以及明清时期的温补学派、温病学派等。这些不断丰富了中医理论,积聚了充实、宝贵的临床经验。经验思维是中医学传承发展、学术流派形成的基础之一。

(二) 系统思维和辩证思维

中医的系统思维主要有联系(网络)思维、中和(平衡)思维及综合(参合)思维。中医的辩证思维的基本特征为对立(矛盾)思维与复杂的动态思维。现代系统论作为一种思维方法就是指思维主体把思维客体、思维过程和思维方式当做系统来加以思考和处理。将认识对象作为整体系统,在本质上就是整体论。系统思维从系统和要素、要素和要素、系统和环境的相互联系、相互作用中综合地考察认识对象,以系统论为思维基本模式的思维形态,能极大地简化人们对事物的认知。

按照历史时期来划分,可以把系统思维方式的演变区分为4个不同的发展阶段:古代整体系统思维方式—近代机械系统思维方式—辩证系统思维方式—现代复杂系统思维方式。

中国哲学所崇尚的"一",是多极之"一",集合之"一",在本质上是一种系统论观念。天、人是中国哲学的一对范畴,天人之学是中国哲学的思维起点,即主张天人合一,强调天与人的和谐一致,就是把天与人看做一个系统。《黄帝内经》则确立了"天人合一"的系统医学思维模式,认为人是自然界的产物,人的生命现象是自然现象的一部分,强调人与自然是不可分割的整体系统,将人看做自然社会环境中的"人"。因此,认识健康与疾病,不仅是面对个体,更关注人与自然、社会环境的相互联系。这与西医学近年来提出的"整体医学"的发展方向是趋同的。

1. 整体观与系统思维　系统思维方式的整体性是由客观事物的整体性所决定,整体观是系统思维方式的基本特征,它存在于系统思维运动的始终,也体现在系统思维的结果之中。整体性是建立在整体与部分之辩证关系基础上的,整体与部分密不可分。整体的属性和功能是部分按一定方式相互作用、相互联系所形成的。而整体也正是依据这种相互联系、相互作用的方式实行对部分的支配,因此,联系的观念即是整体的观念。

坚持系统思维方式的整体性,首先必须把研究对象作为系统来认识,即始终把研究对象放在系统之中加以考察和把握。这里包括两个方面的含义:一是在思维中必须明确任何一个研究对象都是由若干要素构成的系统;二是在思维过程中必须把每一个具体的系统放在更大的系统之内来考察。

《黄帝内经》明确提出了从人与自然的关系来探索生命的规律,把人放到大自然的背景中,提出一系列复杂、全面的"天人合一"的系统概念。如《素问·生气通天论》云:"夫自古通天者,生之本,本于阴阳。天地之间,六合之内,其气九州、九窍、五脏、十二节,皆通乎天气。其生五,其气三,数犯此者,则邪气伤人,此寿命之本也。"其实质上是把人理解为对外开放的普遍联系的有机体,是系统整体观的集中体现。而在探究人体生命活动规律过程中,同样不是把人体分割成各个部分、孤立地加以分析研究,而是从人体内部之间的相互联系和人体与自然界相互联系中进行认识的。中医学认为,人是一个有机整体,构成人体的各个组织器官,在结构上相互沟通(经络),在功能上相互联系、相互调和、相互为用,在病理上相互影响,具体体现在五脏一体、形神统一等方面。其藏象理论是以五脏为中心组成的5个功能系统,通过经络,将六腑、五体、五官、九窍、四肢百骸等全身组织器官联系成一个整体。

宇宙中除了物质之外,还充满关系,关系和联系正是广义运动的过程和体现。其中关系者即是各种有形的事物,至于关系过程的承担者,即由什么来实现关系过程,如脏腑、组织器官关系过程的承担者是经络系统,那么经络系统是通过何种形式实现的?可能是某种物质存在(实体形式),也可能是某种非物质(非实体形式,经络之气)存在。系统科学已表明,在相互关系、尤其是复杂关系的交织作用下,会产生许多全新的性质和运动形式,为关系者和关系过程的承担者所不具有。而在所有关系中,信息的传递和作用是极为突出的一种关系,它对于控制系统和生命系统的形成具有决定意义,但是信息关系既不能用物质实体、也不能用能量来说明。

宇宙运动关系之网一般难以被人的感觉器官所觉察,但是并非没有形迹,其形迹正是天地万物在自然状态下所显露的现象。现象是事物内部所有关系(稳定的和不稳定的)与外部宇宙关系之网之间的所有关系(稳定的和不稳定的)相互影响的表现和反应,标示事物系统的自然整体层面。

要认识这样的世界,大致可有两个取向:一是拆开宇宙关系之网,探求有形有界的物质实体;二是借助现象,从天地人整体关系的角度,探究事物的系统的存在和变化。西方科学属于前者,中国传统科学属于后者。中国哲学和科学的重点在于揭示各种关系,对所有关系进行归纳分类,并从中找出起决定作用的关系,其中阴阳就是宇宙网中起决定作用的关系,犹如网中之纲。中医学是以中国传统文化为基础,以中国哲学的理论及思维方法为指导,是着眼于自然整体现象层面,注重生命过程演化方式的科学。

2. 辩证思维与治病求本　辩证法是关于联系和发展的思维方法,其实质是对立统一规律(矛盾规律)。在中国哲学里,阴阳观念即是中国辩证思维的实质与核心,是中国式的对立统一矛盾观。《素问·阴阳应象大论》云:"阴阳者,天地之道也,万物之纲纪,变化之父母,生杀之本始,神明之府也,治病必求于本。"此论述精辟地阐明了阴阳是自然界的普遍规律,是自然界一切变化的根源。这就是将阴阳从一切事物中抽象出来的对立统一的哲学概念,即所谓"阴阳者,有名而无形"(《灵枢·阴阳系日月》),

以及张景岳注《黄帝内经》时所说"道者,阴阳之理也,阴阳者,一分为二也""本,致病之源也。人之疾病或在表、或在里、或为寒、或为热、或感于五运六气、或伤于脏腑经络,皆不外阴阳二气。必有所本,或本于阴,或本于阳,病变虽多,其本则一",即人体生理病理变化同样是阴阳两方面相互联系、相互作用、动态变化的结果。因此,从阴阳变化、对立统一的观点去分析和处理疾病的问题,是抓住了根本。

"阴阳"观念是理解中国式辩证逻辑的基础,在中医学中得到了充分的应用。其代表相反或相对的两种具体事物,但在不同的情况下有不同的内容。同时要注意的是,在中医学中,以阴阳为基础的辩证内涵包括了阴阳的无限可分性与整体性,动态消长,动静的相对性;升降出入,无器不有;生化极变,相互转化;相互制约,动态权衡,互根互用等。阴阳除了哲学的概念之外,更多的是含有人体结构、功能的具体内容,从人体生命的角度赋予阴阳更加生动的辩证内涵。如朱丹溪在《局方发挥》中指出:"阴阳二字,故以对待而言,所指无定在。或言寒热,或言血气,或言脏腑,或言表里,或言动静,或言虚实,或言清浊,或言奇偶,或言上下,或言正邪,或言生杀,或言左右。"总的是代表人体生理病理的矛盾双方。但不同情况下所表达的意义是有所不同的,如张景岳所说"以寒热分阴阳,则阴阳不可混;以精气分阴阳,则阴阳不可离"。中医学运用阴阳哲学观论述生命科学,有其特定的、具体的辩证规律。

邪正相争是疾病发生、发展过程中运动、变化的基本规律,这就是中医认识疾病的两点论,突出"内因是变化的根据,外因是变化的条件",强调正气的强弱是决定疾病发生的关键,当然也有因病邪的毒性强或量大,超越机体的调节能力而发病的。如《素问·刺法论》的"正气存内,邪不可干",《素问·评热病论》的"邪之所凑,其气必虚"。正气即是人体的抗病康复能力,邪气则泛指一切致病因素。预防疾病的发生是从固护机体的正气和防止邪气的入侵或内生两个方面着眼。而发病后邪正的盛衰、阴阳的失调则是动态变化的。治疗原则需分清病情的标本缓急,急则治标、缓则治本,或者标本兼治;明确扶正与祛邪的关系,"邪去正自安,正胜邪自却""扶正以达邪,祛邪以存正";关于阴阳、虚损的治法理论在临床实践中的辩证应用,张景岳曾有精辟的论述,如"善补阳者,必于阴中求阳,则阳得阴助而生化无穷;善补阴者,必于阳中求阴,则阴得阳升而泉源不竭""善治精者,能使精中生气;善治气者,能使气中生精",这是辩证治病思维的充分体现,在防病治病、促进人类健康水平的提高的基本理念上无疑具有明显的优势地位。

3. 系统、辩证思维与中医学的创新发展　系统思维在现代科学的思维方式的复杂动态网络系统中,是一种基本的思维方式。即现代系统论是整体论与还原论的辩证统一,不是简单地回复到古代的直观朴素整体观上去,而是在近代精密科学的基础上,在局部细节弄清楚的基础上,向整体论的更高形态的发展,即整体观指导下的还原论方法的应用是必须的。

如何使传统的系统思维与辩证思维焕发青春,首先需分析中医传统的系统思维与现代系统论的异同。既要肯定中医系统整体思维指导下构建的中医理论是科学的,是事物存在的普遍方式和属性,思维的系统性与客体的系统性是一致的,具有整体性、结构性、立体性、动态性、综合性等特点,因此能有效地指导临床实践,这是中医思维方法的优势所在;但也要看到它基于"取象比类思维"所存在的不稳定性及模糊性的特征,在结构性方面显得过于笼统,空间层次较为模糊,宏观整体思维与临床实践的一致性往往因主体系统性思维水平的高低而呈现明显的差别,由此而导致了临床疾病认识论的差异性以及所谓的不可重复性。

系统思维与辩证思维赋予了中医学发展的动力,但当辩证思维带有笼统、直观、类推的性质时,坚持这样的辩证思维,就会拒绝对客观事物进行更加深入、更加细致入微的分析考察,阻碍对事物进行分门别类的研究。因而如何构建能与现代科学发展同步的系统整体论,如何融合宏观整体与微观物质本源,阐述关系本源论的联系及运动的各个局部细节,仍是中医学面临的重大难题与艰巨的任务。这就要求既要充分发挥中医系统思维与辩证思维的特色,又要充分引入现代各种科学的研究成果与先进技术,尤其是随着信息科学的快速发展,现代生命科学的研究正发生着深刻变革,生物信息网络已成为阐述生命复杂系统的重要途径并取得了许多重要成果。与非生物系统复杂网络已有的研究成果作比较,生物网络的一些结构特征在很大程度上与其他复杂系统网络是相同的。这与中医学的系统思维也同样具有一致性的基本特征。

基于现阶段生命科学的研究进展和对生命活动的认识,生物调控网络是调控生物机体正常生理功能维持内环境平衡稳定的基本调节系统。机体调节系统是由不同层次的网络系统所构成的,包括宏观整体的(如神经-内分泌-免疫)、系统水平的(免疫系统)、细胞水平以及分子调节网络。这些网络构成了不同的层面、紧密联系的复杂调节系统。网络之间存在广泛的信息交流,并不断相互作用与调节,紧密协同与配合,始终处于动态调整和动态平衡的状态,以维持机体的正常生理功能和内外环境的相对平衡与稳定。在疾病发生、发展过程中,机体网络系统的动态平衡随之发生相应的改变。这与中医学的系统思维、辩证思维在基本概念上也是类似的。

生物信息学是联系物质本源与复杂系统的重要纽带。基于中医学的系统思维与辩证思维,充分引入生物机体网络调节的研究思路、成果与知识技术,可能成为中医学创新、实现跨越式发展的重要途径,而如何找准研究的切入点则是其关键问题。当前,病证结合、方证相应的研究思路可能成为其重要的突破口之一。在现代复杂性疾病生物调控网络构建的基础上,深入研究疾病相关典型证候的生物信息网络,可以发现证候生物网络的表达模式,结合与证候相对应功效方剂的网络调控机制的分析,可以发现方证相应治病取效网络药理学的调控机制与关键点。

(三)中医思维方法与现代生命科学研究

1. 中医思维方法与生命科学的复杂性　复杂性科学是研究复杂系统行为与性质的科学。复杂系统是相对于线性简单系统而言的。2004年5月在"系统、控制与复杂性科学"的香山科学会议上明确指出,人类在21世纪,系统问题,特别是复杂系统及相应的复杂性科学问题变得日益突出。生命科学、物质科学、信息科学和认知科学中大量的关键科学问题属于复杂系统问题,在传统的以线性和还原论思想为主导的科学理论框架中难以解决。而从系统论、信息网络结构、复杂性的角度,探索生命现象与疾病本质已成为国际生命科学领域的前沿和热点。中医学是以临床实践为基础,整体观为主导思想,辨证论治为诊疗特点,以临床实效为生命力的医学体系,是具有重大的理论和应用价值的实际复杂系统。

辨证论治理论是中医学的重要科学特征。证候分类是证候理论的临床科学基础。中医学和西医学对人体健康与疾病认识的两种不同思维方式,具有学科交叉的基本特征。"证"和"病"是两种医学的核心内容,是不同思维方式认识生命、健康与疾病的知识形态。中西医"病证结合"实际上是两种医学思维方法的"交汇点",但证候与疾病之间存在着复杂的非线性映射关系。从生命科学的复杂性角度出发,需要生物学、信息学、神经行为学、数理统计学及计算机科学等多学科的交叉,尤其以信息系统视角研究同样是系统的、复杂的中医药理论体系,在合理整合和充分利用各种数据资源的基础上,进行科学分析、特征提取和规律探索,有可能逐步揭示其本质和内涵。

其难点在于中医临床"象"信息的全面、规范化采集,紧密联系学科特点的现代信息及数理分析技术、计算机技术的合理应用,阐明证候理论的临床科学规律、获得疾病证候分类的科学证据。基于中西医"病证结合"的基本思维模式,围绕证候病机及其与疾病和治法方药相关性这一中西医病证结合、中医证候理论研究中的重要科学问题,采用临床流行病学调查(动态)及辨证论治的临床对照设计,综合应用现代信息处理、数理分析、综合建模等技术与方法,"病-证-效"结合、研究辨证论治治疗现代疾病的临床科学基础,构建辨证论治的综合评价模式。而针对临床疾病的证候病机采用不同功效古典方剂进行多模型的对照比较,"方-效-证"结合,探讨不同功效方剂治疗现代疾病的效应病理学基础,可能逐步实现中西医病证理论的沟通,乃至融合。

2. 中医思维方法与现代系统生物学　近年来的中医现代研究业已证明,很难以某种生物学指标来解释中医理论的复杂问题,这就提示,应该从一系列生物信息的系统集成("组装")来解释复杂性理论,并进一步解析其如何"组装"而体现出相应功能。系统生物学的出现可以说是现代生命科学的一场革命,其核心理念是系统整合性,是在基因组学、转录组学、蛋白质组学和代谢组学等一系列日趋成熟的组学测定技术以及生物信息学快速发展的基础上诞生的,通过综合使用各类大规模信息提取和处理技术,采用健康和疾病系统的比较研究策略,结合遗传和环境的扰动实验,动态分析生物网络在健康状态和病理状态下的结构组成和动力学参数,通过数学建模发现其调控规律和中间过程,最终希望能揭示生命的本质以及复杂性疾病的发生、发展和转归的机制,加速治疗药物的发现和开发进程。系统生物学不仅提供生命种群的共性信息,也能提供不同个体间的差异,且多种组学组合的生物学信息网络能系统研究网络的动态特征。其鲜明的整体观、动态观和个体特征在揭示生命的整体性、复杂性及动态关联性方面有着独特的优势。这与中医学的系统整体思维及辩证思维具有相似的共性特点,因而,系统生物学作为21世纪医学和生命科学发展的核心驱动力可能为实现中医学的历史性突破带来契机。

生物信息是有等级次序的,而且沿着不同的层次流动。一般来说,系统生物学的构建主要有"从上到下"和"从下到上"两种策略。从下到上的建模是通过生物体内各种分子的鉴定及其相互作用的研究,到"通路-网络-模块"的构建,最终完成整体生命活动的模型。这样的方式需要逐一搭建每条通路以形成网络,获得模块的速度缓慢。从上到下的策略是基于当前可以获得的实验数据,不涉及对生命系统各层次详尽的描述,而是对某些细节进行封装、抽象,其模型往往表现为用概率关系表示分子间的因果关系。中医学辨证论治的整体系统思维模块为应用系统生物学"从上到下"的研究策略奠定了重要基础,病证结合、方证相应及理法方药融会贯通的临床诊疗系统(以临床确有疗效的方剂为切入点)为采用系统生物学及其信息网络技术逐步解析中医整体复杂系统的生物信息网络调控机制提供了可能性。

3. 中医思维方法与现代转化医学　以提高人类健康水平为目标,面向社会发展实际需求和问题进行医学知识的重构,已成为当今医学学科发展的大趋势,未来医学突破性的进展有赖于与其他学科的交叉与结合;更加注重"环境-社会-心理-工程-生物"医学模式,更加重视医学整体观和相关复杂系统的研究,转化医学就是在这样的背景下产生的,其主要目的是试图在基础研究与临床医疗卫生之间建立更直接的联系。由于转化医学符合医学科学发展的内在客观规律,在2003年美国国立卫生研究院(NIH)正式提出后,转化医学日益受到各国医学界的广泛关注。转化医学致力于填补基础实验研发与临床和公共卫生应用之间的鸿沟,是"从实验室到临床"的一个连续、双向、开放的研究过程。在药物的研发过程中,转化医学的典型含义是将基础研究的成果转化成为临床真正有效的治疗手段。

基于临床实践发展的基础理论并能指导临床以提高治疗效果是中医学思维方法的重要特征之一,即从某种意义上来说,中医学基础理论的发展与创新就是一个转化医学的过程。典型的例子如卫气营血辨证、三焦辨证等。

现代中西医病证结合的知识技术同样是以解决现代临床问题,提高疾病的临床疗效、患者的生存质量为出发点,其方法是临床(疗效)-实验-药效机制的系统研究,不断提出新问题、解决新问题,推动着我国医学的发展。

中医病因病机理论是以藏象、经络、精气血津液等理论为基础,以临床实践观察为依据,以治疗效应的整体还原为实证。病因病机理论研究离不开"证候"研究,但又不等同于证候。如"伤寒六经辨证""温病卫气营血辨证",既是辨识证候的方法,更是对疾病病机演变规律的总结归纳。目前,我们已经基本了解大多数疾病的病因、病理、发生、发展及其预后、转归的一般规律。现代疾病的诊断是对疾病性质的确定和疾病规律的客观反映,也是对患同一类疾病患者共性规律的概括。针对疾病病理特征,充分发挥中医宏观整体思维的优势,认识并发现疾病的中医基本病因病机或影响疾病发展及转归的关键病机,探求中医有效治法方药,从而发展认识西医疾病的中医病因病机理论,本质上是两种医学知识交叉再创造的过程,也是建立中医治疗西医疾病的病证结合论治体系的理论基础。病因病机属理法方药中的理,必须紧密结合"论治效应"的反复验证,才能形成对临床疾病诊疗具有广泛指导意义的"病因病机"理论。而基于治疗效应的分析还原是中医病因病机理论研究的关键问题,也是具有中医学特征的"转化医学"的关键问题。坚持自身理论与思维原则,紧密结合现代科学的发展,探求更具说服力的科学证据,并在实践中不断修正、完善,以充分显示病因病机理论在提高临床疗效中的实际意义,是适应现代社会发展、促进理论发展创新的基本要求,也是发现治疗现代复杂、难治性疾病的新方药或古方新用的重要途径。

研究现代疾病的病因病机,采用针对病因病机的方药进行效应的验证,必须明确临床试验对象的行业诊断标准以及制订严格的纳入与排除标准,同时需建立病史信息、中医四诊信息的采集规范及质量控制体系。

确立针对病因病机的方药是"以效证因"的重要环节,采用临床经验方药可能易于获得阳性效应,但必须制订经验方的制备标准,以利于他人重复、验证;单味药的应用效应对阐释病因病机理论有一定的局限性;结合临床实践,选择与病因病机相对应功效的古典方剂,其效应论证既有利于病因病机理论的阐释,也便于业界的重复验证,有利于其理论的进一步确证与推广。

对病证结合中医临床研究的疗效评价,既要对凸现病因病机立义相关表象元素进行定性与定量的整体综合评价,又必须要采用现代疾病的临床疗效评价标准,尤其是国际上较为通行的评价标准(包括结局指标及生命质量的评价),并在可能的条件下实施第三方评价,是中医病因病机理论研究中必须注重的问题。

随着医学模式的转变,已开始重视健康相关生命质量的评价,但这种测评必须是多维的,是从宏观层次和整体水平上评价健康。这与中医的健康观十分相似,也与中医药治疗的宗旨相吻合。但目前健康相关生存质量的评价仍作为疾病的伴随反应评价,并没有将其作为疾病分类或治疗方案调整的依据,也与疾病的治疗效应相分离,因而,如何借鉴健康相关生命质量评价的制订方法与原则,建立可反映病因病机主要宏观表征信息的多维评价体系也是值得重视的。

病因病机分析是在中医理论的指导下对患病人体表观信息的分析提取,偏重于对机体整体功能反应状态的规律性认识和把握,是对疾病过程中患病机体综合反应状态整体性病理特征的概括性描述。

在明确针对病因病机相应功效方药治疗疾病效应判识的基础上,运用现代信息分析处理技术,对系统采集方药治疗过程中的多源动态信息(包括中医表征信息、疾病特征信息以及其他生物学信息)进行分析,提取方药治疗过程及治疗前后与致病要素消长相关的规律性中医表征信息和生物学信息,构建相关"致病因素"多元信息的综合表达模式,揭示基于临床疗效的"致病因素"机体病理反应特点和基本规律,不但可能为整体宏观病态表征与微观病理生物学物质变化之间建立部分联系,而且能为建立整体宏观病态表征信息评价标准奠定基础。

疾病的证候分类研究是病因病机理论研究的基础工作,如何从证候分类结果中分析提取疾病的关键病因病机仍是有待进一步深入探索的问题。在临床实践中,单一的证候较少,大多是复合或兼夹证候,而复合或兼夹证候可能蕴藏着疾病病机的演变规律,但由于对此类证候缺乏足够的重视,缺乏细致、动态的理论分析以及深入的数据挖掘研究,以至于目前尚难以归纳提取出影响疾病发展与转归的关键或主要病机。

二、中医药科学研究特点与难点

中医药研究是我国医药科学研究的重要内容。通过对几千年形成的中医药理论和实践经验进行系统的研究,很有可能给医药科学带来新的突破,从而为人类健康作出新的贡献。一般而言,人们在开展一项工作之前,要对工作对象及工作本身进行一番调查研究,找出研究工作的特点和难点。进行中医药研究也不例外,首先应清楚中医药科学研究的特点和难点。

(一) 中医药科学研究的复杂性

一般认为,在自然科学的众多学科研究中,现代医药学研究比其他学科要复杂得多。但与现代医药学研究相比较,中医药学注重个体,其疗效评价体系中相当部分是以患者的自我感受为主,临床辨证注重整体性,时常从人与自然的关系分析疾病、认识疾病,可见中医药学是自然科学与社会科学的结合。因此,中医药科学研究更为复杂。其复杂性表现在以下几个方面。

1. 中医药研究的对象非常庞大　中医药研究的对象非常庞大。如健康及患病的人群和个体;自然环境和社会环境对健康的影响;致病因素及其变化规律;物质性(动物药、植物药、矿物药及其制剂、针灸、推拿等)、心理性和社会性的防治疾病手段和经验;中医药学的概念、假说包括辨证论治体系;中医药的发展规律及其与其他学科的关系等。以上每个方面都包含着大量的课题,且彼此之间还存在着各种联系,又可派生出更多的课题。每一个课题所涉及问题的本质与现象之间、本质与本质之间、现象与现象之间,又存在着复杂的联系。这一切构成了一个非常复杂的研究对象系统。

2. 中医药研究的主体(人)生物和社会双重属性更为突出　中医认为,人与自然关系十分密切。人具有生物和社会双重属性,人类的生命活动既具有生物属性,又具有社会属性。人的生命活动受到精神心理、社会环境等因素的影响,如在群体与环境之间、群体与群体之间、群体与个体之间、个体的不同层次之间,都存在着十分复杂的联系。个体与个体之间存在着一定的差异。另外,患病的个体与正常个体相比,又发生了很大的变化;在治疗过程中,人体、致病因素与各种治疗措施之间,存在着复杂的相互作用机制,如针灸人体某些穴位,其效应与机体所处的功能状态密切相关。故研究人员在他所介入的每个环节上,都可能有所发现,同时也会因受到变化的迷惑而出现种种错误。

3. 中医药研究受伦理学限制　由于受伦理学的限制,使医学研究中对客体的研究变得复杂。有些实验严禁在人体进行,如绝对不允许将 SARS 病毒或人类免疫缺陷病毒(HIV)接种于人体进行实验观察。有些实验未经患者同意,也不能在患者身上进行,如一些新药早期实验。这就迫使我们必须采取动物实验的方法进行研究,而实验动物与人体存在着很大的差异,动物实验中的动物模型与中医疾病的证型有一定的差距,从而给认识疾病带来了一定的困难和复杂的背景。

4. 中医药研究人员的思维受到两种医学体系的影响　在中医药科研过程中,研究人员常常要接受传统医学和现代科学两种理论的指导。研究人员头脑中经常出现传统医学和现代科学之间概念的冲突。在自然科学迅速发展的今天,各个学科的关系越来越密切,致使任何学科不可能与别的学科不发生联系而孤立存在。由于中医药学产生于古代,它的主导概念大多带有自然哲学的特性,与现代科学概念还难以沟通,常面对同一研究领域时缺乏共同的语言。与此同时,由于科学研究的需要,又必须引进现代科学手段,而手段的引进必然带来相应的科学概念的渗透。这样,导致研究人员在研究活动过程中自然地具备了双重概念,形成了双重科学人格——既是古代科学家,又是现代科学家。他们有时要用两套概念来思考问题、提出问题和回答问题,这便给科学研究带来了一些特殊的复杂因素,这种复杂性是中医药研究中的特殊情况。

由于在中医药现代研究中存着概念的冲突,所以在研究工作中必然出现所谓的指导思想的"争论"。就是说研究工作是以中医药学的理论思维为指导,还是以现代科学思想为指导。对于这个问题应具体情况具体分析,当研究工作主要是运用中医药的理论和方法去探索未知领域时,必然以中医药理论为指导;当研究工作主要是为了揭示传统医药理论体系的奥秘而把传统医药理论作为研究对象时,则需要用现代科学理论为指导。由于理论本身是不断发展变化的,所以"指导"作用也在不断变化,能否发挥"指导"作用的关键,主要取决于理论本身的先进性,科学发展和工具的水平。

(二) 中医药科学研究的综合性

1. 医学是高度综合的应用性学科　医学是高度综合的应用性学科,几乎涉及现代自然科学的各个领域。由于研究客体的复杂性,可以说即使将目前各个学科所创造的最新成果全部用于医学研究,也未必能够解决当前医学面临的全部问题。因此,仅仅靠一两种方法无法满足医学研究发展的需要,今后必须采用综合的方法进行研究以发展中医药学。在中医药科学研究中,根据研究的内容与目的采用相应的方法。如采用传统的自然哲学的思维模式和文献整理等方法研究中医药理论;用直观观察法研究中医诊疗技术的效果;用现代自然科学方法(包括生物学理论及方法、物理学理论及方法、化学理论及方法、数学理论及方法等)研究中医药现代科学基础和疗效机制。目前中医药研究多以中医理论为指导,采用现代自然科学的方法进行研究,以揭示中医药理论的本质和科学基础。有学者认为,中药是一个系统工程,要研究中医药,必须采用现代科技综合方法(包括系统论、控制论、信息论等方法)进行研究。

方法的创新和发展对推动一个学科的发展,有时具有划时代的意义;有时不同方法的综合就是创新。因此,中医药学的研究也应大量引进其他学科的先进理论和方法。成功的科学家往往是兴趣广泛的人,他们的独创精神往往来自他们的博学多识和善于综合。成功的科学研究除了选题先进外,也是恰当地综合运用多种先进方法的结果。

2. 中医药科学研究中既要继承又要创新　继承是保持中医特色的基础,创新是促使中医药发展的关键。中医药研究只有将继承和创新有机结合,才能促使中医药学科在保持特色的基础上快速发展。

(1) 中医药研究中的继承性:各门学科都有其明确的继承性。对于其他大多数学科来说,继承工作通过科学教育就可基本完成,其余工作一般交给科学史家去研究。而中医药学的继承工作,仅靠科学教育似乎还难以完成,发掘、整理、继承甚或抢救中医药学遗产,成为一项十分重要的研究活动。这与中医药学的科学特点及历史发展有关,其主要原因有以下几点。

1) 中医药理论与经验是在相对独立的环境中形成的:中医药学的理论和经验,是在一个很长的历史时期内,由众多医学家们在相对独立的环境中形成的。由于当时出版印刷技术落后,加上战乱因素等,不少理论观点和治疗经验已经遗失。目前,还有一些仍散落民间或沉睡于古籍之中。这就要求我们尽快发掘、收集和整理。否则,将是一个很大的损失。

2) 中医药古今概念的差异性:中医药概念本身及其表述词语和语境,古今已有很大差异。如不进行校正,将给中医药教育和科研带来困难甚至误解。

3) 中医药理论具有不同的流派:中医药理论发展具有明显师承授受关系而形成不同流派。他们虽然都是中医药理论体系的一部分,但其科学术语很不统一。因而需要对此类概念、术语进行整理,并使之规范化,以利于学术研究与交流以及传播中医药文化。

4) 中医药古代一些著作中的结论还缺乏依据:古代中医药学著作中的一些论点,大多数为结论性陈述,缺乏原始资料作为依据,不少结论都缺乏系统的诠释。因此,有必要对古人的观点,通过一定数量样本的临床观察或动物实验,进行验证性研究。这也属于继承整理性研究。

以上说明中医药学的继承性研究不仅是必要的,而且是非常迫切的。继承性研究的内容包括:对传统医药理论的整理,如概念、术语的规范化和理论架构的系统整理;临床治疗经验的继承;单验方的收集整理;古医籍的整理和对医史人物及其学说的研究。

(2) 中医药研究中的创新性：科学的本质就在于不断的创新和发展。有人曾经指出，从长期来看，到今天为止的科学理论都是暂时的。古希腊人的杠杆原理和光的反射原理已成为科学永久遗产的一部分。但是，古希腊人另外一些理论，现在看来就只有历史价值了。同样，只要现代科学的发展以目前的速度持续下去，我们就很难设想今天科学中的哪一条理论会长期保持不变。那么，我们可肯定地认为，在具有悠久历史的中医药理论当中，将会有一部分最具特色的观点和概念，作为永久性的医学科学遗产而长期保持下去。同时，也有一些观点和概念将会被新的理论观念或概念所取代，从而实现中医药学的自我更新和发展。由此看来，创新性研究是十分必要的。其具体表现在以下几个方面。

1) 通过概念建立联系：按照系统论观点，由各门学科共同构成的科学大系统内部、各个学科之间具有复杂的立体网络联系，同时进行着信息的交换和增殖，在其相互交换的过程中，一般情况下是通过概念建立联系的。对于同一对象，不同学科从不同角度进行着不同的观察和归纳，建立了不同的概念，而这一共同对象正是不同学科概念相互联系的物质基础。传统中医药学概念与其他现代科学概念之间，必定存在同样的联系。我们必须通过多种途径和方法，促进中医药学概念与现代科学概念之间构建联系的网络，这对中医药研究工作来说，是一种创新。它将为中医药学的进一步发展奠定良好的基础。

2) 建立新概念新假说：对于中医药学而言，还存在许多未知领域。所以，我们必须开发新的认识领域，建立新的概念、新的假说来推动中医药学的研究和发展。随着社会的发展和医学的进步，疾病也在不断变化。这就要求我们在继续发掘传统中医药理论的基础上，结合新的情况、新的问题，采用新的方法，通过创新性研究对危害人类健康的疾病提出新的认识和防治手段。例如：20世纪90年代以来，在我国工业迅速发展的同时，一些地区环境质量日益恶化，给人类的生存和健康带来威胁。面对这些新情况、新问题，我们如何用中医药方法来防治由于工业污染，环境恶化而引起的疾病将成为我们不能回避的现实。另外，随着生活水平的提高，预防医学的发展，人口的老龄化，一些传统传染病得到控制，而一些老年病、心血管疾病、糖尿病、恶性肿瘤、遗传性疾病等的发病率上升。这都给中医药学科研工作者提出了新的奋斗目标，使他们面临着新的挑战。对此，只能通过在继承基础上的创新性研究才能完成。

3) 对传统的方法进行改进和提高：对于传统中医药治疗方法中的一些难以掌握或使用不方便的措施，急需改进和提高。例如：不少卓有成效的传统中医药疗法至今仍只能掌握在少数医生手中，而不能推广。除了保密的原因以外，技术性因素也是一个明显障碍。这类因素包括适应证选择指标不够精确；诊断指标过于笼统，其包含的信息量过大，不够专一，很难量化和标准化；治疗过程中变化因素太多，不易掌握等。对于一些有显著疗效的处方，由于剂型及给药途径单一，或由于口服不便，影响了对一些特殊患者的治疗和推广，只有通过创新性研究才能从根本上予以解决。

4) 采用新技术开发中药材：中药材来源于自然，随着自然药材的不断采集和应用，仅仅依靠自然药源来提供商品药材将会越来越困难，明显不能满足商品市场的需要。这就要求我们必须采用新技术开发种植药材，包括引进基因技术、细胞培养、人工育种、栽培等。同时探索提取天然药材的有效成分，提高药材的利用率，也是我们值得考虑的问题。

创新性研究就是要有新的发现或发明。它包括事实性的发现、理论假说的发现、问题的发现和新的研究方法的发现等。

（3）中医药研究中继承性与创新性的关系：继承性与创新性研究是密切相关的。就中医药学而言，其继承性研究显得非常重要，它可以使优秀的科学文化遗产得到保存并继续为人类服务。但从中医药学的自身发展及当代人们对中医药学的要求而言，则又必须在继承的基础上不断创新，以承担更多的社会责任，为人类健康事业作出更大的贡献。因此，继承是创新的基础，而创新才是继承的目的，无论是继承还是创新，其最终目的均是为人类健康服务。继承和创新是相互依存的。继承是为了创新，创新是建立在继承的基础上。同为继承性研究，在不同的时代采用不同的方法，若采用创新的方法进行则包含着创新。另外，不同时代的继承性研究又为其创新研究提供基础。对于研究人员来说，由于继承性研究与创新性研究要求具有不同的知识结构和思维模式，所以常常很难将二者集于一人之身。不少终生从事继承性研究的人，竟未获创造性发现；而另外一些人却在他们工作的基础上，作出了创新性的贡献。

近60年来的中医药学研究实践证明，尽管我们的继承性研究工作未能完全尽如人意，但相当大的研究力量还是在投入到继承性研究工作中。不少古籍被多人反复整理，医学史与各家学说的研究也非常活跃。而创新性研究却进展缓慢，当前与中医药创新研究的一个相关问题就是中医药现代化的问题。现代化是科学研究与发展的一个过程，其本质是先进性和科学性。在不同时代有着不同的现代化标准。由于科学的整体化趋势，基础科学创造的新理论和新方法——包括理论思维方法和技术方法是应用科学现代化的基本标准。换句话说，作为应用科学是否吸收了基础科学的最新研究成果，并在此基础上更好地发挥了它的应用价值，是衡量应用科学现代化的基本标志。同样，这也应当是衡量中医药学现代化的标志。

（三）中医药科学研究的跨学科性

中医药研究中，根据研究的内容不同，可采用不同的技术和方法。中医药临床研究常用的技术和方法包括物理学、生物化学、数学统计等学科的技术和方法；实验研究则包括实验动物学、生物化学、免疫学、解剖学、组织形态学、病理学、物理学、化学、数学统计等学科的技术和方法。技术和方法的综合与相互渗透，反映在学科之间，就是跨学科性研究。中医药学的现代研究具有明显的学科交叉的特性。如：中西医结合治疗病毒性肺炎的临床疗效观察及机制研究，就涉及中医药学、西医学、生物医学等学科；针刺治疗老年痴呆的机制研究，就涉及中医学、西医学、生物化学、分子生物学等学科；经穴-脏腑相关性的研究，就涉及中医的经络理论和西医学的神经生理学理论。

（四）中医药学理论在中医药科学研究活动中的双重地位

在中医药科研活动过程中，中医药理论对中医药科学研究也具有指导意义。例如：在中医的临床研究中，辨证论治的思维模式是研究的重要思路之一。据此，我们可以对新的疾病（如乙型肝炎、严重急性呼吸综合征等）进行认识、分类和定义。然后按照中药的传统性味、功效、主治来选药组方，从而获得新的发现。同时，中医药学理论的主导概念带有自然哲学的属性，易于泛化；药物的性味学说也显得笼统；诊断指标还需要结合新的发现加以深化等，这些都是值得我们传统医药科研人员认真研究的重要问题。这些问题的提出,自然而然地把中医药学理论又推到研究对象的地位上,从而使中医药学理论在科研活动中具有双重地位。

从方法的角度来分析,当中医药学理论发挥指导作用的同时,也发挥着方法的职能。当中医药学理论被作为研究对象时,一般要采用传统方法与现代方法相结合进行。此时,现代科学理论和方法将发挥重要作用。

第四节 医学科学研究的伦理与道德规范

医学科学研究的任务,在于揭示人体生命的本质与疾病发生、发展的现象与机制,提出防治疾病的有效措施和方法,以促进人类健康。科学研究的过程涉及生理因素、心理因素以及各种社会因素的影响,因此,现代医学科技工作者在从事这一人类特殊的社会实践活动时,必须正确对待医学伦理学等一系列问题。

一、伦理原则

医学科学研究应遵循的伦理原则与医学伦理学的尊重(respect)、不伤害(non-malfeasance)、公正(justice)和有利(beneficence)四大原则基本一致。

(一)尊重原则

1. 人的生命尊严　生命医学科学的核心就是对人的生命尊严的尊重。医学科学研究中应首先做到尊重人、尊重人的生命价值。

2. 自主权　不论是决定参与医学科学研究的受试者,还是拒绝参与研究的人,他们的自主权都要受到尊重。任何威胁、利诱、瞒骗和强制都是违反伦理道德原则的。

3. 知情同意权　知情同意是医学科学研究中最为人们所关注的伦理学问题,体现了对人的尊重以及决定的自主权。

4. 隐私权　隐私权是指自然人享有的私人生活安宁与私人信息秘密依法受到保护,不被他人非法侵扰、知悉、收集、利用和公开的一种人格权。隐私权包括一切与公共利益无关的个人信息,如公民个人的身体健康状况、生理缺陷、恋爱婚姻家庭状况、传染病、性病、家族性遗传病等。医学科学研究中,应维护和保障受试者的隐私权。

5. 保密权　病人享有保守个人秘密的权利。在医学科学研究或治疗过程中获得的有关受试者或患者的私人信息必须被看做是机密性的。为患者保守秘密和尊重患者的隐私是医疗工作中一个重要的伦理学原则,也是研究者和医生的义务。

(二)不伤害原则

在医学科学研究中,要求研究者时刻把受试者的健康放在首位,充分进行风险评估,认真权衡利弊,遵循最优化原则,尽可能地使受试者免于遭受身体伤害、心理伤害、社会伤害和经济伤害等。如果研究可能给受试者造成严重或永久性伤害,不管能带来多大的收益,该研究也决不允许在人体上实施。

(三)公正原则

1. 公平选择　受试者在医学科学研究中,要按照特定的标准选择研究对象、制订招募策略。在选择受试者时,首先要遵循公正原则,不应将边缘人群、社会地位低的人群、弱势人群等直接排除在研究对象选择范围之外,而是遵循科学研究目的选择研究对象。

2. 公平对待 受试者对不同性别、年龄、种族、经济水平和社会地位的受试者应做到一视同仁。

（四）有利原则

有利原则是指医学科学研究以保护受试者的利益、促进受试者健康、增进其幸福为目的,要求医学科学研究不仅在主观上、动机上,而且在客观上、行动效果上对受试者确有助益。

二、医学科学研究中应注意的伦理问题

涉及人的生物医学科学研究是实验室医学发展的趋势。医学科学研究的对象是人,其研究内容具有特殊性,表现在与人的生命、健康、幸福等利害关系的直接性、复杂性和严肃性上;它贯穿于医学科研乃至研究成果推广应用的全过程。

（一）人体资料和样本的采集、使用和管理

人体生物样本是指为了开展研究工作,收集的各种人体组织器官,如血液、毛发、皮肤、骨髓、肌肉、分泌物、内脏器官等各种类型的标本。人体生物样本是重要的生物医学科学研究资源。基因学及生物技术的飞速发展,在很大程度上有赖于人体样本的数量和采集方式。但采集、处理、使用和储存样本及其数据时,应格外尊重样本提供者的基本权益。

1. 知情认可 知情认可是保护样本提供者权益的基本要求,所有涉及人的科学研究都必须得到伦理委员会批准,由被调查者本人或法定监护人亲自签署知情同意书,还必须有证明人和调查者的签名才具有法律效应。一个完整的知情同意书至少应包括以下内容:①项目名称;②项目实施单位;③项目的目的和意义;④项目的内容和被调查者的义务(调查内容、测试内容等);⑤对被调查者隐私权的保护措施;⑥应明确如何处理使用后的样本。

2. 隐私保密 医学科学研究的实施者应尊重研究对象的人格、人权,泄露个人生物信息可能会对个人或家族在保险、就业、婚恋和教育等方面造成不利影响,因此必须对研究资料建立完善的保密制度,保护研究对象的隐私和尊严,尽量减少给研究对象带来的身体和精神以及性格上的影响。凡涉及受试者个人隐私,研究者不得向公共媒体散布。在研究开始前,研究者应如实告知被研究者未来资料的用途,以及提交审查的机构。

3. 规范取材 人体生物样本的取材对于整个医学科学研究的过程是至关重要的,应由专业人员按各种生物样本采集规范进行采集。样本的取材过程中,应最大限度地尊重受试者,当取材大小、多少与被研究者的健康甚至生命安全发生冲突时,应绝对以受试者的利益为重。

4. 人类遗传资源保护

（1）人类遗传资源包含的内容:在进行医学科学研究的同时,要有效保护和合理利用人体生物样本及人类遗传资源。人类遗传资源是指含有人体基因组、基因及其产物的器官、组织、细胞、血液、制备物、重组脱氧核糖核酸(DNA)构建体等遗传材料及相关的信息资料。

（2）人类遗传资源管理和保护的范围:我国在未来巨大的新药开发和医疗保健领域中能否获得自主知识产权,与能否有效地收集、保护并开发利用我国宝贵的人类资

源有重要关系。人类遗传资源管理和保护的范围包括资源的采集、收集、研究、开发、买卖、出口、出境等活动。

（3）《生物多样性公约》与知识产权的保护：在涉及人类遗传资源的国际合作研究中，明确各方应享有的权利和承担的义务，自觉遵守《生物多样性公约》(Convention on Biological Diversity)。《生物多样性公约》是一项保护地球生物资源的国际性公约，旨在最大限度地保护地球上多种多样的生物资源。

有关人类遗传资源的国际合作项目应当遵循平等互利、诚实信用、共同参与、共享成果的原则，明确各方应享有的权利和承担的义务，充分、有效地保护知识产权。我国境内的人类遗传资源信息，我国研究开发机构享有专属持有权。因此，当涉及研究机构与搜集者以及基因提供者之间的诸多法律问题，特别是其中涉及知识产权的时候，国内的研究机构和研究者更要尽可能主动承担起维护工作。

（4）管理机构和管理程序：国家对人类遗传资源实行分级管理，统一审批制度。人类遗传资源管理部门主要行使以下职责：起草有关的实施细则和文件，经批准后发布施行，协调和监督本办法的实施；负责重要遗传家系和特定地区遗传资源的登记和管理；组织审核涉及人类遗传资源的国际合作项目；受理人类遗传资源出口、出境的申请，办理出口、出境证明；与人类遗传资源管理有关的其他工作。

（二）胚胎干细胞研究

1. 胚胎干细胞研究技术　干细胞是人体内一种独特的具有自我繁殖、分化、再生能力的细胞。干细胞研究已成为21世纪生物医学领域的热点，对探索帕金森病、糖尿病、心脏病、多发性硬化、烧伤和脊髓损伤等疾病的新疗法意义重大，但同时也产生了人类胚胎干细胞研究的伦理学问题。

2. 干细胞研究的伦理纷争　人类干细胞研究的伦理问题在全球范围内存在很大争议，争议的焦点在于胚泡是否应该得到尊重、是否具备道德人格和道德地位。目前，支持人类胚胎实验的研究者均同意英国沃诺克委员会（Warnock Committee）的建议，即所有胚胎实验不能超过卵子受精后14天，因为14天之后人的系统开始发育，属于真正意义的胚胎，已是具有人格意义的"人"。而在严格管理条件下对受精后14天之内的前胚胎进行的实验，以治病救人为最高准则，可作为探索治疗人类疾病的新途径。

3. 我国对于干细胞研究的基本观点　我国的《人胚胎干细胞研究伦理指导原则》提出，进行人胚胎干细胞研究，必须遵守以下行为规范：利用体外受精、体细胞核移植、单性复制技术或遗传修饰获得的囊胚，其体外培养期限自受精或核移植开始不得超过14天；不得将前款中获得的已用于研究的人囊胚植入人或任何其他动物的生殖系统；不得将人的生殖细胞与其他物种的生殖细胞结合。

（三）克隆技术研究

1. 克隆技术　克隆技术作为生物工程的关键性技术，在基础生命科学和医学中具有广阔的应用前景。1996年，世界第1例从成年动物细胞克隆出的哺乳动物绵羊多莉诞生。2000年，人类的近亲猴子被克隆成功。

2. 克隆人的伦理纷争　随着克隆技术中哺乳动物无性繁殖的成功，人们不免担忧克隆技术是否会被滥用，国际社会关于克隆人涉及的技术、伦理和道德问题也一直争论不休。各国伦理学界乃至政府首脑都高度重视，因为这些问题已经涉及人类社会生存和发展的根本利益。

目前,在针对克隆人的争论中,反对方的主要观点为:克隆技术还不成熟,克隆人可能存在先天性生理缺陷;克隆人的身份难以确定,他们与被克隆者之间的关系无法纳入现有的伦理体系;克隆技术把人的出生当成了一种手段,把当事人工具化,是不道德的;克隆技术有可能被滥用,成为恐怖分子的工具;从生物多样性来说,大量基因结构完全相同的克隆人,可能诱发新型疾病的广泛传播,对人类的生存和发展产生威胁;克隆人可能因为自己的特殊身份而产生心理缺陷,形成新的社会问题。而支持方的主要观点为:克隆技术是可以不断完善的;人的尊严不在于人的生育方式,而在于人的社会人格;克隆技术可以保留优秀人物的优良遗传物质;克隆技术可以解决不孕症。

3. 我国明确表示了对待研究克隆人的态度,即不赞成、不支持、不允许、不接受任何克隆人实验。

(四) 基因诊断和治疗

1. **基因诊断和基因治疗技术** 基因诊断、治疗是在 DNA/RNA 水平上开展对疾病诊断和治疗的方法。基因诊断是检测分析基因的存在和结构变异及表达状态,从而对疾病作出诊断。与传统的诊断手段相比,基因诊断能更早发现有关疾病的隐患。目前,基因诊断已应用于产前检测和新生儿筛查,可早期检测出严重的遗传性疾病,还可应用于肿瘤和感染性疾病的诊断。基因治疗是运用 DNA 重组技术将正常的目的基因导入患者细胞内,用以纠正或代替其他异常基因的功能,达到治疗疾病的目的。基因治疗已应用于多种疾病,在一些单基因遗传病的治疗中已取得一定疗效,并逐步扩展到多基因病的治疗。

2. **基因诊断和基因治疗的伦理学问题** 基因诊断和基因治疗是全新的临床诊断与治疗的方法和手段。但它们在解除一些疾病对人类健康威胁的同时,也存在一定的潜在危险,因此基因科学和技术给社会、伦理、文化、法律带来的巨大冲击不能低估。

(1) 父母的知情权和胎儿的生命权:公民的知情权需要保障,但胎儿的生命权也同样重要。基因诊断是父母获得知情权的有效手段,通过产前检查,可能发现某些先天性遗传病,父母可能站在生命质量的立场上选择流产,但患遗传疾病的胎儿是否和健康胎儿一样,享有生命权呢?因此,父母的知情权和胎儿的生命权在某种程度上形成了一种矛盾。

(2) 受试对象的选择:目前,基因诊断和治疗技术还难以普及,有限的资源只能满足少数人的需要,如何公平科学地选择受试对象?另外,对于某些患有遗传缺陷疾病但却并未影响健康的个体,是否应该普遍进行遗传病的基因诊断?这些都是摆在研究者面前的问题。

(3) 生殖细胞的基因治疗:基因治疗如果用于生殖细胞,将从根本上消除某一疾病的垂直传播,而且可以改变人的某些特征,但这一技术可能违背生物多样性及其保护原则,因此,目前生殖细胞的基因治疗还不被伦理学所接受。

(4) 检测结果的辩证分析:作为研究者,对目前应用的基因诊断方法所得结果应进行辩证的分析,应结合受试者的家族史、遗传史、疾病史等进行系统分析,而不能绝对依赖基因检测的结果。

3. **基因诊断和基因治疗的伦理原则**

(1) 尊重原则:作为研究者,当进行遗传服务时,应尊重人权、尊重人格、贯彻自愿原则。

(2) 知情同意原则：为确保受试者规避实验中潜在危险因素，避免发生研究者和受试者的利益冲突，首先要做到的就是恰当而且全面地解释基因检测的目的、结果、后果、风险和基因治疗方案中潜在的危险性以及优越性，尽量使其对相关问题的信息充分理解，从而在知情和同意的前提下实施基因诊断和治疗。

(3) 有利原则：基因治疗的实施必须依照有益于受试者的原则，前提是其他疗法确定无效而基因治疗有效，并且已有动物实验的基础，治疗方案得到有关部门的审批等。

(4) 保密原则：在进行遗传检测时，要注意遗传信息的隐私权问题，注意杜绝基因歧视。当受试者被诊断为有基因缺陷时，检测结果要注意保密，保护个人隐私。产前基因检测的目的仅限于提供胎儿健康状况，而不能用于性别选择。

(五) 疗效测试

疗效测试是要对拟采用的治疗方案进行客观的科学评价，以明确治疗措施是否能对疾病的转归和预后有确切的改善作用。在疗效研究的过程中，人体实验是必须采用的实验方法。人体实验和动物实验不同，动物实验可以根据研究需要进行科研设计，但人体实验中研究者不能完全支配受试者的行为，因此，必须在遵循人体实验伦理原则的前提下设计实验方案，在疗效研究时，要特别注意伦理学问题。

三、动物实验与实验动物福利

动物实验是人为改变环境条件，观察并记录实验动物的反应、表现，揭示其发生机制和发展规律，从而揭示生命科学领域客观规律的行为。动物实验是医学科学研究的基本手段之一，历史上几乎每一次重大的医学科学进展，都与动物实验密不可分。但动物实验必定会给受试动物带来不同程度的疼痛、痛苦、伤害，随着人类文明进步和科学与社会的发展，人们对动物保护已经形成共识，但对动物实验仍持有不同观点。因此，如何协调动物保护与科学实验之间的矛盾，是需要解决的现实问题。

动物福利(animal welfare)是指人类应该合理、人道地利用动物，尽量保证那些为人类作出贡献的动物在生理上和精神上享有最基本的权利，如在饲养时给予一定的生存空间；宰杀时尽量减轻动物的痛苦等。这是一个人性化的理念，体现了人们提倡善待动物的一种观念。1966年，美国即制定了《实验室动物福利法》，旨在给予实验动物尽可能的善待和保护。2006年，科技部发布了《关于善待实验动物的指导性意见》，对实验动物饲养过程、使用过程和运输过程中如何善待实验动物提出了具体意见。目前，国际上对实验动物福利还没有确切的定义，只有公认的满足动物需求的"五大自由"标准：不受饥渴的自由、生活舒适的自由、不受痛苦伤害和疾病威胁的自由、生活无恐惧的自由、表达天性的自由。因此，作为医学科学研究者，我们必须善待动物，尊重和珍惜生命，在可能的条件下为实验动物提供更多的福利，这是每一个医学科学研究者和实验动物工作者必须具备的伦理道德。

(一) 动物实验的正当性

在医学科学研究中，必须科学、合理、人道地使用实验动物。动物实验应始终贯穿科学精神，实验目的要有科学价值。动物实验的目的应该有助于研究者了解其功能、健康、疾病等知识，从而帮助我们进一步理解人体的功能、健康和疾病。但同时，研究者应将实验给动物可能带来的伤害与实验产生的潜在受益加以权衡,并将伤害最小化和受益最大化,禁止无意义滥养、滥用、滥杀实验动物。如果实施动物实验是科学研究的一部分,是为某一特定地区的人的共同利益,且该科研是必需的,是为了开发一种治愈人类疾病的新药,或为了探究某种侵害动物的疾病是否会传染给人类,那么动物实验即具有一定的正当性,而如果动物实验的目的只是为了满足好奇心而无任何明显的益处或实际意义以及不必要的重复实验则既不合情理,也有悖于伦理。

(二) 动物实验的伦理学审查

在动物实验开始实施之前,研究计划应该交由实验动物伦理委员会审查批准。伦理委员会审查依据的基本原则为:

1. **动物保护原则** 对实验目的、预期收益与对实验动物造成的伤害、死亡进行综合评估,优化实验方案以保护实验动物,特别是濒危动物物种,减少不必要的动物使用数量;在不影响实验结果的科学性、可比性的情况下,使用低等级动物替代高等级动物,用非脊椎动物替代脊椎动物,用组织细胞替代整体动物,用分子生物学、人工合成材料以及计算机模拟等非动物实验方法替代动物实验的原则。

2. **动物福利原则** 保证实验动物生存时(包括运输过程中)享有最基本的权利,使其免受饥渴、生活舒适自由,并享有良好的饲养条件和标准化的生活环境;各类实验动物管理要符合该类实验动物的操作技术规程。

3. **伦理原则** 尊重实验动物的生命,充分考虑实验动物的利益,善待动物,防止或减少动物的应激、痛苦和伤害;禁止对动物的野蛮行为,采取痛苦最少的方法处置动物;实验动物项目要保证从业人员的安全;动物实验方法和目的符合人类的道德伦理标准和国际惯例。

4. **综合性科学评估原则**

(1) 公正性:实验动物伦理委员会的审查工作应该保持独立、公正、科学、民主、透明、不泄密,不受政治、商业和自身利益的影响。

(2) 必要性:实验动物的饲养、应用及处置必须有充分的理由。

(3) 利益平衡:以当代社会公认的道德伦理价值观,兼顾动物和人类的利益;在全面、客观地评估动物所受的伤害和应用者由此可能获取的利益基础上,负责任地出具动物实验伦理审查报告。

(三) 动物实验的 3R 原则

动物实验中的"3R"原则,即替代(replacement)、减少(reduction)和优化(refinement)原则。

1. **替代原则** "替代"即替代动物实验,是指通过使用能够达到同样实验目的的其他实验方法替代动物所进行的实验或研究。即在满足人类科技活动最终目的的基础上,用无知觉材料替代有知觉的脊椎动物,例如用非生命的细胞芯片代替有生命的动物。

2. **减少原则** "减少"即减少动物使用的数量,是指使用较少的实验动物获取同样多的实验数据,或使用同等数量的动物获取更多实验数据。在科学上、伦理上和法律上要求尽可能使很少动物遭受疼痛、痛苦和伤害。可以利用体外方法或其他非生物学方法减少活体动物使用的数量,或通过科学的设计减少实验中的动物数量。

3. **优化原则** "优化"即优化实验过程,是指通过改进和完善实验程序,减轻或减少动物的疼痛和不安,提高动物福利。在动物实验过程中,应通过改善动物设施、饲养管理、实验条件和实验操作技术,尽量减少实验过程对动物机体的损伤,减轻动物的疼痛、痛苦和紧张。优化原则不但符合伦理学的要求,从实验技术和科学研究的角度出发,其对于实验结果的科学性、可重复性也是非常有价值的。

"替代""减少"和"优化"是彼此独立而又相互联系的。实验技术的优化、替代方法的采用,客观上都减少了动物使用量,达到了减少动物使用量的目的。同时,减少动物使用量的要求促进了实验技术的改良,也促进了替代方法的研究过程。

(四)善待实验动物的主要措施

1. 饲养过程　根据我国科技部于2006年发布的《关于善待实验动物的指导性意见》,在实验动物的饲养过程中,应注意以下几点:

(1) 为实验动物提供清洁、舒适、安全的生活环境。饲养室的内环境指标应符合相关标准。

(2) 实验动物笼具、垫料质量应符合相关标准。笼具应定期清洗、消毒;垫料应灭菌、除尘,定期更换,保持清洁、干爽。

(3) 各类动物所占笼具最小面积应符合标准,保证笼具内每只动物都能实现自然行为,包括转身、站立、伸腿、躺卧、舔梳等。笼具内应放置供实验动物活动和嬉戏的物品。孕、产期实验动物所占用笼具面积,至少应达到该种动物所占笼具最小面积的110%以上。

(4) 对于非人灵长类实验动物及犬、猪等天性喜爱运动的实验动物,种用动物应设有运动场地并定时遛放。运动场地内应放置适于该种动物玩耍的物品。

(5) 饲养人员不得戏弄或虐待实验动物。在抓取动物时,方法应得当,态度温和,动作轻柔,避免引起动物的不安、惊恐、疼痛和损伤。在日常管理中,应定期对动物进行观察,若发现动物行为异常,应及时查找原因,采取有针对性的必要措施予以改善。

(6) 饲养人员应根据动物食性和营养需要,给予动物足够的饲料和清洁的饮水。其营养成分、微生物控制等指标必须符合国家标准。应充分满足实验动物妊娠期、哺乳期、术后恢复期对营养的需要。对实验动物饮食、饮水进行控制时,应有充分理由,并使控制程度和持续时间最小化。

(7) 大型实验动物(如犬、猪)分娩时,应有兽医或经过培训的饲养人员进行监护,防止发生意外。对出生后不能自理的幼仔,应采取人工喂乳、护理等必要的措施。

2. 应用过程

(1) 实验动物应用过程中,应将动物的惊恐和疼痛减轻到最低程度。在符合科学原则的条件下,应积极开展实验动物替代方法的研究与应用。

(2) 在对实验动物进行手术、解剖或器官移植时,必须进行有效麻醉。术后恢复期应根据实际情况,进行镇痛和有针对性的护理及饮食调理。

(3) 研究中应考虑非侵入性的生理样本(如粪便、尿、吐沫、毛发)。如果要求有侵入性样本,应设法使疼痛最小化。如要求反复获取血样本,应给予合适的麻醉剂和止痛剂。研究者应确保获取大量血而不会引起痛苦。当要求获取皮肤或其他侵入性组织时,应使用止痛剂和麻醉剂。

(4) 保定实验动物时,应遵循"温和保定,善良抚慰,减少痛苦和应激反应"的原则。保定是指为使动物实验或其他操作顺利进行而采取适当的方法或设备限制动物的行动。保定器具应结构合理、规格适宜、坚固耐用、环保卫生、便于操作。在不影响实验的前提下,对动物身体的强制性限制宜减少到最低程度。

(5) 处死实验动物时,须采用无痛苦的方式。现场不宜有其他动物在场。确认动物死亡后,方可妥善处置尸体。

(6) 在不影响实验结果判定的情况下,应选择"仁慈终点"(humane endpoint),避免延长动物承受痛苦的时间。仁慈终点是指动物实验过程中,选择动物表现疼痛和压抑的较早阶段为实验的终点。

(7) 灵长类实验动物的使用仅限于非用灵长类动物不可的实验。除非因伤病不能治愈而备受煎熬者,猿类、灵长类动物原则上不予处死,实验结束后单独饲养,直至自然死亡。

四、医学科学研究道德规范

作为医学研究者,除了应具备相关的专业知识水平之外,还必须具有相应的科研道德。但是,学术界的学术失范现象在高校内层出不穷,严重危及学术研究的严谨性,造成了许多社会问题。因此,医学研究者的科研道德和学术规范教育必须加强,以纯化医学研究学术氛围,促进社会的发展。医学科学研究道德规范的主要内容包括:

1. **诚实** 诚实原则是科研伦理的核心,是诚信的基础,也是其他几个要素的必要前提。要想获得旺盛的科研生命力,诚实是必要条件。作为一名科研工作者,不论在实验、论文撰写还是与其他科研人员交往的过程中,都应该坚持诚实守信的原则。科研工作者必须彻底的诚实,不管事实与自己的想法是否吻合,都应该忠于事实。否则,科学的目标、追求真知、彼此信任、合作交流、社会公信、社会支持等基础都将丧失。

2. **信任** 诚实和信任是相辅相成的,不诚实就会催生不信任和怀疑。信任是对诚实的自然反应,因此,信任的必要前提是诚实。相互信任是学术共同体和谐发展的重要基础,有利于科研工作的顺利开展,而缺乏信任的科研道路会进行得非常艰难。例如,当一个科研工作者缺乏对其他人的信任时,他必须亲自验证一切与实验有关的数据和事实,从实验的最初部分进行研究,可能耗费了大量的精力和时间只是在重复别人已经完成的结果。而如果做到充分的信任,可以从别人停下的部分继续深入研究。因此,无论从个人层面还是学科高度来看,信任都是取得进步的必要条件。如果缺乏必要的信任,就很难开展科研合作,更不会产生意义重大的科研成果。作为科研工作者,应该努力营造相互信任的学术氛围,彼此自由坦诚地交换学术意见,充分发挥每个研究者的最大潜能。

3. **公平** 公平原则对于社会生活的各个方面都是至关重要的。公平的前提是无私。公平无私是科研团队合作的基础,团队中的每个成员都应该被公平对待,这样才能最大程度地发挥团队积极性,取得最优成果。公平也是维持科研工作者之间以及科研团队之间相互平等竞争和促进医学科学发展的保证。每个人都应因其努力和贡献而获得相称的荣誉,这是实现社会公平的一条基本原则。因此,在获得科研成果时要顾及他人所做的贡献,尊重他人的劳动和权益,根据贡献大小分配物质利益和精神荣誉。另外,公平原则还体现在各种学术评价活动中。评价方应客观对待他人的研究,公平公正对其进行判断和评价,对各类人员一视同仁,不应因学术地位、行政地位的差别而有所区别。同时,被评价方应自觉杜绝采用各种不道德和非法手段干扰影响对他人的公正评价。

4. **尊重** 尊重原则应贯穿于科学研究的全过程,并体现在多个方面。如尊重合作方的能力、贡献和价值取向,与合作方共享研究成果,不侵害合作方的利益;尊重来自同行和其他方面的争论和批评,对他人的质疑采取开诚布公和不偏不倚的态度;尊重他人的著作权,以引证方式承认和尊重他人的研究成果,包括书面的、口头的、出版的或未出版的材料,不抄袭、剽窃他人论文、专利或科研成果。尊重与学术诚信的其他要素有着密切联系:尊重他人包含了公平和诚实待人,而这又是信任的前提。

5. **责任** 责任是学术诚信的重要保证。科研工作者不仅要在学术诚信行为上发挥示范作用,在面对学术不良行为时还要身先士卒,有责任坚决抵制学术不端的行为。因此,科研工作者首先自身要恪守学术诚信规范和标准,同时在面对学术不道德行为时,应坚守职责,敢于举报,抛开友情等关系压力,采取实际行动抵制学术不端行为。

学习小结

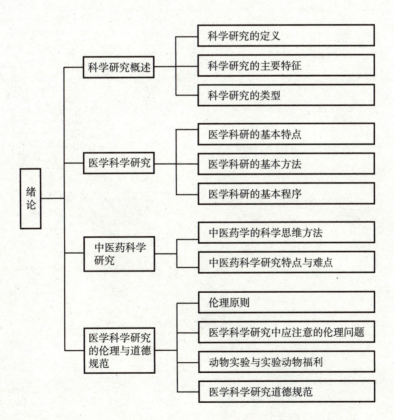

(胡鸿毅　尚文斌　王广东)

复习思考题

1. 科学研究的特征是什么？
2. 开展医学科学研究的基本程序有哪些？
3. 中医系统整体观与现代系统论的联系及区别是什么？
4. 谈一谈中医思维方法与现代生命科学研究的关系。
5. 试述中医整体辩证思维在现代医学研究发展中的作用与意义。
6. 从事医学科学研究应遵循哪些伦理原则？

第二章

中医药科学研究的基本步骤

> **学习目的**
>
> 通过学习科学假说的形成方法、建立步骤以及科研选题的基本原则、思路与程序,熟悉文献综述的类型与特点及撰写方法、研究开题报告的基本结构和内容以及研究方案的实施过程,了解如何对研究资料进行加工整理和数据处理。掌握科学研究的基本步骤,为从事科学研究奠定初步的基础。
>
> **学习要点**
>
> 理解科学假说的概念、基本特征、形成方法、建立步骤及其论证,掌握科研选题的基本原则、思路、程序;明确文献综述的目的与意义,文献综述的类型与特点及撰写方法;掌握研究课题报告的基本结构和常见问题,研究方案实施中有关操作规程,实验记录与原始资料归档的注意事项;了解科学研究中缺失数据、截尾数据与离群数据的处理,数据转换以及临床试验的数据管理。

第一节 科学假说与科研选题

一、科学假说

科学假说是一种假定成立的科学理论。科学研究活动就是提出假说、检验假说、修订和完善及发展假说的过程。假说在科研中的作用在于科学研究的具体目的和方向,避免研究的盲目性。

科学假说和科学理论是自然科学发展的重要形式和基本方法。在科学研究的发展过程中,科学假说是科研课题的灵魂,是研究工作的理论模型。假说经过实践检验转化为理论;理论随着实践的发展又可被新的假说所代替;新的假说又在实践中向新的理论转化。自然科学正是循着由假说到理论,又由新假说到新理论的辩证途径不断地向前发展。恩格斯在《自然辩证法》中指出:"只要自然科学在思维着,它的发展形式就是假说。"自然科学理论,包括中医药学理论的发展历史,在某种意义上讲,是一部不断建立新假说、扬弃旧假说的历史。

(一)科学假说的分类和特征

科学假说是依据事实,对事物存在的原因及本质作出的有根据的、未经证实和未获公认的假定性解释。在科学研究工作中,假说和实验构成了全部活动过程的两个重要方面。一个代表着研究人员的思维,而另一个则代表着他们的实践。可以说科学假说与科学理论之间只有一步之遥。当然,这是非常重要的一步。一般认为,当假说得到严密设计的科学定义或观察所证实时,它就上升为理论了。

1. 假说的分类　　假说可分为科学假说和伪假说。一个假说能否经受事实的检验,是区别其真伪的分水岭。而概括性程度则是其水平高低的标志。科学假说概括程度高于常识观察,其解释涉及事物本质。科学假说在表述时,一般不使用常识性术语,而要使用在某种理论框架中得到确切定义的概括性专门术语。对它们的检验,常常需要严格的受控实验,需要一定的测量仪器和理论解释框架。如经络学说中的"经气运行假说""穴位与脏腑相关假说""肝气调节情志活动假说"等。伪假说不能接受任何事实或实验的检验,例如"上帝"和"神"的理论。

2. 科学假说的基本特征　　科学假说与迷信无知的臆想不同,其本质区别是前者以科学事实和科学原理为依据,对所研究的自然现象的本质及其规律提出一种假定性的推测和说明,并接受事实和逻辑的证明。科学假说一般具有以下特点:

(1) 具有一定的科学依据:假说以科学事实和已有的科学理论为基础,并能经得起科学论证和验证。这种论证或验证,无论是被证实或被证伪,都说明它是接受论证和验证的。例如:人们在地理上发现非洲西部的海岸线和南美东部的海岸线彼此吻合,同时,它们在地层构造、古气候、古生物方面存在着一致性,依据这些事实提出了大陆漂移假说。德国地球物理学家魏格纳依据地球物理学所揭示的地球内部结构、物理性质等规律,以及古气候学、古生物学、大地测量学等学科的资料,对大陆漂移的初步确定进行了广泛的科学论证。但凡是不接受任何论证或验证,以其特殊的结构逃避论证或验证者,就缺乏起码的科学性,如"上帝假说"即是一例。

(2) 具有一定的创新性:对事物的解释是前所未有的,对产生假说的主体来说纯属研究者的创造性思维活动,具有突发、飞跃和新奇的特点。当然,任何假说都很难说是全新的,因为科学发展的继承性特点决定了任何新的创造与发明都可以从中找出前人贡献的成分。

(3) 具有一定假定性:科学假说虽然有一定的科学依据,但在开始研究某一问题时,依据常常不足,资料也不完全,对问题的看法只是一种推测,还没有经过实践的检验,其是否正确还不能断定。因此,任何假说都是一种带有推测性的假定,尚未达到确切可靠的认知,其结果是或然的。假说是不稳定的,它可能随着愈来愈多的实验事实证明而发展为理论,也可能被否定或淘汰。可以说,假说实际上是理论形成的前提。

(4) 具有一定的工具性:假说能够预知并帮助我们揭示出新的事实,提出新的观察和实验。假说的工具性特点,使它具有独特的方法论意义,可概括为如下几个方面:

1) 它必须以事实为依据,但不要等待事实材料全面系统地积累之后再作出假说。它借助一定数量的事实性资料,通过创造性思维活动,把有限的、不连续的资料连续化,并从中找出规律。

2) 它必须应用已有的或继承已有的科学知识,但并不被已有的或传统的观念所束缚。它是在固有理论的薄弱环节、空白环节以及矛盾点上生长起来的新的观念、新的理论胚芽。它的出现,是对旧理论扬弃的开始。

3) 它不仅要尽可能完满地解释假说所涉及的范围内的事实,而且必须包含有关新事实的结论。要能预见未知事实,发挥预见性功能。假说一旦形成,就是解决问题的开始而不是终结。

3. 假说在科学研究中的作用

（1）假说是形成和发展科学理论的重要途径：自然科学是沿着假说—理论—新假说—新理论的道路不断地向前发展的。科学理论是对客观事物内在规律的正确反映。人们对客观事物规律的正确认识并非一次就能完成，往往需要借助于科学假说去进行探索，进而不断地积累实验材料，不断地增加假说中的科学内容，减少假定性的成分，逐步地建立起正确反映客观规律的科学理论。需要探索的地方就需要假说，因为探索的思维方式就是假说，近代自然科学理论的发展过程就是假说的连续更替和假说的内容不断精确化、深刻化的过程。

（2）假说是发挥思维能动性的有效方法：科学研究是人们有目的地探索客观事物未知规律的活动。在观察和实验获得必要的科学事实之后，必须进行整理、加工和概括，从思维中把握研究对象的本质和规律，达到理论认识的高度。在这个过程中，假说既要立足于事实，又不能等待事实材料的充分完备；既要服从理性的思维指导，又不能受传统观点的束缚，要敢于怀疑，敢于猜测，充分发挥创造性思维的主观能动性。科学假说不仅仅是从事实中引申出来的，更主要的是为了说明事实。它是对蕴含在科学事实、现象背后的本质和规律性进行猜测、假设，这种猜测和假设本身就是人类思维活动创造性能力的表现。因此，提出假说的能力往往被认为是科学创造性思维能力的重要标志。

（二）科学假说形成的方法

一般认为，假说的形成要经历两个基本阶段，即初始阶段和完成阶段。在提出假说的初始阶段，提出者根据有限的事实材料和科学原理，通过创造性思维，作出初步假定。这时，研究者的注意力集中于分析最主要的事实，思维过程中的类比推理和归纳推理的作用比较突出。此时假定具有初步的尝试性，还没有最后定型。到了完成阶段，则从已确定的尝试性假定出发，经过事实性材料（包括文献记载的以往的事实性材料）以及理论性材料即现存的有关科学原理论证，使之成为一个结构比较稳定的系统。这时，假说已能较好地解释已有的事实，其演绎推理的作用逐渐显示出来，从而可以预言未知的事实，更好地发挥假说的功能。

作为确定科研课题的假说，一般应当处于经过第一阶段到达第二阶段的时期。但从整个假说的形成过程来看，初始阶段才是最为宝贵的时期。能够从已有事实中提出初始阶段的各种假定是科研人员最可贵的能力之一。提出各种假说的方法从思维形式上讲，有一些带有共性的一般性规律，也可称之为提出假说的一般方法。综其大略，可概括为以下几个方面：

1. 归纳法　归纳法就是从个别或特殊的事物概括出共同本质或一般原理的逻辑思维方法，在逻辑学上又称归纳推理。例如，人们经过长期观察和体验，发现自然界和人体生命活动过程都存在着周期性特点，表现出某种节律。像四季变迁、大雁的春来秋去、猫头鹰的昼宿夜行、人类的昼行夜宿以及人的生长壮老等，都有比较规律的时间节律性，由此概括出有机体的一个重要的生物学特征。将这种特征类比于钟表的时间节律性，于是提出"生物钟"假说。机械钟、电子钟是客观存在的，但是"生物钟"是否存在却是一个有待证明的事物和理论。另一方面需要证实的是，生物钟位于何处、有多少种、如何开启、如何关闭，多种生命活动过程的生物钟如何协调运行，如何形成这些生物钟并形成复杂的运行机制等等。在阐明这些现象的基础上，我们如何开发利用这一机制,使它在诊断、治疗、预防、养生、延寿甚至生产生活各个方面发挥重要的作用?这一连串的为什么必将诱导出一系列围绕生物钟假说的各种"子假说"从而建立一个假说体系。中医学的子午流注假说及五运六气假说中的一些假说,就属于古代生物钟假说范畴。

值得注意的是,应用归纳法所建立的各种假说所解释的事例在总体中占有多高的比率,则需要进行统计推理(概率预测)。统计推理是归纳推理的特殊形式,其前提是对大量随机现象进行多次观察,其推理方式是运用数学理论规定的概率统计方法,用随机样本的属性来对样本所属的总体的属性进行预测或推断。因为其结论所断定的范围(即总体)超出了前提所断定的范围(即样本),所以它的结论也不是必然的,而是或然的。

在一定时间和观察场所中计算出的某种事件出现的频率,在另一时间和观察场所中计算的同一事件出现的频率未必完全一致。假如观察的范围过小,事件的频率未必就是事件的概率。只有考察的范围足够大时,事件的频率才能保持相对稳定,它才有可能成为事件的概率。因此,中医药研究必须坚持多次、异地、不同观察者进行观察及长期追踪等要求,是有一定道理的。由于人体生命活动过程及疾病过程的个体差异性及其不断发展变化的特点,临床医学中的概率预测不可能是一劳永逸的。在20世纪50年代,我国应用磺胺药及抗生素为时尚短,各类致病菌对之较为敏感,因而疗效比较显著。近10余年来,由于耐药菌株的不断增多,对上述药品敏感性逐渐降低,"命中概率"随之下降。同理,大量使用中药于感染性疾病,是否也会出现相同的情况呢?这是值得重视的课题。

综上所述,归纳法对提出中医药科研假说有着重要的作用。在科学发现的历史上,古典归纳主义者曾认为,一切科学研究活动,都是从观察记录的事实中应用归纳法提出假说。因此,归纳法被认为是唯一的科学发现方法而在很长时间内占据着统治地位。应用归纳法可以提供全新的知识或对已有的知识加以扩大和推广。值得注意的是,假说不是应用归纳法就可直接实现的。从观察资料过渡到"假说"不是一个直接过程,其间还需要有创造性的想象。同样的资料,对一些人可能毫无用处,而对另一知识结构的人来说,就可能会提出新的假定性解释。所以,作为科研工作者,平时对获得的资料,应充分发挥自己的想象力,从而提出新的假说。

2. 演绎法 演绎法是由一般性的前提到个别性或特殊性的结论的推理方法,即采用已知的一般规律和理论解释另一个个别或特殊的事件。这是一种从抽象到具体的方法,在中医药理论体系的建立中发挥了重要的作用。以中医基本理论为例,无论藏象学说、气血阴阳学说、病因学说、辨证论治纲领等,其创立大都采用经验归纳与类比演绎相结合的方法。《黄帝内经》中关于"阴阳者,数之可十,推之可百;数之可千,推之可万;万之大,不可胜数,然其要一也"的论述,表明中医正是以带有自然哲学属性的阴阳学说为基础,以阴阳基本属性为前提,运用演绎(数和推)解释复杂的生理病理过程。这些论述正是对这种方法和过程的最简单明确而又深刻的表述,从而使中医理论成为一个以阴阳五行为基础之一的最大的演绎推理假说体系,导致中医理论中人与自然在阴阳学说基础上的同构假说。

在中医药理论的现代研究工作中,运用演绎法同样能帮助我们建立新的假说。以气的研究为例:古代哲学认为,气是物质,这里的物质更多是指哲学上的物质性。中医学将气的概念引入医学及人体后,赋予了更多的"物质实体"的内容。按照中医的传统概念,人体有营气、卫气、宗气、脏腑经络之气……以传统概念为基础,运用演绎法来研究人体现象,我们可以设想每一种与气的活动特点相似的功能的产生都可以假定有一种气作为它的物质基础。心有心气、肺有肺气、肝有肝气、脾有脾气。以脾气为例,中医认为脾气有运化水谷、保持内脏正常位置(升举)以及统血的功能。脾气虚时,倘若上述功能同时出现紊乱,我们可以简而言之脾气可能只有一种。倘若在脾气虚时,有人仅仅出现运化水谷失常,有人仅仅是内脏下垂或便血、出血,这就使人们不能不假定脾气是可分的,可能是由不同功能的不同组织基础构成的。从目前的认识水平来看,纯粹按中医思维模式,脾气大体又可分为运化水谷之气、升举之气、统血之气等。脾的这些不同之气,就是运用演绎法提出的假说。这种假说有可能导致新的观察与实验。

运用演绎法建立假说,可能帮助我们沿着某一思路继续深入进行研究。仍以脾气为例,在假定脾气可以分为运化之气、升举之气、统血之气的基础上,按照临床上运化失常的各种不同表现出现的不同特点,按照出血的性质、部位等不同特点,我们还可以把运化之气或统血之气进一步分化演绎,建立新的概念。

不仅中医基本理论如此,目前临床上治疗假说的建立,大多也是前人经验的推演。例如:苦寒可以清热,支气管肺炎多属肺热证,因此苦寒药用于治疗肺炎,是可以假定有效的。目前,有人提出艾滋病(获得性免疫缺陷综合征)属于虚证,用扶正法有可能治疗艾滋病等亦属于此。

演绎法的特点是从理论命题推导出事实命题,或解释已知的事实,或预见未知的事实,它对开辟某一理论的新领域,扩展其应用范围具有重要作用。如古代哲学中,阴阳学说中的阴,是一般概念,而演绎到肾阴,就成了具体概念。肾阴有促进人体生长发育和主生殖等作用,但不能倒回来认为古代哲学概念之阴,能促进生长发育和主生殖。演绎法也存在局限性,主要是它的推理结论受前提的制约。在科学研究中客观事物是非常复杂的,人们在对其认识尚不很充分,前提又不很确切时,演绎推理就不一定可靠。值得注意的是,传统中医药的概念具有古代自然哲学的属性,其信息包含量大,并且有较宽的模糊区,给后世学者留下了丰富的想象空间。因此,利用这些概念为前提进行演绎时,必然会出现一些不可靠的结论。

3. 比较分类与类比法　比较分类与类比法是人们在从事自然科学研究活动中经常使用的逻辑思维方法。人们要认识事物,首先应该鉴别事物和区分事物的种类。比较和分类正是完成这一过程的基本方法,类比是在比较和分类的基础上使用的一种推理方法。

(1) 比较方法:是指通过对研究对象及相关对象之间的对比,确定他们之间的共同点和差异点,并发现其共同规律和特殊规律的一种逻辑思维方法。客观事物之间的同一性和差异性是比较方法应用的客观基础。世界上一切事物之间都具有同一性和差异性,它们原则上都是可以进行比较的,这是可比性的无条件性和绝对性。但具体到两个事物之间比较时,他们之间必须具有某种可比的联系和根据,即在同一关系、同一标准下才能进行具体的比较。如果没有关系、没有标准就无法比较,不同关系、不同标准则不能比较,这是可比性的条件性和相对性。因此,在科研工作中,只有正确应用比较方法,才能发挥比较的作用。那么,怎样才能正确地进行比较呢?首先必须在同一关系下对事物进行比较,如空间以尺寸计算,时间以时分计算,二者不能比长短;物质和精神,一个属有形,一个属无形,二者不能比多少。其次,要有确定的标准如临床观察两种药物对高血压的治疗作用,其疗效标准和两组患者的诊断标准应当是一致的。另外,相比较事物的背景和环境条件也要一致。如观察甲肝疫苗对甲肝的预防作用,观察组与对照组都要选择生活在同一条件下的人群。最后,还要注意对事物进行比较时,应从事物内在的本质属性进行比较。例如:比较两种不同药物治疗糖尿病的作用应从患者治疗前后血糖浓度、糖耐量这些本质指标去判断,而不能从患者治疗前后饮水量、饮食量、尿量及精神状态等指标去判断,这些均属非本质属性。

在医学科学研究中,通过比较我们可以对客观事物进行定性鉴别和定量分析。例如:临床应用各种仪器所进行的理化检查,都是将检查的结果与正常值进行比较,然后得出是否异常的结论。通过比较,我们可以揭示事物的本质,从而掌握事物的内在规律。医学上对一些疾病的病因就是通过比较而发现的。例如20世纪60年代,发现太行山山区居民消化道肿瘤发病率高,通过调查研究、比较分析发现该地区居民与其他地区居民的饮食习惯有明显的不同,即喜食腌制的酸菜。于是,人们就提出一个问题,腌制的酸菜是不是引起消化道肿瘤高发的原因呢?后经过进一步分析发现酸菜中含有大量的亚硝酸盐,而实验证明亚硝酸盐是能够导致消化道肿瘤发病的重要原因之一。孤立地研究某一现象不易发现其规律,只有对一些现象加以比较、分析,才能得出规律性的认识。所以,比较方法是科学发现的基本逻辑方法之一。然而,我们应该知道任何比较都是用事物某一方面或几个方面进行比较,暂时撇开了其他方面是不完全的。这就要求我们对任何比较的结果都不能把它绝对化,应该力争对事物进行更多方面、更深层次的本质比较,以便能够全面深刻地认识事物的本质。

(2) 分类方法:是根据研究对象之间的共同点与差异点,把对象区分为不同种类的逻辑思维方法。分类是以比较为基础的,通过比较找出事物的共同点和差异点。根据其共同点将事物归为同类,根据差异点将事物划分为不同类别,从而将事物分为有一定从属关系的不同等级的系统,这就叫分类。分类方法在科学研究中不仅为人们提供了便利、便捷的检索途径,为进行深入研究创造了有利的条件,而且随着分类方法的不断深化,抓住事物较深的本质属性而建立起来的分类系统,能反映事物间的本质联系和内在规律。因而具有一定的科学预见性,可以指导人们寻找或认识新的具体事物。

分类也随着人们对客观事物认识的深化而不断发展变化。随着分类的深化,人们对客观事物的认识也会发展变化,逐步从较浅显的本质认识进入到较深的本质认识。医学研究中疾病的分期、分型、分级均属于分类的思维形式。我们在使用分类方法时,必须遵循下面分类的规则:

1) 任何分类都要按一定的标准进行。即一个母项划分的各个子项必须根据同一标准进行。例如:病原微生物按其结构可分为细菌、病毒、真菌等。分类后的各子项之和应等于母项。

2) 分类要按一定的层次逐级划分,不可越级划分。如人体按层次可分为系统、器官、组织、细胞等;系统又可分为呼吸、循环、消化、泌尿、生殖、内分泌、运动和神经系统;各系统以下是组成它的器官等。

只有遵循这些分类规则,才能使划分的各子项之间的关系明确,才能更深刻地理解被划分事物的本质而不至于混乱。

（3）类比方法：类比方法是根据两个（或两类）对象之间在某些方面的属性相似或相同的关系，推出它们在其他方面的属性也可能相似或相同的一种逻辑推理方法。它认识事物的方法是在比较的基础上找出两类对象之间的相似或相同点，然后以此为依据，将其中一类对象的已知属性类推到另一对象的未知属性上去，得出结论。中医药学中的"比类取象"多属类比方法的应用。

类比推理的客观基础是自然界事物的同一性。类比方法是从个别到个别或从特殊到特殊的推理。它的前提和结论都是个别或都是特殊的。类比推理的过程，是立足于已知向未知的探索，前提与结论之间没有严格的逻辑中介。它忽略了未知的（或不甚清楚的）中间环节，而从一事物的属性直接推出另一事物的属性。这个过程既包含了逻辑推理，又包含了直觉猜测。所以，应用类比方法时，既具有较高的创造概率，也具有较高的或然性。

类比方法在科学研究上能推动科研的创新性，发挥创造作用。在各种逻辑推理方法中，它最富有创造性，是因为它的应用范围广。归纳法与演绎法的适用范围只局限于同类事物中的联系，而类比的两个事物可以是同类的，也可以是不同类的，甚至类差非常大；而且他们之间进行类比的属性和关系可以是本质的，也可以是现象的；它们之间的相似点可以有多个，也可以只有一个。因此，类比方法能让科研工作者充分发挥想象力，在广阔的范围内把不同事物联系起来进行对比，从而提出具有创造性的科学思想和许多新颖的假说来解释新的事物。如：人们发现生物节律现象与钟表的节律属性相似，依此类推人体也有"生物钟"存在，便提出"生物钟假说"。在中医药的研究中，也离不开类比方法的应用。如人体阴阳五行学说的建立首先归功于在临床观察基础上运用的类比法。以阴阳学说为例，古人认为自然界阴阳具有寒热、明暗、动静、升降等属性，二者之间有相互对立、互根、消长、转化等关系。类推到人体，将人体功能活动及病理变化的复杂表现中属于寒热、动静、升降等特征的活动过程归之于阴阳，并假定人体也存在阴阳。进一步推演的结果，又提出脏腑阴阳等概念。脏腑五行也是按照这一思维模式提出的。现代人们运用中西医结合方法研究中医，出现了一个颇有影响的派别——阐述派。他们先从中医理论入手，类比西医理论，建立了一些已收到一定效果的治法并提出了一些相应的假定性解释。例如：中医认为气有卫外抗邪作用，其充足与否与人体抵抗力有关。类比到人体免疫系统，提出补气可能增强人体免疫系统的功能。

类比法也有局限性。首先类比受其客观基础的限制。类比是异中求同的方法，客观事物之间的相似性或同一性，使类比方法有可能获得正确的结论；客观事物之间的差异性，又使类比方法的结论带有或然性。如果根据两个事物具有的相似性进行类比推理，推出的属性正好是它们的差异性，类比的结论就会发生错误。其次，类比的逻辑根据不充分。类比是以两个对象的某些属性相似或相同为前提，推出他们在其他属性方面也相似或相同的结论。由于前提和结论之间没有必然联系，只是一种可能性，这就决定了类比只是一种或然推理。因此，我们在使用类比方法时，尽可能克服类比的局限性，即尽可能了解和认识有关对象，增加类比对象之间相似属性的数量，以及掌握前提与结论之间的必然联系，以提高类比的可靠性。类比的结论是否正确，最终要由实践来检验。

4. 分析与综合方法　自然界一切事物都是由部分组成的统一整体。分析与综合的思维方法就是以部分和整体的关系为基础对认识的事物进行分解和组合。

（1）分析方法：分析是把客观事物（对象）的整体分解为构成它的部分、单元、环节或要素加以认识的思维方法。整体是由部分构成的，部分的属性及关系从不同方面表现了事物的整体性。客观事物整体与部分的关系不仅使分析方法成为可能，而且使分析方法成为必要。分析的基本作用就是深入事物的内部，从各个不同的方面，研究各个细节，为整体上认识事物积累资料，以便认识事物的本质。例如：为了研究人体的结构和功能，我们可以从构成人体的系统、器官、组织、细胞等不同层次的各个方面进行研究，为认识人体的结构和功能提供资料。自然界的客观事物都具有复杂的构成。人们开始认识事物时，总是先接触到事物的表面，得到感性认识，只是提供了一个关于事物整体形象的认识即表象。要认识事物的内部和了解细节，就必须运用分析的方法，在思维上把事物的整体加以"分解"，即把它的各个部分从整体中"分割"开来，在此基础上深入分析各个部分的特殊本质，然后再进一步分析各个部分相互联系、相互作用的情况，阐明它们在整体中的地位和作用。这一过程使科学认识从对事物整体的笼统认识，深入到它的各个部分中去；使认识从一个层次发展到更深的层次；使现象的认识进入到本质的认识。所以说，分析方法是将未知转化为已知的科学方法。分析是进行科学抽象的前提，因为对部分或要素的认识是认识事物整体的基础。分析方法在医学科学领域中占有重要的地位。医生在进行科研和诊治过程中都离不开分析方法。如在医学诊断中首先要了解和分析每个症状、体征、化验和检查的结果及相互关系，达到对疾病本质的认识，最后作出诊断。分析方法也有一定的局限性，由于它割裂了事物的联系而局限于要素或部分的研究，其结果容易使人们形成一种孤立、静止、片面看问题的习惯，缺乏对事物的整体认识。为了克服这种缺陷，必须在分析的基础上进行再综合。

（2）综合方法：综合是在分析的基础上，把对研究对象一定部分、单元、环节、要素的认识联系起来，形成对研究对象统一整体认识的思维方法。综合决不是主观任意地将研究对象的各个要素联系起来，而是根据研究对象内部各要素之间客观存在的关系进行联系。综合不是各要素现象的联系，而是要素本质规定的联系。综合的基础是整体与部分的关系。综合不是认识事物内部的各个要素，而是要找到这些内部要素是如何相互作用而产生整体效应的，即整体的本质特征。综合方法克服了分析方法的局限性，使人们能够认识客观事物在分割状态下不曾显示的特性，从而能够从整体的高度来把握事物的本质。任何事物都可以分析，但如果不综合起来，我们就很难得到对这一事物的真正认识。例如：对蛋白质的分析研究发现，蛋白质由碳、氢、氧、氮元素构成，如果我们的认识只停留在分析的基础上，不进行综合，那么，我们只能认识到碳、氢、氧、氮的特征，就无法了解蛋白质在生命运动中的本质和作用。如果想认识蛋白质的本质和作用，就必须综合。综合方法是人思维能动性的高度体现。通过综合可以将已知的知识推广到未知的领域中，形成新的知识。许多假说和理论的建立、更替、补充、完善都离不开综合。随着认识的发展和深化，人们又面临新的问题，于是就要求人们进入新的更高层次的分析，进而又产生更高层次的综合。因此，每一次分析和综合的完成，只标志着认识达到某一个层次水平，而不是认识的终结。

5. 逆反法　对立统一规律是自然界和人类社会及思维活动的基本规律之一。任何概念、假说、理论都有与其相对立的一些概念、假说、理论存在。按照这一基本规律，主动收集与现行理论反常的客观事实，提出与现行理论相对立的假说以解释这些事实的方法，称之为逆反法。不少重大的科学发现都得益于逆反法。1970年反转录酶的发现是分子生物学的里程碑。在20世纪50年代，分子生物学建立了中心法则，即基因转录过程由DNA→RNA→蛋白质。但这一法则无法说明RNA肿瘤病毒的致癌作用。按照逆反法，可能还存在一种反转录过程，即RNA→DNA→RNA→蛋白质。而后发现的反转录酶则肯定了这一假说。在中医临床上，不少治疗假说的建立，多与逆反法相关。例如，扶正与攻邪、寒凉与温热、温阳与滋阴、补气与理气、补血与活血等。

6. 直觉和灵感　科学假说的建立有时与直觉和灵感有关。许多科学家根据自己的科学研究经验而相信直觉和灵感。尤其在科学发明与创造过程中当没有"逻辑的桥梁"时，必须应用直觉和灵感。直觉和灵感是人们的创造性思维方式。

直觉是指人大脑对客观事物在感觉不到明晰的逻辑推理情况下，能直接认识事物本质及其规律的一种能力。它是在实践的基础上进行的思维活动，从而形成了对客观事物一种比较迅速而直接的综合判断。直觉具有非逻辑性和突然性的特征。直觉的非逻辑性是指直觉思维不是按照逻辑推理的方式思维，不受形式逻辑规律的约束，常常表现为思维过程的压缩或简化而直接认识事物的性质、联系和关系。直觉的突然性是指直觉思维的结果往往产生得特别迅速，因而研究者对所进行的过程无法作出逻辑解释；它对问题的思考来不及推理就能立即作出判断，得出结论。科研工作者有时会利用直觉的判别、直觉的想象、直觉的启发提出科学假说。爱因斯坦把创造过程概括为：经验—直觉—概念或假说—逻辑推理—理论。把直觉放在创造性思维的关键位置。直觉思维具有突然达到洞察事物本质和规律的作用并不是偶然被动产生的，是人们在实践过程中，主动寻求解决某一问题方法时所产生的。

灵感是指对于长期思考而又尚未能解决的问题，人脑在一定条件下产生那种使问题得以突然明朗的状态。直觉所强调的是对问题的"豁然开朗""入木三分"的洞察，即对事物的直接理解和认识。灵感包含了人的直觉洞察力、想象力、逻辑思维能力等的综合运用。灵感同其他思维方法一样，也是建立在实践的基础上。无论是创造性课题的产生、触发的信息来源、创造者主观灵性的形成，还是灵感成果的检验都离不开实践。因此，在强调实践第一性的前提下，应当充分发挥主观能动性。人的主观能动性主要表现为意识和潜意识。而灵感思维与意识和潜意识的相互作用有直接关系。意识和潜意识是人脑对客观事物反映的不同层次。潜意识是未显现的意识，是人脑对事物的潜在反映形式，是人对客观事物信息的前控制及内部体验的统一。因此，人的意识活动是一种综合性的复杂的反映过程，即人的意识活动除了具有显现的、自觉的形式，还有非自觉的、不随意的潜意识反映形式。现代心理学实验通过关于脑对阈下各种不同潜意识信息的诱发电位测定表明，人脑中的潜意识活动是客观存在的。人脑不仅具有最佳的信息存储功能，而且有最佳的信息提取和控制功能。信息储存得越多，诱发的灵感就越多；生活、工作的实践活动范围越大，灵感的强度也就越大。潜意识先于显意识，当潜意识的活动接近于阈值或偶然受某一机关信号的诱导，就可能跃入显意识过程，此时潜意识停止，显意识活跃。灵感思维是显意识与潜意识的相互作用与统一。灵感思维过程发生在潜意识范围内，当潜意识孕育灵感时，除靠潜意识的推论外，还要与显意识融会贯通，一旦沟通，涌现于显意识，便成为灵感。灵感的产生具有非预期的突发性和偶然性。即灵感产生的时间、地点、受何种因素触发,都是不可预期的。灵感的产生突如其来、意想不到,也不受意识的支配,带有很大的偶然性。它不像逻辑思维那样,其认识过程的发生和进行都是受人的自觉意识控制。但灵感的产生,从开始到结果,都有显意识的参与。显意识对课题的思索,在外界提供的大量信息当中,某个信息的闪现打开了潜意识的大门而获得灵感。灵感具有反常规的独到性,能突破传统的循轨思维方法。通过灵感思维所获得的成果或结论有时带有一种模糊性。

(三) 科学假说的建立步骤

1. 形成初始意念 根据掌握的事实做细致严谨的总结与分析,全面查阅相关文献资料,认真阅读和分析并找出主要矛盾和解决矛盾的切入点及思路方法,在此基础上产生的灵感、直觉,便是建立假说的初始意念。这既是开始形成假说的基础,也是认识进一步发展的前提。

2. 建立初步假说 在初始意念的基础上,经过对所掌握的事实和资料以及已知的科学理论进行广泛的论证,运用类比、回归、演绎等推理方法建立初步假说。初步假设只有经过论证补充和完善肯定了它的理论内容,才会发展成为相对合理的科学假说。

3. 完善科学假说 应用初步假说去说明和解释已知的事实和现象、推测未知的事实或新的现象,如果这个假说能解释清楚已知的事实、现象和推测未知事实能得以实现,假说的正确性就得到了肯定。

(四) 科学假说的论证

假说只有经过实践的验证,才能决定是否能够转化为科学理论。任何假说在实践验证之前都必须进行论证。对假说内容的论证在假说形成的过程中就已开始,假说的验证则在假说形成之后。假说的论证以逻辑分析为主。对假说的论证就是用某个或一些已被确认的理论或经验事实来确定假说真实性的思维过程。这个过程包括以下几个阶段。

1. 假说表述是否完整 通过各种思维方法建立的假说及其"初始概念",在其开始形成时,大都只具备大脑"内部语言"的特点。即是一种简化的、原始的、不规范的或符号性的、不连续的、不准确的、快速的表现方式,这时的思维过程是快速的和敏捷的。但是,要把这种"内部语言"转化表达为"外部语言"——即用人们普遍适用的科学语言表述出来,这就是对假说是否完整而系统的第一次严峻考验。外部语言要求概念明确、判断清晰、逻辑严密。否则,一个连自己的思想都表述不清楚的研究者,如果不是研究者本人的表达能力差,就一定是假说或概念本身还不明确、不成熟。

2. 假说是否能够成为一个结构稳定的系统 这是对假说的第二步论证。假说的结构是否稳定,可从假说引用的旧概念是否准确,提出的新概念是否明确,其理论依据和事实是否可靠,判断是否合理,推理是否合乎逻辑和假说的功能界定——适用范围是否明确以及假说是否得到已有的科学理论与科学事实的支持这几个方面进行分析。这一阶段的论证,只能够说明推理的正确性,不考虑真实性。因此,这一阶段也属于初级阶段的论证方法。

3. 假说能否广泛解释已确认的有关事实 一个假说,如果能够解释已被确认的事实越多,则支持这一假说的论据也就越多。这种论证包括经验事实的直接论证、演绎论证和归纳论证。

4. 假说能否经得起反驳 反驳是论证的一种特殊形式。反驳的方法大体有两类,即从论据反驳和从论题反驳。

从论据反驳适用于论证假说所依据事实是否虚假。一般认为,驳倒某一论据并不能以此确定某一假说的虚假。在某些情况下,甚至从不正确的论据出发,也可以建立一个有用的假说。只有驳倒假说所能够适用的范围内的一切论据,才可能最终驳倒假说本身。

从论题反驳包括直接反驳、间接反驳、演绎反驳和归纳反驳。所谓直接反驳是指引用真实判断直接确定某一假说的虚假性;间接反驳则是通过论证另一个与被反驳的假说具有矛盾关系或反对关系的假说的真实性,从而确定被反驳的假说是不能成立的;演绎反驳又称归谬法,是从被反驳的假说中引申出错误或相互矛盾的判断,从而论证假说不能成立;归纳反驳则用一系列事实说明假说违背基本事实。

论证往往针对假说的核心——主导概念的关键词进行。如果关键词有歧义,则无法论证。例如"四肢为诸阳之本"这一假说的关键词为"阳"和"本",在对"阳"和"本"没有作出确切定义之前,对这一假说是无法论证的。假如要进行论证,是很难在一个共同基础上得出一个公认的论证结果。因此,论证必须遵守一定的规则。这些规则包括:论题应当清楚确切而不应含糊其辞,不应有歧义;论据应当是真实的;论据的真实性不应依赖于论题的真实性;在论证的过程中,要防止以引证(包括引证古典)代替论证。

二、科研选题的原则与方法

科研选题是指提出并选择在科研活动过程中将要研究或解决的问题。提出问题是科研工作的起点,解决问题是科研工作的目的。选题是每一项科学研究的主导思想,它决定着该项研究的设计及研究的全过程。研究对象、研究方法、观察指标的选择、资料的处理方式,包括对结果的分析与讨论,都须紧紧围绕科研选题而展开。可以说科研选题是科研工作的战略决策问题。

科研选题是科学研究的首要步骤,是科学研究的重要组成部分。爱因斯坦曾经说过:"提出一个问题往往比解决一个问题更重要,因为解决一个问题也许仅是一个数学上或实验上的技巧而已,而提出新的问题,新的可能性,从新的角度看旧问题,却需要有创造性的想象力,而且标志着科学的真正进步。"所以选题在科学研究中具有重要的地位和作用。在中医药科学研究实践过程中,选题决定研究的主攻方向和目的,关系到科研成果的大小和成败。

(一) 科研选题的原则

1. 科研选题的基本原则 在一个研究领域,所要研究的问题很多,我们不可能把所有的问题都拿来当做课题研究,必须遵循一定的原则对所列举出来的问题进行比较、分析和筛选,择优选取。一般而言,科研选题应遵循需求性、创新性、科学性和可行性的原则。

(1) 需求性原则:需求性原则指选题必须符合社会需要和科学理论发展的需要。社会需要包括经济发展、医疗卫生、文化教育、通讯、国防建设等。科学理论发展的需要包括开拓科学领域、更新科学理论、改进科学方法等。其中科学理论发展的需要属基础性研究,社会需要属应用性研究或开发性研究。中医药科研选题也必须从防治疾病的需要、社会经济发展的需要以及中医药学术发展的需要出发,选择具有实用价值和应用前景包括经济效益和社会效益良好的课题。其次,需求性原则还要考虑到一旦得出研究成果,该项成果必须具有实施、推广的可能性,利用现有的资源、经济技术力量即可实施或推广。

(2) 创新性原则:创新性原则是指选题必须具有先进性、独创性和新颖性。作为应用性研究的课题,就必须有所发明、有所创造,或把基础理论研究的成果转化为新的技术原理;作为开发性研究的课题,就必须开发出新技术、新材料、新工艺、新产品、新方法,或把原有的技术应用推广到新领域;作为理论性研究课题就必须建立新概念,提出新见解,得出新结论。创新性课题包括独创和修改或拓延前人研究成果的课题,并尽量选用先进的研究方法、手段和技术指标。创新是科研课题的生命,每一课题都必须在某一点或某一方面有所创新,否则就没有研究的必要。要做到创新,首先要了解国内外科技情报和科技信息、掌握科技动态,以保证其科研选题的高起点。我们在选题时,既要继承、又要创新,而且创新是关键。根据创新性原则所选出的课题应该是前人或他人从未研究过;或前人或他人虽对此有所研究,但本项的研究对既往的理论认识或技术有所发展和补充,或者修正与否定;或国外已有研究报道,结合国内实际,进行研究,以填补国内在该领域的研究空白;或提出全新的研究思路和设想,对现有技术工艺进行改造或革新。

(3) 科学性原则:科学性原则要求人们在选题时,必须以客观事实和科学理论为依据,按照客观事物发展的规律办事。把课题置于当时的科学技术背景之下,做到选题以事实为依据,从实际出发,实事求是,切忌凭主观臆测选题。选题要与已有的且经实践检验是正确的科学理论、原理或定律相一致。但这并不排除选题的创新性思维,因为创新性思维也要以科学事实为依据。中医药科研选题的科学性是指其选题要有充分的中医药理论基础和客观依据。另外,选题要具体,不能含糊其辞、太笼统,如"针灸对胃下垂的治疗作用"与"针灸足三里穴对胃下垂的治疗作用"这两个题目虽都研究针灸对胃下垂的治疗作用,但后者更具体、更明确。同样,"针灸对消化液分泌的影响"比"针灸对人体生理功能的影响"更具体。

(4) 可行性原则:可行性原则要求所选课题必须与主客观条件相适应。即根据已经具备或经过努力可以创造的条件进行选题,以保证课题能按计划完成并取得预期成果。影响可行性的主观因素包括科研工作者的知识水平、知识结构及科研思维能力(如设计的合理程度),大型研究还包括研究队伍的结构及管理人员的管理协调能力。影响可行性的客观因素有实验场地、实验仪器设备、经费来源等。因此,在选题时,一定要从研究者本人和本单位的实际出发,选择在现有条件和技术水平下可以实现或通过主观努力与横向协作可以实施的课题,而不能脱离实际去构想。缺乏可行性的选题实际上是无法实现的选题,也就等于幻想。

2. 选题的思路来源　选题的思路是指从哪些途径选择科研课题,也就是要了解科研问题的主要来源。下面我们从科学问题的主要来源和中医药科研问题的主要来源提出科研选题的思路。

(1) 科学问题的主要来源:当今社会科学和自然科学飞速发展,各个学科在不断解决问题的同时,又不断地出现新问题,这就要求我们不断地探索,发现问题和解决问题。我们可以从以下几个主要方面发现问题。

1) 从新的科学事实与原有的科学理论的矛盾中发现问题：当科学实践活动中发现新的事实和现象,用原有的科学理论不能够说明和解释的问题。

2) 从科学理论内部的矛盾中发现问题：作为一种科学理论应该能够自圆其说,互不矛盾。但有时有些科学理论中,会出现概念之间的自相矛盾或者逻辑推理上的不严密,而导致结论的不可靠或推导出相互矛盾的结果,这也是我们发现问题、提出问题的一个途径。

3) 从对同一事物或同一现象的不同理论解释的矛盾中发现问题：在科学研究中,对于同一问题的研究,由于科研人员所站的角度不同,从而产生了不同的理论。如在医学领域中对肿瘤病因及病机的研究提出了基因突变学说、基因调控学说,也有从免疫角度,甚至社会心理角度提出了不同的假说,而且这些假说各自都有不同的科学事实来支持自己的理论观点。

4) 从社会需要与现有的技术手段不能满足这种需要的矛盾中发现问题：随着社会的不断发展和进步,现有的科学技术水平不能满足人们经济、社会、文化、医疗卫生的需要,这为我们发现问题、解决问题提供了巨大的市场。

5) 从机遇中发现问题：我们有时在科学研究的观察、实验、分析和调查研究中会遇到一些意外的现象。我们不应该轻易放过这些现象,应该以这些意外现象为线索,抓住时机,深入研究,不仅会发现问题,而且可能会有新发现。如科学家在科学实验过程中,意外地发现了青霉素和X射线,对医学的发展作出了巨大的贡献。因此,留心观察科研活动中的意外现象也是发现问题的重要途径之一。

青霉素的发现者是英国细菌学家弗莱明。1928年的一天,弗莱明在他的一间简陋的实验室里研究导致人体发热的葡萄球菌。由于盖子没有盖好,他发觉培养细菌用的琼脂上附了一层青霉菌。这是从楼上的一位研究青霉菌的学者的窗口飘落进来的。使弗莱明感到惊讶的是,在青霉菌的近旁,葡萄球菌忽然不见了。这个偶然的发现深深吸引了他,他设法培养这种真菌进行多次试验,证明青霉素可以在几小时内将葡萄球菌全部杀死。弗莱明据此发明了葡萄球菌的克星——青霉素。1929年,弗莱明发表了学术论文,报告了他的发现,但当时未引起重视,而且青霉素的提纯问题也还没有解决。1935年,英国牛津大学生物化学家钱恩和物理学家弗罗里对弗莱明的发现大感兴趣。钱恩负责青霉菌的培养和青霉素的分离、提纯和强化,使其抗菌力提高了几千倍;弗罗里负责对动物进行观察实验。至此,青霉素的功效得到了证明。青霉素的发现和大量生产,拯救了千百万肺炎、脑膜炎、脓肿、败血症患者的生命。青霉素的出现,当时轰动世界。为了表彰这一造福人类的贡献,弗莱明、钱恩、弗罗里于1945年共同获得诺贝尔医学和生理学奖。

X射线即伦琴射线,是德国物理学家伦琴(Wilhelm Conrad Röntgen)于1896年发现的。它与放射线和电子的发现并称为"19世纪末20世纪初物理学的三大发现",是现代物理学发轫的标志。X射线的发现让人类社会,特别是生命科学研究翻开了崭新的一页。美国《时代》杂志曾介绍了2000多年来对世界医学作出重大贡献的17位关键人物,伦琴是其中一位。1895年11月8日,50岁的伦琴在威尔茨堡大学物理研究所(the Physical Institute of the University of Würzburg)的实验室用克鲁克斯管做实验时发现工作台上的氰亚铂酸钠纸屏能发出荧光。他分别用纸和书本遮住纸屏,纸屏仍然发光。使伦琴更为惊讶的是,当他把手放在纸屏前时,纸屏上留下了手骨的阴影。经过反复实验,伦琴认为从克鲁克斯管中放出的是一种穿透力极强的射线,他一连多天将自己关在实验室里,集中全部精力进行彻底研究。6周后,伦琴确认这的确是一种新的射线。当时因不详其性质,他称之为"X"射线。同年12月22日,伦琴好奇地用这种射线给自己的妻子Ludwig拍摄了一张手部照片,照片清晰地显示出她的左手掌骨骼和无名指上金戒指的轮廓,这也是著名的人类历史上第一张人体X线骨骼照片。12月28日,伦琴向威尔茨堡市物理医学会递交了他的第一篇论文《关于一种新射线的初步报告》(Über eine neue Art von Strahlen);1896年1月4日论文和这张X线照片在柏林大学物理系的"柏林物理学会50周年纪念会"上首次展出;1月5日奥地利《维也纳日报》在头版以《耸人听闻的发现》为标题的独家新闻第一次报道了X线的发现,引起全球轰动。伦琴也因发现X射线及对其性质的深入研究,荣获了第1届(1901年度)诺贝尔物理学奖。有关资料表明,在伦琴发现X射线之前,也曾有几位科学家偶然发现过这种现象,可是他们认为它是干扰,只是想方设法去排除它,没有人像50岁的伦琴这样以高度兴趣、锲而不舍的精神去研究并发表,因而错过良机。而伦琴却能认真对待这种偶然性发现,透过现象看本质,从中找出事物内部的必然联系,最终发现了引起学术界轰动的X射线。为纪念伦琴对物理学的贡献,后人将X射线命名为伦琴射线,并以伦琴的名字作为X射线和γ射线等的照射量单位。

科学研究的重要特点之一是通过各种途径去探索自然规律。这个进程是曲折而复杂的,不可能完全遵循某一条预定途径达到预期的目的。这就是偶然性和必然性规律之间的辩证关系。因此,谁善于捕捉意外事情,谁能透过大量纷繁复杂的偶然性客观现象揭示其必然性规律,谁就能有所发现发明,登上科学的高峰。正如一句名言所说:"机遇青睐有准备的头脑。"这就是一个很好的例证。

6)从怀疑中发现问题:在学问上解决问题的最好方法是坚持和经常地怀疑,怀疑把我们引向研究,研究使我们认识真理。科学发展与科学发现的历史告诉我们,客观世界多样性的重要表现形式之一就是任何事物的现象是丰富的,本质也是丰富的,事物具有多本质的特点。因此,从某一特定时代所认识到的现象是借助当时的理论思维水平所探求的本质性的认识,也只是具有相对的本质性与相对的正确性。某一种医学理论的出现,它既不表明对原有理论的完全否定,也不表明它将终结对本质的认识。所以,在医学科学领域里,多种理论与假说同时并存的机制是不可避免的。有鉴于此,我们在广泛掌握新的事实的基础上,应站在新的高度或角度,对他人的研究结论进行认真的分析与探讨,研究并确定它的深度、预见力、适用范围及同化反常的能力。在这一过程中,我们一定能够发现新问题,提出新的选题。

7)从学科领域内的空白区与学科之间的边缘区发现问题:在一个学科内部,科学的发现与发展从宏观上看是连续的;从微观上看,常常是不连续的。也就是说,我们在本学科内的某一个领域里取得的突破,有时带有偶然性。这就不可避免地遗留下不少空白地带。以中医病因为例,除了现有的病因分类,是否还可以找出新的病因。推而广之,在人体内还能否找到新的经络及其他组织结构,在临床上还能否归纳出新的证候。有时,学科领域里的空白是在参照其他学科的已有结构的基础上发现的,有些是在整个科学飞速发展的形势下形成的。当某一学科的发展速度稍有迟延,自身就会形成大量的空白或差距。例如环境科学的发展向中医提出环境医学问题;宇宙科学的发展向中医提出宇宙医学问题等。在一级学科的边缘地区,往往是产生新的学科的温床。例如,数学与医学之间产生了医学数理统计学;地理学与医学之间产生了医学地理学;物理学、化学、工程科学与医学结合之后,都产生了相应的新兴学科。在这些新兴学科领域里,在尚未形成新兴学科的某些学科边缘地带,都有大量的研究课题等待我们去研究。

(2) 中医药科研问题的主要来源:正确地掌握和运用科研选题的思路是中医药科研选题的关键。随着科学技术的发展,诸多边缘学科的兴起,自然科学各学科之间的相互渗透以及自然科学与社会科学之间的结合,使现代科学一方面进一步分化,另一方面又趋向综合。这就要求我们从事中医药科研选题的思路不能只沿用和停留在过去的继承性验证和发掘整理上,而应该立足学科,结合现代科学的发展,引进新技术、新方法,采用多层次、立体与综合的思路进行选题。下面介绍几种中医药研究选题的主要来源。

1) 从中医药的理论出发结合中医药实践中的难题选题:孙思邈说过:"世有愚者,读方三年,便谓天下无病可治;及治病三年,乃知天下无方可用。"在用中医药学方法防治疾病的实践中,我们遇到大量难以解决的问题。对这些问题,从理论上讲,我们几乎都能从传统的中医药学理论中找出答案及解决的方法。因此,不少研究人员埋头古籍,发掘整理;但是,从当前的实践水平来看,很多问题我们目前的确还解决不了,必须进行深入的创造性研究。这些难题包括:①一些常见并多发的疑难病,特别是西医学治疗效果较差的一些病证,如恶性肿瘤、心脑血管病、病毒性肝炎、糖尿病、肾病综合征、肾炎等;②中医证候的实质,中医特色的诊断方法、治疗方法的机制等;③中医基本理论的研究,特别是阴阳、气血学说、病因学说、病机学说的研究;④常见的老年病(如老年性痴呆等)以及老年保健、养生及抗衰老的研究;⑤中医预防医学、环境医学、心理医学及康复医学的基础理论及应用研究;⑥中药资源的开发、保护、利用问题以及人工种植技术等;⑦中药剂型改革、最佳工艺流程的选择及质量控制问题;⑧中药有效成分及构效关系的研究等问题。以上这些难题,有些是社会向中医药学提出的新的研究任务,有些是从中医药学自身发展与完善的需要出发而提出的研究课题。无论是从哪个角度提出的问题,这些问题都有相当的难度与深度。通过对这些问题的研究与解决,不仅会大大提高人民的健康水平,也会推动中医药学的发展。反之,回避困难,必将导致学科的萎缩和社会职能的衰退。

2) 从学科的交叉点或跨学科的理论联想出发进行选题:科学发展具有整体化趋势,一方面导致了学科内部基础理论与应用之间的更加密切的联系,另一方面是促使各学科之间的横向渗透与交叉。在这个过程中,跨学科的理论联想,常常导致新发现。有目的地引进其他学科理论或方法来解决中医药理论或实验方面的难题,即多学科研究中医,它将会在相当长的时期内具有重要的现实意义。目前,中医较多地移植了生物科学、心理科学、物理学、化学及西医学的一些理论及方法,从而提高和推动了中医药的发展。如电子技术与中医针灸技术的结合形成了电针技术,电子计算机与中医诊断技术的结合提高了诊疗水平。特别将中医与西医结合,为中医的研究提供了许多选题思路。尽管中医和西医有各自的理论体系和特点,但它们所研究的对象都是人,这就决定它们必然有相似之处,只不过是认识方法和处理方法不同。如临床上中医辨证为肾阳虚证的患者,西医发现大都有下丘脑-垂体-性腺轴功能低下,如果选择"肾阳虚证与机体下丘脑-垂体-性腺轴功能的关系"作为研究课题,其研究成果将为肾阳虚证提供客观的实验诊断数据,同时也为西医诊断为下丘脑-垂体-性腺轴功能低下的患者提供了补肾阳的中医治疗方法。

3)从临床实践机遇中选题:所谓机遇,在某种意义上讲,是指通过偶然性或直觉捕获到的某种新的信息。机遇常常带来新的突破。正如贝弗里奇所说:"也许绝大部分生物学和医学上的新发现,都是意外做出的或至少含有机遇的成分,特别是那些最重要和最革命性的发现。"不少中医单验方,是临床实践中机遇的产物。它具有明显的临床疗效,但缺乏系统的研究,我们可以从中挖掘,筛选出好的具有科研价值的课题。所以我们平时应善于观察、善于思考、善于分析,特别是不要轻易放过我们遇到的每一个异常现象。

4)从临床疗效比较中选题:尽管西医学发展很快,也产生了许多先进的诊疗技术,但对某些疾病的疗效却不够理想或者由于治疗费用太高,不符合我国国情,难以得到普及和推广。而中医药的治疗方法却简便、价廉,如果疗效好,就值得我们深入研究,这也是近年来中医药临床研究选题的热点。

5)在前人或他人研究的基础上选题:经常查阅中医药专业期刊,从文献情报中,寻找有研究价值和潜力、苗头较好的课题进行深入研究,这也就是在继承前人或他人实践经验和研究成果的基础上进行选题。

(二)科研选题的一般程序

科研选题的程序是非常重要的。只有掌握了正确的选题程序并了解了相关的注意事项,才能选出有一定价值的课题。中医药科研选题一般要经过提出问题、查阅文献与建立科学假说、进行设计、确定题目、开题报告5个步骤。

1. 提出问题　在科研活动中,初始意念的形成和提出问题是研究工作和解决问题的起点。人与自然之间存在着大量的未知,由于人的认识永远不可能完结,所以问题总是始终存在的。科学研究都是针对某一具体问题展开的。但科学研究意义上的提出问题却不同于一般性的提出问题。科学研究提出的问题是经过选择、比较、确定其真实性并对问题的本质有了初步的认识,对解决问题也有了初步的想法而提出的。也就是说,提出问题与解决问题是密切结合在一起的,提出的问题本身就包含着解决问题的因素——包含着对问题本质的初步认识以及解决问题的初步想法。一个重要的、严谨的科研题目,不会是一经提出即可确立的,总要经过相当长的时间,有时还不止经过一代人的反复酝酿、思考。但是,解决问题的线索却常常是瞬息间在脑海中闪现出来的,而且是稍纵即逝的。这种瞬息的想法,就是初始意念。初始意念往往都是在实践的基础上产生的。如某临床医生在采用中西医结合治疗肿瘤患者时,发现某些中药与放、化疗联合使用时,不仅较单纯使用放、化疗的效果好,而且放、化疗的副作用也明显减轻,于是就产生疑问——这些中药是否具有抗肿瘤作用?是否能降低放、化疗的副作用?若有作用,其机制如何?这就是意念的初始形成过程。初始意念的形成不是凭空想象,而是来自临床实践和扎实的中医药理论知识。因此,科研工作者必须深入到实践中去,并具有渊博的专业理论知识才能发现有价值的课题。

意念是关于问题的理性猜测。紧紧地抓住初始意念,结合对问题本质的反复思考,意念活动达到一定的程度可能会形成对问题的本质属性和特征的进一步概括,形成初始概念或者叫做初步概念。初始概念的产生是从感性认识上升到理性认识的

"飞跃"。概念和感觉、知觉、表象不同,是反映事物的本质和规律性的,必须物化为语言通过实词来表达。初始概念是一种假定,是创造性思维活动的重要过程,是科学假说乃至科学理论的逻辑起点。初始概念可以是全新的,也可以是半新的。所谓半新的初始概念往往是对已有概念的补充或改造。

正在萌发的东西是丰富的想象力的产物。创造想象是由于思维而揭露出或建立起许多形象之间的合乎规律的联系,从而产生新的表象组合,即由于思维揭露出事物之间的一些新关系,然后根据这些新的关系,在头脑中建立起新的表象组合。创造性的想象一定是周密思维的结果,而且想象的结果出乎常人意料之外。一个没有丰富想象的人,很难设想能够提出科研题目和初始概念。创造性思维的主要发生过程对于我们来说仍是一个谜。但是,新的信息引起的脉冲输入必然引动大脑思维的动态模型发生变化,这种变化的结果,可能产生新的概念。

2. 查阅文献与建立科学假说　查阅文献的目的是尽可能地充分了解以往在这个问题上是否已有人做过类似的工作,努力寻找支持的证据和反常的材料。在此基础上,进一步完善初始概念,建立科学假说。在科学发现的历史长河中,同一问题在不同的时代,从不同的深度及广度上常常被反复提出。或者因为当时提出的初始概念和假说不够完备,或者因为当时研究条件不成熟而被搁置起来。通过查阅文献,总能给我们以启发,帮助我们历史地、客观地评价和论证选题的科学性、实用性和可行性,帮助我们完善假说。以往的失败,作为反面资料,尽管不能证实假说,却能给假说以限定,从而可以更深刻地揭示初始概念的内涵和外延。应当注意的是,在对传统医学的研究中,对初始概念或假说的证明尽可能不要采用或不要仅仅满足于采用已有的直接经验作循环论证。这是因为,由于传统医学基本概念多属自然哲学概念,内涵不够明确,往往通过某一例证(如某个脉证或治法)的引导,就将新的初始概念纳入并消化在已有的自然哲学概念之中,从而走向引证—验证—引证的老路。

3. 进行设计　从某种意义上讲,一切方法都是为了证实或证伪某种理论和假说。而设计则是实施方法的具体步骤。一个非常"高明"的假设,假若提不出任何方法来加以证明,则这种假说往往流于"荒诞"。选择证明假说的方法及相应的手段要从实际出发,适用为度。力求简便可靠,不要盲目追求高精尖设备。一个高水平的科学假说,无论是选用一般简便可靠的手段或选用高精尖手段来证明,其结果都是高水平的。反之,低水平的假说无论采用何种手段,其成果水平也不会被提高。只有当用一般手段无法完成任务时,才采取高精尖手段。

科研设计中,最重要的在于如何抓住并能够解决本课题研究的技术关键,也是对本课题研究的可行性分析。以临床医学研究为例,传统医学的临床观察中,比较难以解决的问题有诊断与疗效标准问题,即观察指标和评价指标的选择与确定;对照组的设置及盲法的实施;药物等防治手段作为处理因素的剂量效应关系问题;药代动力学问题。在动物实验中最难解决的问题之一就是传统医学证候的动物模型的建立等。这些问题本身就是一些有重要价值的研究课题。

4. 确定题目　确定题目的基本要求是题目要简明、具体、新颖、醒目、不要太长。题目能够具体概括研究选题的处理因素、受试对象和效应变化。如针刺足三里对痢疾患者免疫功能的影响,其中针刺足三里是处理因素,痢疾患者是受试对象,免疫功能的影响属效应变化。

5. 开题报告　　开题报告是对选题的陈述,就是对选题进行一次全面的说明,也是对研究课题的第一次全面检验。语言或文字、图像是人的思维活动向外表达的方式。能够精确地表达思维活动是思维活动成熟的表现。因此,向同行陈述自己的课题既是对自己的构思是否成熟的一次检验,又是一种高水平的科研构思交流。交流科研的构思有时胜于交流成果。现代科研管理要求,课题在正式进入研究实施阶段之前,必须举行开题报告,邀请同行评议。对选题的科学性、实用性、可行性进行综合评估,对完善选题、保证中后期科研工作顺利进行有十分重要的作用。开题报告的内容包括:选题的理论及实践依据;选题的历史概况及现代研究进展;选题的先进性与创新性;选题假说的内容及形成过程;证明所选题目假说的方法和关键技术及研究者操作水平;研究的预期结果及学术价值与应用价值;研究所需的场所(实验室)、仪器设备及经费的准备情况等。开题报告能够比较全面地反映课题负责人的理论水平、思维能力、组织实践能力和风格与文采。同行专家中肯的评价对保证科学研究的成功具有重要的指导意义。开题报告是确定选题和科学研究成败的一个重要环节。

总之,选题过程是一个十分严肃谨慎的过程,必须考虑选题的科学性、合理性、实用性、创新性及假说验证的可能性。假说是根据已知科学事实进行的一种推测。这是对初始产生的意念的升华和系统化,对事物存在的原因及本质作出有根据的、未经证实和未获公认的假定性解释。通过查阅文献,了解选题的进展和现有的研究方法,提出本题目与前人不同的特点或创新之处,提出切合实际、行之有效的研究方案。陈述或开题报告则是对选题过程的一个全面概括和总结,它能反映科研工作者的科学思维、理论水平、实践能力及本课题预期成果的可靠性。对选题的陈述,实质上是一个没有实验数据的论文的雏形。

（三）科研选题的注意事项

1. 研究的目标必须具体而明确　　题目本身的未知数不能太多,每次解决的未知数也不能太多。涉及未知太多的题目,往往缺乏肯定的基础,各种变量及其相互关系都难以明确,很难形成成果。与此相关,每次研究解决的未知数亦应尽可能局限在最小范围。当然,联合攻关者另当别论。

2. 防止低水平的重复　　必须明确选题的历史及现状;明确选题在本学科及相邻学科间的地位和作用;明确其科学价值及应用价值。不少问题的现象和实质之间有一定的距离。不少选题开始认为意义重大,在查阅文献和研究工作进行一段之后才明确其真实的价值并不像开始所估计的那么重要。因此,必须注意开始选题时就应该掌握其价值的分量,必须充分地消化和吸收有关的资料,防止低水平重复。

3. 明确选题的可靠性　　必须明确你所依据的理论或提出的假说是否可靠,能够在多大范围内解释或解决你所面临的问题;必须明确你所采用的研究方法是适用的、可靠的,操作是标准化的;必须明确你解决问题时介入的角度是明确的、准确的。也就是说,介入的层次性、方向性、深度都能接触到问题的本质。

4. 对选题的结果要有预见性　　必须对可能出现的结果有充分地设想和预见,一旦发现选题失误即应立即放弃。放弃得越早、越主动,损失越少。

第二节 文献综述

文献综述是由专家就某一特定时段内的某一学术问题,在相关文献资料的基础上,经综合分析撰写而成的一种专题性学术论文。中医文献综述则是就中医药领域里的某一方面学术问题所撰写的专题性学术论文。一般来说,文献综述应当是由该学科领域的专家或与个人专长相关的作者所撰写,以充分反映当前某一学科(或分支学科)领域、某一方面重要专题的研究现状、最新动态,以及作者的展望与建议,具有信息量大、专题性强和迅速反映某一方面学术发展动态和趋势的明显特点,是科学研究中不可或缺的极其重要的科学文献。

一、目的与意义

(一)了解研究进展

据统计,目前全世界公开发行的科技期刊有6万多种,生物医学类期刊有26 000多种;每年在各种传媒上发表的生物医学文献至少有500万篇以上,仅在我国中医药期刊上公开发表的有关专业论文就有4万篇之多。据文献与情报专家的预测,现代生物医学文献每年的增长率不低于7%。面对如此浩瀚的医学文献,研究者要在短时间内了解和掌握其学科领域或研究方向的发展动态与水平,最便捷的途径就是阅读由专家撰写的文献综述。

文献综述可以为阅读者提供该学科领域及其相关学科某一方面专题研究的历史、现状与发展方向等方面的信息,帮助他们用最短的时间了解某一专题或某一研究领域的进展和水平,了解其最新动态和新原理、新技术方法,并提供今后可能进一步发展的研究思路与方向。一篇高质量的文献综述,能高度概括和集中反映某一研究方向数十篇乃至上百篇文献的精华,让读者在最短的时间里掌握近年来的研究进展,这就是使其为广大专家和学者所瞩目的根本原因。

(二)启迪科研思路

医学工作者通过阅读相关专业领域的文献综述,能充分了解和掌握过去与当前同行的研究水平、经验教训与存在的问题,还能从作者的思路和建议中获得有益的启迪,为自己的研究方向和科研选题拟定切实可行的技术方案,避免不必要的简单重复,或再走前人走过的弯路,从而将有限的资金和人力投入到更有意义的研究项目中去。

(三)培养写作能力

撰写文献综述是所有从事科学研究工作者的基本功。通过文献综述的撰写,可锻炼和培养以下几方面的基本能力:

1. 掌握文献检索的方法　要写出一篇高质量、有水平的文献综述,全面掌握近期的专业文献资料是最为基础的工作。能否将近期内发表的某一学术问题或研究领域的相关论文尽可能地"一网打尽",需要作者首先应具备和掌握文献检索的方法。撰写综述可以训练和提高作者文献检索的能力。

2. 提高文献整理和利用的能力　在撰写综述的过程中,由于搜集来的文献资料庞杂而凌乱,就必须根据拟定的提纲进行梳理。在梳理的过程中,既有舍弃,也有可能在对一次文献加深理解的基础上进一步发现新线索,从而"顺藤摸瓜",去寻找更有助于阐释或论证主题的资料。对中医药学研究者来说,评价某一项高新技术方法引入中医药实验研究的效应,必须对该项技术方法的背景、标准、类似研究引入该项技术的利弊等因素有深入的了解,这就应进一步拓展相关文献的检索;有些研究还与古代的医学文献相关,可能涉及古代医学发展的背景、古代语言文字学及校勘、训释、考证等方面的相关知识。因此,撰写综述可以进一步提高文献整理和利用的能力。

3. 培养分析综合的能力　在文献资料的整理过程中,要在理解原始文献的基础上对其阐述要点进行分析、提炼关键词,然后依据写作提纲进行归纳。在这个过程中,可以锻炼培养文献的分析与综合能力。

4. 形成科学概念和逻辑思维　医学文献综述作为科学文献的一部分,必须表达正确的科学概念,遵循逻辑思维的规律来加以撰述。例如,拟撰写综述,应确立某一方向的一个主题,而要正确地表述这个主题,首先必须明确界定要表述的主题概念的内涵和外延分别是什么,以便在筛选材料时可以准确地判断和把握。概念的内涵反映事物的本质属性,外延反映事物的范围。

如在撰写以"活血化瘀药防治冠心病作用机制研究进展"为题名的综述时,对"活血化瘀""冠心病""作用机制"等概念要分别界定其内涵与外延。"活血化瘀"的内涵是指"针对人体血瘀病理状态而制订的一种中医治法","活血化瘀药"的内涵则指具有上述中医药理作用的一类药物。从"活血化瘀"→"活血化瘀药"→"益气活血药"→……不难看出,随着内涵的增加,其外延则随之不断缩小,两者成反比的关系。我们在综述的材料组织和表述的过程中,概念一定要明确和统一。

此外,文献综述的撰写,还可以提高医学科研论文的写作水平,积累相关专题研究的基础资料。作为一名合格的医学生,学习撰写医学文献综述,不仅可以开拓学生的认知视野,巩固专业知识,提高综合理解分析问题的能力,更能使学生掌握如何获取目标信息的方法,为将来形成科学合理的科研思路、实验设计方案打下良好的基础。

(四) 构成一项学术研究成果

文献综述本身就可构成一项重要的学术研究成果。国家有关文件规定,综述、述评、专著、专题调研报告、工具书为科技情报成果,可按国家关于科技成果奖励的有关规定给予评定和奖励。

二、文献综述的类型与特点

(一) 按综述性质分类

1. 传统综述　传统综述即叙述性综述(narrative review)。传统综述常常就某一专题在一段时间内的文献资料进行分析研究,归纳整理,作出综合性描述,以全面反映某一专题过去和现在的状况及其发展方向。

2. 系统综述　系统综述(systematic review)常常是针对某一具体的临床问题系统全面地收集全世界所有已发表或未发表的相关的临床研究文章,用统一的科学评价标准,筛选出符合标准的文献,用统计方法进行综合,得到定量的结果并加以说明,得出结论,同时随着新的临床研究结果的出现及时更新。

(二)按综述体裁特点分类

1. 文摘性综述 将专题文献的要点分篇摘录,分门别类地予以归纳,进行系统整理成稿。初学者大多由此入手,类似于读书笔记、专题报告。这类文章要求概念性强,文章的结构要有系统性、条理性和逻辑性,资料量不一定很大。

2. 综说性综述 所谓"综",是指在筛选相关文献资料的基础上,进行归纳整理,使其能够更加精练、更加系统、更富有逻辑性,这是一个整理与浓缩的过程。杂志上发表的综述,大多属于这一类文章。

3. 评论性综述 所谓"论",是在"综"的基础上,充分利用整理归纳后的资料,把作者自己的分析和评论性意见交织在一起,进行比较深入、全面、系统的述评。这类综述往往比较权威,其学术导向明显,因而科学指导的价值更大。此类综述多由专家撰稿,侧重于对某一方面研究进展的总体评价,或对这一研究领域发展方向的展望,反映出作者的研究深度与水平,具有权威性和导向性。

(三)按综述内容分类

1. 动态性综述 动态性综述又称回顾性综述,以某一方面研究的历史性回顾与总结为特征,侧重于反映某一阶段的突破性进展或重点论文、代表性人物的学术观点。这类文章的时间性强,学科发展的阶段性很明显。一般是对某一学科领域或某一方面的发展动态,按照其自身的发展阶段,由远及近地介绍其主要进展。动态性综述对制订科研规划、作出科研决策有重要的指导作用。

2. 成就性综述 成就性综述主要综述某一方面研究所取得的新成果、新技术、新方法、新进展。对取得重大成就的学术理论、实验方法及有关的文献资料,必须加以分析综述,不可遗漏,一般性的论文毋需求全。成就性综述对开拓新课题、寻找新技术和新方法具有重要的启迪作用。

3. 展望性综述 展望性综述又称前瞻性综述,侧重于对某一方面今后发展趋势的分析和预测。此类综述应立足于对现状的剖析,找出存在的问题,提出发展对策,也可包括对不同预测意见的分析与评说,提出今后发展的重点方向,体现出"展望"的前瞻性。

4. 争鸣性综述 就客观存在的有争议的学术问题,将有代表性的不同意见进行分析和归纳所撰写的综述。在撰写此类综述时,特别要注意:①引用争鸣性论文的原文切不可断章取义或曲解其意;②原文的出处要标明,不允许综述者进行过多概括与分析;③原作者的观点与综述者的观点不可混淆在一起;④所有与争鸣内容相关的代表性论文的观点都必须摆出来,让读者自己去思考和识别。

第三节 研究开题报告

研究开题报告是指为阐述、审核和确定研究课题的科学性、可行性,评价和修改课题设计方案而在课题立项或实施前所做的专题书面报告或呈报给上级批准的研究计划。开题报告可表现为研究课题申请的计划书,也可表现为课题立项后的实施报告。对于前者,开题报告是由选题者把自己所选的课题的概况即开题报告内容,向有关专家、学者、科技人员进行陈述,由他们对科研课题进行评议并决定是否批准这一选题,如本科生、研究生毕业论文的开题报告属于此种类型。后者是在科研项目被确定后,课题负责人在调查研究的基础上撰写的呈报上级批准的研究计划或研究方案,重点阐述课题研究的必要性、研究的条件和开展研究工作的实施计划等。

一、基本结构

(一)研究题目

开题报告的题目是作者在对研究问题的理论、内容及方法,经过全面细致思考,反复酝酿,仔细推敲后拟定的对研究课题内容的高度概括与总结。题目一定要简明、具体、新颖、醒目,能高度概括整个研究内容。它是作者在对所研究问题的理论、内容及方法,经过全面细致的思考以及反复酝酿后拟定的,字数虽然不多,但却是反映研究内容的画龙点睛之笔。题目的内容应该直接或间接反映出研究因素、研究对象及试验效应这三个主要环节及它们之间的联系。

(二)立题依据

立题依据是开题报告中最重要的部分,所占篇幅最大。重点介绍课题的研究背景、国内外研究现状和水平及最新研究成果,以及本课题在当前国内外研究的动向和发展趋势及未解决的问题。在阐述未解决的问题时,要分析未解决的原因、可能解决的办法,并与本课题的目的、假说等结合起来,阐述本课题研究领域中的空白点、难点及技术关键,确立本课题的着眼点,从而形成清晰严密、合乎逻辑的假说和设想,并阐明在未来研究中将使用何种方法或研究手段来解决课题中所提出的问题,证实假说或设想。立题依据是明确表述为什么要进行此项研究,应包括研究意义、国内外研究现状、研究假说、研究策略和参考文献等方面内容。

1. 课题研究意义 重点阐述拟开展本研究工作的充分理由及理论和学术意义。研究意义包括直接意义和间接意义,前者是通过对课题立题的分析而自然表现出来的科学意义,由研究课题直接产生;后者是从宏观层面或从应用前景角度所阐述的科学意义。对于基础研究,应结合国际前沿的科学发展趋势,着重论述研究课题的科学意义;应用基础研究则应在结合学科前沿的同时,围绕国民经济发展中的重要科技问题,阐述其应用前景;而应用研究项目,可围绕解决国民经济发展中的重要科技问题,重点论述预期产生的重大经济效益或社会效益。

2. 国内外研究现状 要阐明该课题目前的国内外研究现状、研究动态,尚存在需要解决的问题。即在确定研究题目后,全面检索国内外相关的文献资料,了解本课题的国内外研究现状。在查阅文献时,要注意所查阅的文献与研究问题的相关性,但又不能过于局限。因为与问题无关则流散无穷;过于局限则会违背学科交叉、渗透的原则,使视野狭隘,思维窒息。

在阐述国内外研究进展时,需要围绕拟开展的研究项目介绍国内外相关研究情况,区分哪些属于成熟的研究结果,哪些尚未经时间检验,还存在哪些问题。通过文献分析,综合本学科领域在一定时期内的研究概况,并辅以作者自己的前期工作发现及独特见解。要注重分析,善于发现问题,突出选题在当前研究中的重要地位、优势及突破点。

3. 提出科学假说 在充分阐述国内外进展的基础上,找出本学科目前存在的问题,并提出合理解释该问题的假说。此部分是研究开题的核心内容,也反映出申请者(报告者)的科研功底。

科学问题是在一定科学知识背景下,存在于科学知识体系内和科学实践中有待解决的疑难问题。通过文献综述和国内外研究进展的阐述,找出本学科或本课题研究方向目前存在的主要问题。然后根据所提出的科学问题和立题依据,结合前期工作的重要线索,进行科学假说,即通过逻辑推理和辩证思维,给出合理的解释,以回答所提出的科学问题。假说的提出是研究工作者最重要的思想方法,是本项目创新性的重要体现。研究中的假说可以是解释目前未能解释的现象,也可以是补充或完善现有的理论,甚至是推翻现有的观点。假说的提出必须建立在充分的立论依据基础上,是申请者科研思维和创新能力的真实反映。

4. 研究策略 在提出科学问题、建立假说后,须阐述申请者研究的切入点。即结合国内外研究现状,综合分析、评述、归纳出相关研究领域中已解决、部分解决或尚未解决的共性问题,从而针对未解决的问题分层次阐述研究的切入点。包括简要介绍拟开展研究的理论基础、技术路线、实验方法和手段,以及选择特定的研究方法的理由和预期研究结果;并阐明该研究在科学上能解决的问题、可获得的成果及其科学价值、社会经济效益等,以体现拟研究课题的必要性、重要性和紧迫性。

5. 参考文献 研究现状及进展所引用的主要参考文献应予著录,一方面可以反映作者立论的真实依据,另一方面也是对原著者创造性劳动的尊重。一般列出15~25篇为宜,关键论据、理论或观点一定要有参考文献,最好是权威刊物或权威专家的参考文献。参考文献应紧密结合研究内容,时间上一般要近3年的。

(三)主要研究目标、研究内容及拟解决的关键问题

1. 研究目标 研究目标是本课题通过研究所要达到的目的,是课题开题或申报的精髓。即申报者(或报告者)要准确地告诉专家或项目评审者你要做什么,要解决什么问题。具体而言,研究目标包括阶段目标、最终目标、预期成果形成及成果水平、科学价值、社会经济效益及推广应用等内容。

(1) 阶段目标:阶段目标包括两层含义,一是将研究周期分解成若干阶段,规定每个阶段拟达到的目标;二是不同研究任务拟达到的目标。

(2) 最终目标:最终目标是整个课题研究完成后,将要达到的目标。

(3) 预期成果形式:预期成果形式主要指成果的显现形式,包括研究论文、专著、标准、方案、规范、工艺、药材、新药、材料、器械、仪器设备的样机、正式产品等。

(4) 成果水平:成果水平是指课题完成后,有充分根据的预期将达到的研究水平。现在一般采用三三级标准,即国际首创、国际领先、国际先进、国内首创、国内领先、国内先进,填补省内空白、省内领先、省内先进。

(5) 科学价值:主要指课题完成后,对科学进步有什么贡献。

(6) 社会经济效益:主要指课题完成后,预期将取得的效益。医学研究的社会效益指对防病、治病、保障人民健康的贡献;经济效益指的是直接经济效益,而不是间接经济效益,可以包括新增产值、新增税利、节约能源、节约原材料、节约工时、减轻劳动强度等。

(7) 推广应用:推广应用是指课题完成后,所取得的成果推广应用的计划,包括推广应用的形式、范围、条件。

高质量的开题报告,研究目标必然十分明确而集中,要依据可资助的经费额度,设计课题的研究目标。资助强度大的项目可设计的研究范围较宽,可实现研究目标大一

些;反之,则应限制项目的目标。撰写研究目标须明确、精练,用词要准确、恰当,关键的问题要突出,并能显示出一定的难度,文字不宜过多,不宜写得过于具体。

2. 研究内容　研究内容要紧紧围绕研究目标,针对所研究的科学问题,探讨、揭示事物的规律或发生机制,提出、建立新的理论(模型、判断),阐明、阐述某一原理,及其所获得的结果、所解决的问题、所达到的目标。相对研究目标来说,研究内容要更具体明确,并且一个目标可能要通过几方面的研究内容来实现。

撰写研究内容时,应明确拟从哪几个方面的研究来论证课题提出的假说,即本课题可划分为哪几个分课题来展开;明确从哪个角度、哪些范围、哪个水平进行研究;每个方面(分课题)计划选择什么样的可供考核的技术或经济技术指标。

3. 拟解决的关键问题　拟解决的关键问题是指已分解的科学问题中的研究难点或重点问题。一般是本课题理论、实验技术或科学计算中的关键点,是整个研究过程中的主要核心环节。若能准确选择并解决关键问题,其他问题则可迎刃而解,从而顺利完成整个研究项目。关键问题不宜过多,2~3个为宜,且应紧紧围绕可能的突破点展开。

(四) 研究方案及可行性分析

1. 研究方案　研究方案指在正式开展研究之前制订的整体研究规划,是研究人员在正式开展研究之前制订的整个课题研究的工作计划,重点在于规定课题研究的具体内容和步骤。研究方案的设计应体现创新性、科学性、先进性和应用性的特点,是课题质量高低的反映。研究方案对整个研究工作的顺利开展起着关键的作用,尤其是对于科研经验较少的人来讲,一个好的方案,可以避免无从下手,或者进行一段时间后不知道下一步干什么的情况,保证整个研究工作有条不紊地进行。

研究方案包括研究方法和技术路线,也是立项依据中研究思路的具体落实。设计研究方案要根据研究内容和目标而定,是计划书中重要的部分。没有好的研究方案就不可能得到有成效的科研结果。研究方案应与研究目标在内容上保持一致,如果二者不符,或者不可能达到所写的目标,就不具备可行性。因此,需要依照研究目标和内容设计适当的研究方案。

科研设计方案的类型有多种,采用哪一种最合适,主要取决于研究的内容与目的。不论采用哪一种方案,均应重点说明受试对象的种类、选用标准、抽样方法、样本含量、对照分组,处理因素的性质、质量、强度、施加方法,效应观察的项目或指标、检测方法、判断标准,以及数据资料的收集方法和统计学处理方法等。

2. 可行性分析　可行性分析是根据现有的研究条件及可能利用到的研究条件是否能完成本课题的所有内容、达到预期目标进行分析,即告诉评审者"能够完成本研究"。可行性包括:①理论上可行:指本研究假说具有成熟的理论基础支撑;②技术上可行:指研究目标在现有的研究条件下具有可实现性;③设备材料可行:指本单位具备完成本项目研究所必需的技术设备和实验材料;④知识技能上可行:指申请者和课题组成员具有完成课题的能力。根据以上内容,可行性分析应涵盖客观条件和主观条件的可行性分析。其中客观条件主要指与项目有关的文献资料、实验设备、时间、经费、技术以及已有的研究基础,充分的科学依据等;主观条件主要指主持人及课题组成员的知识结构、科学素养、学术专长等。

(五) 特色与创新之处

所谓特色与创新，主要包括两点含义：①本课题与国内外同类课题有所不同，即前人未曾有过的新学术思想、新理论、新的研究方法等；②研究项目中科学假说、研究内容、研究目标、研究方法或预期成果等方面的特色和学术上的新颖性。

特色与创新是项目的亮点或优势，表现为本研究在选题、设计、方法、技术、路线、成果、应用等方面与前人不同之处。撰写时要简明扼要、表达准确，一般为 2~4 条。

(六) 进度安排及预期成果

1. 进度安排 在科研的内容、方法、指标明确后，可根据工作量的大小来安排研究进度，在最初阶段往往需要小试，然后安排总进度和年度计划进度，在各阶段要完成的工作及数量均应事先考虑清楚并加以安排。

研究内容的时间安排一般以 1 年或半年为时间间隔来进行，包括每年（半年）的研究进度、主要研究内容及可能产生的阶段性成果。在撰写时要尽量具体、量化，具有可检查性。

2. 预期成果 预期成果指研究完成后可能获得的收益。研究者对预期成果应有明确的预测。预期成果包括：①成果内容，即本研究将在哪些问题上取得进展并获得成果；②成果形式，指出将通过何种载体来反映所取得的成果，如论文、学术专著、研究报告、政策性建议、软件等；③成果数量，指出不同形式成果的数量。预期成果应明确具体，并具有可检查性。

(七) 已有的研究基础和工作条件

研究基础和工作条件是研究课题能够顺利完成并取得预期成果的重要保证。研究者应提供课题组主要成员以往的、主要相关的研究基础及支撑研究完成的设备、材料及技术等工作条件，并进行自我评价，向评审者展示课题组的研究基础和科研能力。

1. 研究基础 主要是申请者及主要成员的前期相关研究基础，主要包括与本研究项目直接和间接相关的研究结果。前者主要是与本项目直接相关的小试或预研究结果，或是本项目要解决问题的前期结果，可用规范的结果图表或论文表示；后者是与本项目研究内容无直接相关，但与本项目拟采用的技术、模型、材料等相关的研究成果。

2. 工作条件 主要指承担单位已具备的完成本项目的研究条件，如研究场所、研究对象的来源及数量、实验仪器与设备等。还需要指出尚缺少的研究条件及其解决途径、候选方案等。

研究基础和工作条件是说服评审者的重要机会，因此本部分内容应与本课题的内容、研究目标及研究方法紧密联系、前后呼应，充分展现研究者的研究能力。

(八) 成员构成与经费预算

1. 课题组成员 课题组成员指课题组内对学术思想、技术路线的制订与理论分析及对课题完成起重要作用的研究人员。成员的构成必须合理，既要有课题的设计者，又要有主要实施者及一定的辅助人员，而且要结构合理、分工明确、各负其责。

2. 经费预算 本课题所需的经费要根据研究内容、研究方法及可能资助的强度、经费使用范围来科学预算。预算是否合理,直接影响课题的评议与审批。科研经费的使用范围主要包括科研业务费(如测试费、计算费、分析费、业务资料费、参加学术会议差旅费、发表论文版面费等)、实验材料费、仪器设备费、协作费及管理费等。每个部分均应按相关科研经费管理办法认真预算、逐条填写。

二、常见问题和注意事项

(一)题目需凝练

研究题目应能确切反映研究课题的研究因素、研究对象、研究内容、研究范围及它们之间的内在联系,是整篇开题报告的"画龙点睛"之处,也是引起评审专家的兴趣和共鸣的第一要素。所以,在拟定题目时,应做到:①用词准确、规范。准确就是课题的名称要把课题研究的问题是什么、研究的对象是什么等交代清楚,要准确地把你研究的对象、问题概括出来,并能反映出研究的深度和广度,以及研究的性质。规范就是要用科学的、规范的语言去表述研究的思想和观点,所用的词语、句型要规范、科学。②题目要简洁。要用尽可能少的文字表达,一般不得超过25个汉字。

(二)立题依据要充分

此段重点阐述该项研究的理论意义和应用价值,可能产生的社会和经济效益,并对该项研究的必要性和可行性进行具体说明。中医药研究开题报告中常见的问题主要有:引用古代文献较多,现代文献较少;泛泛的论述较多,而中肯的分析较少;同类研究信息不灵,发展趋势不清;研究的切入点不明确,提不出研究中可能会出现的问题。这段在写作上应简单明了,可采取开门见山的写作手法,在叙述上要公正、充分,论之有据,言之有理,令人信服。

(三)研究目标要明确

目标是课题的核心,是课题要解决的主要问题。此段常见的问题是目标过大、过多、过于空泛,目标概念不明确,与选题脱节。在撰写时要注意研究目标一定要与选题相吻合,不能声东击西。小课题小目标,重点课题的目标可以大一点。

(四)研究内容要具体

研究内容是开题报告的主体,也是科研设计和评审的主要内容。主要阐述如何选择研究对象,观察哪些内容,通过什么方法和指标进行观察,对实验数据如何统计处理,将采取的技术路线或工艺流程,重点解决的科学和技术问题等内容。此段常见问题是研究内容笼统、模糊,有的甚至把研究目的、意义当做研究内容。研究内容反映了课题设计的科学性和严谨性。在撰写时应当文字清楚、明白,具有条理性和可操作性。在具体内容上要抓住设计的主要环节进行叙述。研究思路、实验方法、技术路线要新。

(五)现有技术基础符合需要

此段内容包括预实验情况、技术力量等。评审者要了解该课题是否具有可靠的工作基础。此段内容在表述中常见的问题是:不知现有的技术基础包括什么内容,有的研究者将此部分写成了工作汇报,或是经验介绍。此段写作应实事求是,按已有工作基础及预实验内容分段叙述,要有真实数据和具体的结论,用具体事实介绍研究者从事同类研究的经验和成绩。

第四节 研究方案的实施

研究者经过选题、撰写文献综述、完成开题报告后,就要进入研究方案的实施。实施的准备阶段,包括实验室操作规程的建立和掌握,实验场地、仪器设备、主要试剂的准备;实验过程中应保持原始资料的真实性,进行规范的实验记录;实施完成后要对原始资料进行归档。

一、制订实验操作规程

实验是解决问题的关键过程。实验室是科研的重要基地,是分析问题和解决问题的重要场所,应重视实验室操作规程和管理工作。

(一)实验室操作规程

制订与研究内容相适应的实验标准操作规程,主要包括:
1. 标准操作规程的编辑和管理。
2. 质量保证程序。
3. 供试品和对照品的接收、标识、保存、处理、配制、领用及取样分析。
4. 动物房和实验室的准备及环境因素的调控。
5. 实验设施和仪器设备的维护、保养、校正、使用和管理。
6. 计算机系统的操作和管理。
7. 实验动物的运输、检疫、编号及饲养管理。
8. 实验动物的观察记录及实验操作。
9. 各种实验样品的采集、各种指标的检查和测定等操作技术。
10. 濒死或已死亡动物的检查处理。
11. 动物的尸检、组织病理学检查。
12. 实验标本的采集、编号和检验。
13. 各种实验数据的管理和处理。
14. 工作人员的健康检查制度。
15. 动物尸体及其他废弃物的处理。
16. 需要制订标准操作规程的其他工作。

(二)管理工作

在科学研究管理方面,应建立完善的组织管理体系,配备机构负责人和相应的工作人员。且应符合下列要求:
1. 具备严谨的科学作风和良好的职业道德以及相应的学历,经过专业培训,具备所承担的研究工作需要的知识结构、工作经验和业务能力。
2. 熟悉实验室操作规范的基本内容,严格履行各自职责,熟练掌握并严格执行与所承担工作有关的标准操作规程。
3. 及时、准确和清楚地进行实验观察记录,对实验中发生的可能影响实验结果的任何情况应及时向专题负责人书面报告。
4. 根据工作岗位的需要着装,遵守健康检查制度,确保供试品、对照品和实验系统不受污染。

5. 医学科研机构负责人应具备医学、药学或其他相关专业本科以上学历及相应的业务素质和工作能力。机构负责人职责为：全面负责医学科学研究机构的建设和组织管理；建立工作人员学历、专业培训及专业工作经历的档案材料；确保各种设施、设备和实验条件符合要求；确保有足够数量的工作人员，并按规定履行其职责；制订主计划表，掌握各项研究工作的进展。

二、准备实验场地、仪器设备、主要试剂

（一）实验场地

根据相关条款规定生物实验室应设置准备室、标本室、仪器室、模型室、实验员室的附属用房。根据医学科研的需要配置相应的实验设施。各种实验设施应保持清洁卫生，运转正常；各类设施布局应合理，防止交叉污染；环境条件及其调控应符合不同实验和设施的要求。

具备设计合理、配置适当的动物饲养设施，并能根据需要调控温度、湿度、空气洁净度、通风和照明等环境条件。实验动物设施条件应与所使用的实验动物级别相符。实验设施主要包括以下几方面：

1. 不同种属动物或不同实验系统的饲养和管理设施。
2. 动物的检疫和患病动物的隔离治疗设施。
3. 收集和处置实验废弃物的设施。
4. 清洗消毒设施。
5. 具备饲料、垫料、笼具及其他动物用品的存放设施。
6. 各类设施的配置应合理，防止与实验系统相互污染，易腐败变质的动物用品应有适当的保管措施。
7. 接收和贮藏供试品和对照品的设施，以及供试品和对照品的配制和贮存设施。
8. 根据工作需要设立相应的实验室；使用有生物危害性的动物、微生物、放射性等材料应设立专门实验室，并应符合国家有关管理规定。
9. 具备保管实验方案、各类标本、原始记录、总结报告及有关文件档案的设施。
10. 根据工作需要配备相应的环境调控设施。

（二）仪器设备

根据研究工作的需要配备相应的仪器设备，放置地点合理，并有专人负责保管，定期进行检查、清洁保养、测试和校正，确保仪器设备的性能稳定可靠。实验室内应备有相应仪器设备保养、校正及使用方法的标准操作规程。对仪器设备的使用、检查、测试、校正及故障修理等情况，应详细记录日期、有关情况及操作人员的姓名等。

（三）主要试剂

根据研究工作需要，准备相应的主要试剂。其试剂和溶液等均应贴有标签，标明品名、浓度、贮存条件、配制日期及有效期等。实验中不得使用变质或过期的试剂和溶液。

另外，对动物的饲料和饮水应定期检验，确保其符合营养和卫生标准。影响实验结果的污染因素应低于规定的限度，检验结果应作为原始资料保存。动物饲养室内使用的清洁剂、消毒剂及杀虫剂等，不得影响实验结果，并应详细记录其名称、浓度、使用方法及使用的时间等。

三、实验记录

原始资料的核心是真实性,保证真实性的条件是原始性,体现原始性的基础是完整性,考察完整性的要求是规范性。信息性、知识性是它的一般属性,而原始记录性则是其本质属性。

在实验记录的同时,各种原始资料应仔细保存,与实验研究有关的任何原始资料都应贴在记录本上;实验记录本或记录纸应保持完整,不得缺页或挖补;如有缺、漏页,应详细说明原因;每次实验必须按年月日顺序记录实验日期和时间;实验记录须用蓝色或黑色字迹的钢笔或签字笔书写,不得使用铅笔或其他易褪色的书写工具;实验记录应使用规范的专业术语,计量单位应采用国际标准计量单位,有效数字的取舍应符合实验要求;常用的外文缩写(包括实验试剂的外文缩写)应符合规范,首次出现时必须用中文加以注释;属外文译文的应注明其外文全名称;实验记录必须做到及时、真实、准确、完整,防止漏记和随意涂改。严禁伪造和编造数据;实验记录应妥善保存,避免水浸、墨污、卷边,保持整洁、完好、无破损、不丢失;文字记录应以中文工整书写,不得使用外文书写。避免因使用外文出现文理不畅等问题导致今后的技术或法律纠纷。规范的实验记录应包括:实验目的、研究内容、实验设计原理、研究方法、实验材料、实验过程、实验结果、实验讨论、参考文献、记录者签名、实验日期等。

1. **实验目的** 写明本次实验的名称和具体目的。

2. **研究内容** 本次实验具体要研究的内容及所要解决的问题。

3. **实验设计原理** 根据实验的目的和内容,采用统计学原理设计实验,以便实验结束后数据的分析和统计,有利于得出科学客观的实验结论。

4. **研究方法** 根据实验设计确定本次实验的方法,详细记录本次实验所要采取的具体实验设计、技术路线、实验方法、工艺流程,详细叙述每个实验步骤。常规实验方法应在首次实验记录时注明方法来源,并简述主要步骤。改进、创新的实验方法应详细记录实验步骤和操作细节。

5. **实验材料** 详细记录样品的来源、取材的时间,实验原料的来源、特性、购买时的相关票据复印件。所用试剂、标准品、对照品等的名称、来源、厂家、批号、规格及配制方法等,应保留称量的原始记录纸,并贴在实验记录本上;自制试剂应标明配制方法、配制时间和保存条件等;实验材料如有变化,应在相应的实验记录中加以说明。所使用的仪器、设备的名称、厂家、出厂日期、生产批号、规格型号应记录清楚。

6. **实验过程** 详细记录本次实验过程中所出现的具体情况及所观察到的反应过程。需保留所有的原始记录于实验记录本上。实验过程中应详细记录实验过程中的具体操作,观察到的现象,异常现象的处理,产生异常现象的可能原因及影响因素的分析等。

7. **实验结果** 准确、真实、详细地记录实验所获得的各种实验数据及反应现象,仪器监测的自动打印数据需完整粘贴,每次实验结果应做必要的数据处理或统计分析,或实验结果分析,并有明确的文字小结。不得在实验记录本上随意涂改实验结果,如确需修改应保留原结果,修改的结果写在边上并要附有说明和课题负责人签字。

8. **实验讨论** 对本次实验结果进行分析、讨论,详细说明在实验过程中所发现的问题及解决的方法。

9. **参考文献** 详细记录所参考的文献资料的作者、文题(书名)、刊物(出版社)、页码、发表时间及卷、期号等。要求保留参考文献的复印件。

10. **记录者签名** 参加记录的人需在实验记录本上签名,最后由课题组组长审核后签名。

11. **实验日期** 实验日期指本次实验的年、月、日、时。记录本的每一页需要填写日期。

四、原始资料的归档

参照实验室管理规范(Good Laboratory Practice,GLP)规定资料档案的归档内容,应包括实验方案、标本、原始资料、文字记录和总结报告的原件、与实验有关的各种书面文件、质量保证部门的检查报告等。如果研究项目被取消或中止时,专题负责人应书面说明取消或中止原因,并将上述实验资料整体归档(第三十七条)。GLP 对原始资料的保存期作出了明确规定,实验方案、标本、原始资料、文字记录、总结报告以及其他资料的保存期,应在药物上市后至少 5 年(第三十九条)。质量容易变化的标本,如组织器官、电镜标本、血液涂片等的保存期,应以能够进行质量评价为时限(第四十条)。

第五节 研究资料的加工整理与数据处理

实验数据在分析前应进行管理,包括数据库软件(如 MS EXCEL)的选择、数据的取舍等,原则上不能删除任何数据。但在分析时,可以对数据进行转换、取舍和递补,前提是符合公认的规范和专业要求。正规的临床试验,其数据管理有一整套国际公认的规范,需专业人员来完成,最终形成"清洁数据库"供统计分析。

一、缺失数据、截尾数据与离群数据的处理

(一)缺失数据的处理

实验数据的缺失现象在中医药研究领域极其普遍。基于中医药的复杂性,实验设计中往往要涉及多方面的评价指标,包括药理、药效、基因组学、代谢组学、蛋白质组学等,然而由于各种因素影响,如动物意外死亡、样品丢失、受试者失访等均会造成数据缺失,所以实际工作中所测得的数据多呈缺失状态。缺失状态下的不完整数据集不仅降低了统计效率,而且往往造成很多方面的数据分析工作不能实现。面对缺失数据集,最常用的做法就是对不完整的数据行进行整行删除,这种做法没有考虑到被删除行所蕴含的数据信息,因而会造成信息的损失和分析结果的偏倚。针对缺失数据进行高效合理的填补可以弥补以上缺陷。

填补方法有均数填补法、条件均数填补法、随机填补法、条件随机填补法、回归填补法、Bootstrap 法、相关系数法、极大似然法、多重填补法等。

(二)截尾数据的处理

由于失访、改变治疗方案、研究工作结束时事件尚未发生等情况,使得部分患者不能彻底随访到底,称之为截尾。从起点至截尾点所经历的时间,称为截尾数据;它提供

部分信息,说明患者在某时刻之前没有发生要观察的事件(如死亡),其处理方法参见生存分析。

(三)离群数据的处理

当个别数据与群体数据严重偏离时,被称为离群数据,除根据专业知识寻找其离群原因决定取舍外,还可以从统计学原理上运用常态分布规律,估计该数值出现的概率有多大。如果该数值出现的可能性非常小,则可视为"异常数据"而舍去。如果概率较大,则说明由"抽样"得来的可能性比较大,应予以保留。其步骤是先将可疑异常值(x')包括在内算出均数及标准差,再按下面的原则取舍:

1. x' 在 $\bar{x}\pm3S$ 范围内,x' 出现的概率大于 3‰。x' 来自抽样误差,尽管有些"异常",不应舍去。

2. x' 在 $\bar{x}\pm3S$ 范围之外(但在 $\bar{x}\pm4S$ 范围内),x' 出现的概率小于 3‰,大于 7/10 万。可结合专业知识决定取舍。

3. x' 在 $\bar{x}\pm4S$ 范围之外,x' 出现的概率小于 7/10 万,应舍去。

例如:$\bar{x}\pm S$ 为 121±11 的数据中,有一可疑异常值 60(计算 $\bar{x}$ 及 S 时已将 60 计算在内)。经判断:$\bar{x}\pm4S$ 的范围为 77~165,60 在此范围之外,应予舍去并重新计算 $\bar{x}$ 及 S。

二、数据转换

在药效统计分析中,根据专业知识和资料的性质,常需将观察值 x 先转化为 X,然后以 X 为直接计算的数据来计算其均数($\bar{X}$)标准差和可信限,最后再逆转为 X 值。例如:

1. **对数转换** 研究量效反应关系以及计算最小有效量、最低有效浓度的平均数时,常将数据 X 做对数转换,即 $X=\log x$。计算 X 的均数,最后通过取反对数逆转。这样求得的平均数称几何平均数 $\bar{X}_G$,其数值与直接按公式(2-1)计算的均数($\bar{X}$)不同。

$$\bar{X}=\frac{\sum X}{n} \qquad 公式(2-1)$$

如果要直接用 X 计算 $\bar{X}_G$,则须将这些观察值相乘再开 n 次方,见公式(2-2)。

$$\bar{X}_G=\sqrt[n]{X_1\cdot X_2\cdot X_3\cdots X_n}=\log^{-1}\left(\frac{\sum \log x}{n}\right) \qquad 公式(2-2)$$

转换后则计算大为简化。如上例中 $\bar{X}=9.44$,而 $\bar{X}_G=8.92$。

2. **倒数转换** 计算潜伏期、血凝时间及平均速率时,常将数据做倒数转换,即 $X=\frac{1}{X}$。求其均数最后逆转而得到的平均数称为调和均数($\bar{X}_H$),见公式(2-3)。

$$\bar{X}_H=\left(\frac{\sum \frac{1}{X}}{n}\right)^{-1} \qquad 公式(2-3)$$

上例中 $\bar{X}_H=8.57$。

3. 平方转换或平方根转换　计算面积、容积和体容时，有时需进行 $X=\sqrt{x}$，$X=x^2$ 或 $X=x^3$ 等转换，这时通常要改变量纲的单位。

4. 其他转换　如死亡率转化为概率单位，反应强度转变为对数分值比等，视专业理论而定。

总之，在药效学研究中，数据的转换是很普遍、很灵活的，有时还是很复杂的。但转换的目的都是为更好地反映药物效应的规律和本质。

当数据有偏态时，不宜采用参数统计方法。此时除考虑数据转换外，还可采用非参数统计法。

三、临床试验的数据管理

（一）数据管理的目的

数据管理的目的在于把来自受试者的数据迅速、完整、无误地纳入病例报告中，所有涉及数据管理的各种步骤均需记录在案，以便对数据质量及试验实施进行检查。由于电子数据捕获（electronic data capture，EDC）技术的兴起，电子化 CRF（eCRF）和电子化临床数据管理（eCDM）随之产生，导致了临床试验模式正在发生根本性变革。此处，仍介绍纸质化的数据管理。

（二）数据管理过程

1. 病例报告表设计。
2. 研究者及时、准确、完整、规范、真实填写病历和病例报告表。
3. 监查员对病历和 CRF 进行核查。
4. 数据管理员根据 CRF 建立录入程序。
5. 两位数据管理员独立将 CRF 输入数据库。
6. 数据管理员用双份核查软件将两份独立的数据文件进行核查。
7. 数据管理员对所有错误内容及修改结果做详细记录并妥善保管。
8. 核实 CRF 和数据库之间的一致性，随机抽取 10% 当前已输入数据库的患者资料进行核查。
9. 对数据库核查，并产生数据疑问表（data query form）。
10. 由监查员将疑问表交研究者确认或更正。
11. 由监查员将由研究者确认或更正后疑问表交数据管理员。
12. 数据管理员根据研究者的回答进行数据修改，确认与录入，必要时可以再次发出疑问表。
13. 数据管理员向数据审核小组提交数据情况报告。
14. 对审核后的数据最后锁定存档，交统计分析人员进行编程分析。

（三）数据管理的信息传递

为保证数据管理工作的顺利进行，最终得到高质量的研究数据，应当建立相应的机制来保证信息能够及时而准确地在从事研究的相关各方之间进行传递。数据管理的所有工作均应有书面材料为依据。包括：数据管理计划、数据库确认、病例报告表交接、数据确认细节描述、疑问表交接、质控检查、数据审核与锁定。

1. 研究者与监查员之间的信息传递　研究者就某些情况向检查员进行请示或说明，监查员对研究过程中出现的问题进行协调，并将情况及时向各中心通报。

2. 研究者与数据管理员之间的信息传递　数据管理员就病例报告表中有关问题向研究者提出质询;研究者就某些情况向数据管理员进行说明,并解答数据管理员提出的问题。二者的信息交流主要以监查员为媒介间接进行。

3. 监查员与数据管理员之间的信息传递　监查员就研究过程中出现的问题及协调结果向数据管理员进行通报,并以研究者的说明为基础,就一些问题向数据管理员作出说明。数据管理员向监查员提出数据管理所需文件的要求,并就病例报告表中的疑问向监查员提出,请求解答。

4. 数据管理员与统计分析者之间的信息传递　生物统计学专业人员负责制订统计分析计划,数据管理人员结合统计分析计划进行数据管理,并对生物统计学专业人员作出数据情况说明,向其提交数据管理报告。必要时数据管理员可对统计分析计划书提出参考意见。

5. 稽查员与相关人员之间的信息传递　稽查员作为统计研究外部人员,对参与研究的任何一方均可提出质询,要求解答;相关方则应作出相应解答。

(四) 数据管理计划

在数据管理的开始,应制订一份全面而详细的管理计划,使整个数据管理过程有章可循、有据可依。数据管理计划的建立应以对研究的分析为前提,包括研究方案、病例报告表、需要使用的资源、研究的时间表,同时还需考虑申办方的一些特殊要求,如数据库结构、变量名称与格式等。数据管理计划是整个数据管理过程的指导性文件,之后所有过程均应按照其中定义的时间与方法进行操作。数据管理计划包括的内容如下:

1. 研究的一般情况　如研究目的、研究的整体设计等。

2. 数据管理工作的时间表　在此时间表中,每个环节的开始与完成时间都应有所体现,同时,该时间表应与整个研究的大时间表相互协调。

3. 相关人员与职责。

4. 数据库软件的选择与数据库的创建方式,数据库的主要框架等。

5. 如何确认数据库。

6. 定义监查员应提交的数据材料,以及如何进行这些材料的移交与管理。

7. 如何进行数据录入与核查。

8. 如何进行数据确认。

9. 疑问表如何产生、解决与管理。

10. 如何进行质量检查,包括质量检查的具体质量标准。

11. 数据审核。

12. 数据锁定及移交。

13. 定义需存档的文件。

14. 数据的安全保障措施。

15. 其他需要特殊说明的问题,如电子数据的传递与管理、数据管理的阶段报告等。

(五) 临床试验数据的盲态核查

盲态审核是指最后一份病例报告表输入数据库以后,直到第 1 次揭盲之前,对数据库数据进行的核对和评价。参加盲态审核会议人员,由主要研究者、申办者、监查员、数据管理员和生物统计专业人员组成。

1. 盲态审核的目的与任务　包括对研究过程中的盲态进行审核;对数据中存在的需讨论的问题作出决定,重点在分析并决定统计分析人群;对数据的整体质量作出评估;讨论并定稿统计分析计划;决定是否锁定数据并揭盲,并具体执行揭盲。

2. 准备工作　数据管理员应准备一份数据管理报告。内容包括:数据管理的过程及一般情况介绍、病例入组及完成情况(含脱落受试者清单)、判断统计分析人群时涉及的项目及需讨论并解决的问题(入选/排除标准检查、完整性检查、逻辑一致性检查、离群数据检查、时间窗检查、合并用药检查、不良事件检查等);数据管理员准备一份关键变量的清单,于会议前交相关人员进行会前审核以便更充分地发现并解决问题。如果是双盲临床试验,申办方将各中心随试验用药下发的应急信件收回,交盲态审核用。提交临床试验一级盲底。

3. 盲态审核程序　全体参会人员通过对总盲底及应急信件的检查,对研究过程的盲态作出判断;数据管理员报告数据管理的一般情况及数据库中存在的需要讨论解决的条目;主要研究者、申办方代表、统计分析人员、数据管理员共同就数据管理员提交的问题进行讨论并作出处理决定;与会人员讨论并决定统计分析人群;统计分析计划书的修正与定稿;决定是否锁定数据库;当揭盲条件成立时,具体执行揭盲;最后签署盲态审核决议,将锁定后的数据交统计分析人员进行统计分析。

学习小结

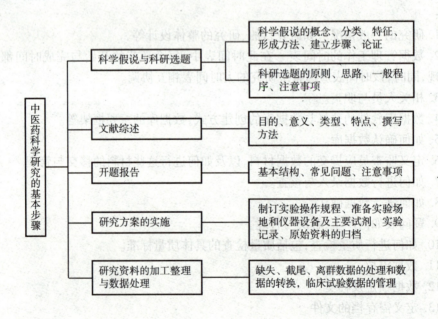

(秦国政)

复习思考题

1. 形成科学假说的常用方法有哪些?
2. 建立科学假说有哪些步骤?
3. 科研选题的基本原则是什么?

4. 科研选题的一般程序有哪些?
5. 文献综述的类型与特点有哪些?
6. 撰写文献综述的基本步骤有哪些?
7. 简述研究课题报告的基本结构。
8. 撰写研究课题报告需要注意哪些事项?
9. 研究方案实施中实验记录与原始资料归档的注意事项有哪些?
10. 科学研究中缺失数据、截尾数据与离群数据如何处理?

第三章

中医药实验研究设计

> **学习目的**
>
> 通过学习实验研究设计的基本框架、实验内容和基本方法、统计学设计,了解如何进行中医药实验研究设计。掌握中医药实验研究的基本步骤。
>
> **学习要点**
>
> 掌握构建中医药实验研究设计基本框架的步骤,熟悉实验研究中对象的选择、处理因素的确立和控制、观测指标的选择原则,掌握5种实验研究的统计学设计方法,了解离群数据的处理、数据转换以及临床试验的数据管理方法。

中医药实验研究的设计是从中医药理论知识出发,通过合理的实验来验证假说或回答中医药专业有关问题,保证实验结果的有用性、可信性和先进性。进行专业设计时必须紧紧围绕科学假说的内容或所要解决的问题,以立项依据为基础,构思研究的总体框架,制订研究方案,绘制技术路线图。本章就中医药实验研究设计的基本框架、实验内容和基本方法、统计学设计进行介绍。

第一节 实验研究设计的基本框架

一、研究课题的确立

科学研究的第一步是确立研究课题。课题的选择和确立直接关系到研究工作的成败。确定课题的实质是选定科研方向,确定科研目标。在课题确立时,应遵守如下原则:

1. **充分调查研究,确立研究方向** 通过查阅文献等方式进行深入细致的调查研究,了解有关课题发展史,课题发展水平及今后发展趋势,发现别人未发现或未解决的问题,确立研究方向。

2. **总结提炼,确立研究课题** 研究方向确立后,需要对该方向存在的问题进行凝练,进一步形成意义明确、提法准确、切实可行的研究课题。在确定研究课题的过程中需要学会观察和思考,同时需要有较强的创新思维、丰富的想象力,通过概括、凝练提出科学问题,确定研究课题。

3. **分析梳理,明确研究目标** 课题的研究目标是通过该项研究后,希望能解决的问题和取得的成果。只有明确研究目标才能正确把握研究的内容和方向,正确界定研究范围。

二、构建研究基本框架

研究课题确立以后,首先要围绕科学假说,构思研究的基本框架。如"脾虚证唾液成分变化的研究",立足于脾虚患者临床表现可见食欲减退、口淡乏味,甚至口泛清涎,根据中医学理论"脾开窍于口""脾主涎""涎为脾液"的认识,提出"脾虚患者存在唾液成分变化"的科学假说。根据唾液中已知的有关成分,结合脾虚食欲减退、口淡乏味的临床表现等专业知识,将研究目标确立为"脾虚患者唾液淀粉酶活性变化的病理生理学意义"。

三、设计研究内容

研究内容涉及研究对象、研究方法。根据本项目的研究目标,其研究内容为"以临床确诊为慢性浅表性胃炎、中医辨证为脾虚的患者为研究对象,以无慢性浅表性胃炎的健康者及浅表性胃炎的胃阴虚证、肝郁脾虚证、湿热证为对照,空腹及酸负荷后收集患者的唾液,采用改良比色法检测唾液淀粉酶活性,比较分析脾虚患者唾液淀粉酶活性变化的病理生理学意义,为中医脾虚辨证建立有参考价值的实验室指标"。

四、明确拟解决的关键问题

拟解决的关键问题,不是指实验中要解决的技术问题如动物模型的制作、细胞的分离培养、实验方法等,而是为证明假说所要解决的关键问题。例如要证实"唾液淀粉酶活性变化是脾虚的物质基础之一"的假说,要解决的关键问题是脾虚患者唾液淀粉酶活性与健康者唾液淀粉酶活性及与非脾虚患者唾液淀粉酶活性的区别,而不是唾液的采集或淀粉酶活性的测定等技术难点。拟解决的关键问题实际上是研究课题中的主要矛盾,是实现研究目标的关键,一般以1~2个为宜。

五、制订研究方案和技术路线

研究方案包括研究步骤和项目各阶段的具体实验的内容。研究方案明确以后,习惯上用技术路线说明方案,即将研究方案以流程图形式列出,一目了然,便于理解,也容易从流程图中发现设计上的缺陷。

第二节　实验研究的具体内容和基本方法

实验研究的具体内容和基本方法是从专业技术理论角度考虑该实验应该怎么做,需要注意什么,如何排除干扰因素使实验研究更为合理、结果更具说服力。具体包括实验观察对象的选择、处理因素的确立和控制、观测指标的选择等3个主要内容。

一、研究对象的选择

(一)研究对象的一般选择

医学实验研究对象一般分为人、动物、组织或细胞三大类。实验对象应具备两个基本条件：①对处理因素敏感；②对处理因素的反应稳定。如皮肤过敏试验多采用豚鼠作为实验对象；临床上观察某降压药的疗效时多选择Ⅱ期高血压患者作为观察对象；中医藏象理论或证候研究选择研究对象时应以人体为主，这是中医学的特点及现阶段的研究状态所决定的。

实验研究时，在实验进行前必须对研究对象的条件作严格的规定。如选择动物为研究对象时，因动物的种属品系、窝别、性别、月龄、体重、健康状况等可能影响实验结果，必须对上述因素进行严格控制。满足条件的实验对象称为样本，只有当样本具有代表性时，所得研究结果才具有普遍性。对于样本量的大小，要视实验的具体情况而定，一般小鼠要求12只，大鼠8~10只，猫兔类6只，大动物3~6只。最近，欧洲出台了减少实验动物数量的新法规，建议尽量使用其他方法替代动物实验，应引起研究者的关注。

（二）根据实验研究类型选择观察对象

医学实验研究大致可分为体内实验（in vivo）和体外实验（in vitro）两大类型，研究者必须在具体设计前加以确定。体内实验研究对象是人或动物，可以是天然基因缺陷的或基因变异的动物、已制作成类似于人类疾病模型的动物、转基因或基因剔除的动物等。体外实验研究对象是器官、组织或细胞。体内、体外实验的特点和适用范围见表3-1。

表3-1 体内实验与体外实验的特点和适用范围

项目	体内实验	体外实验
实验周期	急性实验较短，慢性实验较长	一般较短，但须重复
实验条件	受体内多系统的影响，较难控制	可控性强
组内差异	存在个体差异，样本例数需要较多	同源细胞差异不明显，样本例数需要少
适用范围	药效学研究、毒理学研究，整体水平上形态和功能方面的分子生物学和药理学研究	组织、细胞水平上的发病机制，分子生物学、药物筛选和药理学研究

目前，相当多的研究是两种实验类型互相交叉，相互补充，相互印证。例如应用克隆技术在体外制作胚胎，可克隆出完整动物；从动物或人的胚胎或组织中获取干细胞可培养成组织器官，再移植到体内。科学家也常将两种实验类型的特点结合起来开展研究，如体外对小鼠胚胎转入或剔除基因后，将其植入母体，待有基因改变的小鼠出生后再作基因和药效药理方面的研究。过去很难利用体外实验的方法研究中药复方的药理作用，现在通过给正常动物喂药，获取含药血清用于细胞培养，部分解决了这一难题。以前必须通过细胞分离培养获得某种细胞的DNA、RNA或蛋白质，现在使用激光微切系统可将单个细胞从组织切片上切割下来，获得同样的样本。不同的实验要解决的具体问题不同，因此应根据需要选择适当的实验类型。

（三）研究对象的特殊选择——种类和品系的影响

对大多数体内实验来说，需慎重选择实验动物的种类和品系。从理论上说，猴、猩猩、狒狒、长臂猿等灵长类动物的功能、代谢、结构和人类相似度最高，是组织胚胎学、生理学、免疫学、病理学、放射医学、牙科学、病毒学、传染病学等实验研究以及毒理、营养和行为科学研究的理想动物。狗具有发达的血液循环、神经系统,消化过程与人相似,在毒理方面的反应和人比较接近,适用于营养学、生理学、药理学、毒理学、行为科学及实验外科学方面的研究。猪的皮肤组织结构与人相似,可用于烧伤的实验研究。因这些动物价格昂贵,伦理学要求较高,只是在一些大型研究机构或重大科技专项、部分新药研究中得到应用。

大鼠、小鼠和兔是最常用的实验研究对象,应根据其特有的生理结构和功能特点进行选择,如兔的甲状旁腺分布得比较散,位置不固定,而狗的甲状旁腺位于两个甲状腺端部的表面,位置比较固定,因此,做甲状旁腺摘除实验,通常选择狗而不选兔。大鼠、小鼠性成熟早、繁殖周期短、产仔多,适合做胚胎、避孕药物、雌激素的研究。大鼠无胆囊,不能用于胆囊功能的研究,而适合做胆管插管收集胆汁方面的实验研究。狗是红绿色盲,汗腺不发达,不能以红绿信号为条件刺激来进行条件反射实验,不宜选做发汗研究的实验对象。

实验研究时,可根据不同种系实验动物的某些特殊反应,使之适合于不同研究目的的需要。鸽、狗、猴和猫呕吐反应敏感,适合作呕吐的实验;家兔对体温变化十分灵敏,适用于发热、解热和检查致热原等方面的实验研究;豚鼠不能合成维生素C,必须靠外源(饲料)补充,适合于做维生素C的实验研究。

研究对象选择时还应注意到,同一种属不同品系之间也可能存在差异,应选用对同一刺激反应大的动物品系。如C57-BL小鼠对肾上腺皮质激素的敏感性比DBA及BALB/C小鼠高12倍,适合于肾上腺皮质激素方面的研究及用肾上腺皮质激素诱导的"肾虚证"模型的研究。AKR、DBA/2品系的小鼠更容易诱导白血病,适合于白血病的研究。

(四)病理模型的选择

病理模型是我们常用的研究对象,种类很多。按其对象或材料可分为动物模型、细胞模型、微生物模型、数学模型等;按其复制形式有自发性疾病模型、实验诱发性模型等;按其用途有机制性疾病模型、疗效性疾病模型等。能否作为人类疾病模型,必须具有3个条件:首先,必须反映现实疾病原形的本质特征或关系;其二,能对所研究的问题进行定性、定量分析;其三,在模型上得到的结果能用在原形中解决实际问题。人类疾病模型在医学科学研究中有着广泛的用途,主要用于:①探讨和揭示疾病的发病因素、发病机制、病理变化和病程转归;②探讨或寻求新的诊断和治疗方法;③筛选和研制新药。

病理模型的选择要注意以下几个原则:

(1)与人类疾病相近原则:与人类疾病相近的理想模型是自发性疾病模型和通过遗传操作获得的转基因动物模型。如大鼠自发性高血压模型是研究人类原发性高血压的理想模型;老母猪自发性冠状动脉粥样硬化模型是研究人类冠心病的理想模型;狗自发性类风湿关节炎模型是研究人类幼年型类风湿关节炎的理想模型等。但与人类相同的自发性疾病模型有限且较难获得,因而往往需要人工诱发复制。人工复制的重要环节是动物的选择,如以日本血吸虫感染家兔可形成典型的肝纤维化,而在大鼠、小鼠则难以制作成功。四氯化碳大鼠肝纤维化虽与人的肝纤维化相似,但其自愈倾向明显,不适合观察药物逆转治疗试验,而胆管结扎的大鼠、小鼠肝纤维化模型一旦制成后,则难以自愈,可用于观察药物逆转治疗试验。

(2) 稳定性和重复性原则:所谓稳定性,是不同个体动物之间的差异,差异越小其稳定性越好。如异种血清或异种白蛋白免疫损伤性肝纤维化,由于不同的个体对免疫反应的差异较大,其肝纤维化程度在不同的个体间相差甚大,对研究肝纤维化的免疫发病机制有用,但用于药物疗效观察,采用一般肝纤维化的定量指标要达到有显著差异变化,其所需的样本数相对较大。动物的性别也影响模型的稳定性,如雄性大鼠制备四氯化碳大鼠肝硬化较为稳定,而雌性大鼠的个体差异较大;雌性动物易于制备自身免疫性疾病,而雄性动物自身免疫性病变的形成率较低。动物的年龄及造模的时间也影响模型的稳定性,幼年动物一般比成年动物敏感,成年动物较幼年动物的稳定性好。不同的季节,动物的机体反应性有一定的差异,如狗、大鼠在春季反应较敏感,稳定性差,制作模型的死亡率较高,而秋天则较为稳定,个体差异较春季为小。再如狗具有发达的循环系统,而且其冠状动脉循环与人相似,但狗结扎冠状动脉后的结果差异太大,不同狗的同一动脉同一部位结扎的后果很不一致;相反,猫、大白鼠、小白鼠、地鼠、豚鼠结扎冠状动脉后的结果就比较稳定,具有良好的可重复性,易于标准化。

(3) 适用性和可控性原则:适用性即所选用动物必须适合于某种动物模型的制备要求,复制出的模型要适合于研究目的;可控性即所用动物及复制出的模型要易于控制。如大白鼠、小白鼠不适合复制实验性腹膜炎模型,因为该类动物对革兰阴性菌具有较强的抵抗力,难以造成腹膜炎。某一疾病模型可用多种动物制备,在模型质量无显著差别的情况下,当然要选用易于控制、便于操作处理的动物。如家兔和大鼠均可复制慢性肝损伤模型,当然要选用大鼠而不是家兔。再如狗腹腔注射粪便滤液容易成功制备腹膜炎模型,但粪便的剂量及细菌株的控制难度较大,以直接采用定性、定量的细菌株进行复制为妥。

(4) 国际化和公认性原则:疾病动物模型的制备,即使是同一种模型,各个实验室会根据实际条件及研究的目的进行改良,但改良应有充分的理由,否则研究论文难以为国际性学术刊物所接受。尤其是药效学试验或药物作用机制的研究,应尽可能采用国际上认可的模型及其造模条件。

对体外实验,应根据细胞的特点来选择以满足于不同的实验要求。例如,原代培养的细胞可用于增殖实验,但不能传代的细胞一般不宜用做细胞增殖实验,增殖率几近极限的细胞株也不适合于增殖实验。原代培养的细胞特性最接近体内生长环境中的生物特性,但是要获得大量高纯度细胞,对分离技术要求高;传代培养的细胞数量多、纯度高,适宜做生长和功能的抑制实验,但是此时细胞特性可能与其在体内的生物特性相差较远。体外实验时,每组每次至少要设计3个培养皿的样本,每项实验还需要重复3次。

二、处理因素的确立和控制

根据研究目的,作用于实验对象并引起直接或间接效应的因素,称为处理因素(treatment factor)或受试因素。处理因素可能是研究者主动施加的某种外部干预,如药物、针灸、推拿、动物模型的造模因素等。处理因素也可以是实验对象所客观存在的,如脾虚、肝郁、湿热、血瘀等中医证候。例如,研究功能性子宫出血,辨证分型为实热、虚寒和虚热3种,观察中医辨证和自主神经系统、内分泌及免疫学的关系,辨证分型就是处理因素,研究开始时已经存在,而将实热、虚寒和虚热称为辨证分型这个处理因素的不同水平。然而,在一次实验中,影响实验结果的因素常常有多个,虽然现代统计学提供了很多处理多因素研究的方法,但研究者不可能也不必要对所有影响因素都进行研究。统计学上常将处理因素以外的影响因素称为非处理因素,在实验设计时需对重要的非处理因素(根据专业知识来确定,如临床试验中病情程度可能影响疾病的转归和预后)进行控制,以便更准确地评价处理因素对实验结果的影响。在中医药研究中对非处理因素的控制尤为重要。处理因素的确立取决于实验观察的目的和内容。如"脾虚患者唾液淀粉酶活性变化的病理生理学意义","脾虚"即为处理因素,由于脾虚是一综合性概念,可根据专业理论知识对其作严格的限定或分解,如食欲减退、食后腹胀、大便溏,同时必须表现出舌质淡胖、有齿痕,舌苔薄白。而在唾液采集实验中,小片柠檬酸试纸刺激即为处理因素。确立处理因素时应注意基本要求:①必须可控,难以驾驭的要慎重。②标准化与稳定性,在整个实验过程中保证处理因素始终如一。如在中药疗效评价的试验中对处方的药物及其种属、产地、炮制工艺、质控指标、服用方法、剂量、疗程等均应做明确具体的规定,并在试验全过程中保持不变。如果有随意性,就不可能得出符合实际的结果。③注意处理因素的强度,即将处理因素分为不同水平,如将脾虚分为轻、中、重不同程度;动物造模因素可选择不同强度以及治疗药物分为不同剂量或不同疗程等,以观察不同强度与效应的关系。④注意处理因素之间的交互作用,在中医兼夹证型或中药复方观察时尤为重要。以唾液采集为例。影响唾液分泌的因素较多,要考虑到采集的时间、被采集对象的状态、相关刺激因素的影响、采集后样品的保存等条件的控制。再如设计中药复方的疗效实验研究,要充分考虑生药的来源、品种鉴定、制备过程的相关条件、药物制备后的保存、药物中生药的含量等,同时给药的剂量、途径、时间、方法、疗程等均要详细设计。中药研究、药理研究、证的研究或针灸推拿等研究,均应按各相关专业理论技术知识及各自的研究特点详细设计,不要遗漏基本的实验设计参数。

三、观测指标的选择

观测指标(observational index)亦称效应指标,是判断实验观察结果的尺度。观测指标按其性质可分为定性指标和定量指标、客观指标和主观指标、绝对指标和相对指标、综合性指标和单一性指标、直接指标和间接指标等,按大体分类可分为功能性指标、形态学指标,按生物医学手段可分为生理指标、病理指标、生化指标、生物物理指标等。

(一) 观测指标的分类

1. 计量指标和计数指标　观测指标按其性质可分为计量指标和计数指标。能通过检测并以计量单位表示的指标称为计量指标,也称定量指标,如身高、体重、血细胞计数、血糖含量等;而无适当尺度可以测量,只能以"阴与阳""是与否""有效与无效"等之类的标准进行判断的,称为计数指标,亦称定性指标,如病情的痊愈、显效、有效与无效等。以计量或计数指标表达的资料为计量资料或计数资料。计数资料大都以研究对象中出现或不出现某一属性的"率"或"比"来表达。一般来说,计量指标优于计数指标。

2. 客观指标和主观指标　客观指标是借助仪器等手段进行测量来反映观察结果;主观指标则是由受试者或研究者主观判断的指标,易受研究者或受试者心理因素的影响而导致结果的偏倚。有些指标的来源虽然是客观的,但判断上却受主观影响,如X线片、B超、病理组织切片、化验上絮状反应的观察等。

3. 绝对指标和相对指标　此处的绝对指标主要指习惯所称的"金指标",如临床治疗乙型肝炎,观察其乙肝病毒转阴的疗效,患者肝组织乙肝病毒检测阴性为绝对指标,而血清中病毒转阴则是相对指标;糖尿病的诊断,其血糖值是绝对指标,而尿糖则是相对指标。绝对指标和相对指标要与检测指标的绝对值、相对值区别开来。

4. 直接指标和间接指标　直接指标是指能直接反映观察目的的指标,如肝纤维化的诊断,肝脏病理组织学观察或肝组织胶原含量测定为直接指标,而纤维化血清学指标则为间接指标。在条件容许的情况下,应尽可能选择直接指标。一些应用中医药抗大鼠肝纤维化的实验研究中,既未做肝组织学观察,也未测定肝组织胶原含量,仅仅是检测血清肝功能、血清透明质酸或Ⅲ型前胶原含量,难以说明药物疗效。

5. 综合性指标和单一性指标　综合性指标即采用多种指标进行综合判断。一般来说,综合性指标说明的问题要优于单一性指标。如单一的纤维化血清学指标其敏感性或特异性均有一定的局限性,若采用多种纤维化血清学指标进行综合判断其结果的可信度就大大增加,如能结合肝组织学观察综合分析就更能说明问题。

6. 功能性指标和形态学指标　功能性指标即反映脏器或器官、组织及细胞功能的指标;形态学指标是观察脏器或器官、组织及细胞形态学变化的指标。可根据不同的研究目的选择应用,但若条件容许,尽可能选择密切相关的功能性指标和形态学指标作同步观测,可使结果更客观、分析更深入。

(二) 选择观测指标的基本原则

选择观测指标应遵循有用、合理、勿滥的原则。指标的首选条件是必须与研究的目的有本质的联系,即确切反映出处理因素的效应。一个指标无论怎么高、新、尖,若不具备此条件,则对该课题的研究毫无用处;相反,即使是"经典"的方法指标,但与研究目的关系密切,同样可以作为首选。指标的多少,不能反映研究水平的高低。一项科研题目只能有一个中心,指标应尽可能集中,以突破一点,撒网式多指标是不可取的,是研究目的不明确的体现。选择观测指标的基本原则如下:

1. 主次分明　主要指标一个不能少,次要指标依其重要性优选用。不同研究目的的主要指标含义有别,如研究药物对细胞信号转导的影响,信号转导的指标是主要指标,但细胞信号转导被干预后的效应指标同样是不可少的,仅仅是信号转导相关指标的变化就成为空中楼阁,而与该信号转导无关的效应指标也是没有意义的。如丹酚酸干预转化生长因子 β_1 在肝星状细胞 Smad 蛋白信号转导的作用,肝星状细胞胞浆与细胞核 Smad 蛋白表达是主要观察指标,但不观察肝星状细胞胶原 mRNA 表达,其结果是不能说明什么问题的,而观察肝星状细胞转化生长因子 β_1 mRNA 表达或观察细胞的超微结构可能也是没有意义的。

2. 指标的结合　计量指标能提高研究的效率,而图像指标直观,若能将计量指标与图像指标结合,定量方法与图像观测同一个指标内容,如血清肝功能测定与肝组织学观察同时进行,则更具客观性,更有利于说明问题。

3. 指标的优化　选择观测指标时尽可能采用计量指标、客观指标、直接指标和无创性指标。

4. 指标的可行性　选择指标还要考虑其可行性,即是否具备观测这种指标的相应条件和技能。如果不具备可行性,指标再好也只能是水中望月。

第三节 实验研究的统计学设计

良好的设计是数据分析的前提,通常根据研究目的而定。以下以临床前实验为例,介绍常用的实验设计方法。

一、平行设计

平行设计是最常见的设计方法,要求不同的实验组同时、同地、同条件进行实验,同时要求受试者(如动物)随机分配到各组,而不能人为随便决定。临床试验因受限于样本量、伦理学和影响因素众多等,常采用 2 组平行设计。基础药理学实验常用 6 组实验,即正常动物组、疾病模型组、阳性对照组、高中低 3 个剂量组。

(一)设计方法

正规的平行设计应与随机化紧密结合。

实例:中药试验组 A 与对照组 B 进行抗炎平行实验,共有 20 只雄性小鼠,需按体重大小,并遵照均衡、随机原则分配至 A 和 B 两组中。操作步骤:

(1)每只小鼠称重,按体重大小顺序,排出编号。

(2)查表法:在随机数字表中任选一行(或列)的前 20 个数字,这样数字序号与动物序号对应,如数字较小的前 10 个序号所对应的动物进入 A 组,否则进入 B 组。

(3)编程法:由计算机程序(如 SAS、DAS)给出标准化随机化方案,要点包括实验名称、软件名称、日期、编码者等要素,如图 3-1 所示。

中药两组抗炎实验的随机化方案

DAS 3.0软件,方案编制日期:2010/9/14
设计类型:分组分段均衡平行随机
设置参数:试验组(A):对照组(B)=2:2,总例数 N:20
随机种子数:123458
受试物名称:×××
编制者:王××
研究单位:×××中药研究所

体重编号	组别	体重编号	组别
1	A	11	A
2	B	12	B
3	B	13	A
4	A	14	B
5	B	15	B
6	A	16	B
7	B	17	A
8	A	18	A
9	A	19	A
10	B	20	B

图 3-1 平行设计的标准化随机化方案

注意:①正规和严谨的方法应将随机化方案保存备查,如用相同的种子号,软件可重复出相同的随机化方案,保证其真实性,此点甚为关键;②如每组动物雌雄各半,则随机化应进行 2 次,例如先将雄性小鼠随机分组,每组为 5 只动物,再对雌性小鼠进行同样操作;③体重并非是随机的唯一因素,如动物造模后病情对结果影响更大,则应按病情程度来随机分组。

（二）数据处理

各组间具有相对独立性，因此数据分析常直接用 t 检验、χ^2 检验等最常见方法作组间比较，在药理学领域一般均认可和接受。

二、交叉设计

交叉设计通常分为双交叉、三交叉和四交叉设计，分别让受试者按一定顺序，接受 2 种、3 种或 4 种处理。例如，24 人接受 A 和 B 两种药物治疗，采用双交叉设计，要求 12 人先用 A 药后用 B 药，表示为 AB 顺序；另 12 人先用 B 药后用 A 药，表示为 BA 顺序。为了使 A 和 B 间不产生交互影响，有时给药顺序间设清洗期，表示为 AOB 和 BOA。

（一）设计方法

交叉设计常采用拉丁方来设计实验，如图 3-2 所示。即每个拉丁字母在每行及每列中只出现 1 次。以下 2~4 交叉方阵，可重复使用或搭配使用，因此 2 交叉设计受试者总是 2 的倍数，3 交叉设计总是 3 的倍数，而 4 交叉设计总是 4 的倍数。人体生物等效性试验常用重复拉丁方进行设计。

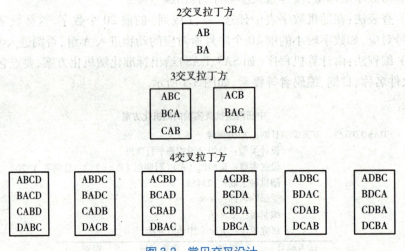

图 3-2 常见交叉设计

（二）数据处理

计量资料的统计分析常用方差分析，计数资料多用模型方法分析（如 Logistic 模型），比较药物（或组分）间、周期间、个体顺序间统计学差异。药物的生物等效性临床试验，常为交叉设计，国际有公认的标准分析方法，为方差分析结合双向单侧 t 检验（two one-sided t test）。

三、析因设计

析因设计指在药理学实验中，多为两个组分多剂量充分配伍，形成一个剂量反应曲面，采用曲面分析求得效应极值的一种方法。

（一）设计方法

典型的设计为：A、B 两个组分区分 n 个水平，例如设不同剂量水平，然后剂量两两组合形成多个实验组，形成不同剂量和配比。

（二）分析方法

分析方法有多种，但最为常见的为曲面模型，或采用多元线性回归模型。

例：阿霉素系列剂量与姜黄素系列剂量合用，观察对 K562 细胞的体外抑制率，见表 3-2。为便于计算和比较，且不改变数据性质，对配伍剂量做标准化处理（各组分除以其平均剂量，即去量纲化处理），得出最优组方曲面分析方程：

$$Y = 8.838 + 23.525X_1 + 91.056X_1^2 - 4.046X_2 - 25.292X_2^2$$

表 3-2　阿霉素系列剂量单用及加用姜黄素剂量对 K562 细胞的体外抑制率（%）（$\bar{x} \pm s$, $n=4$）

| 阿霉素 | 姜黄素（μmol/L） | | | | |
(μmol/L)	0	2.04	4.07	8.14	16.29
0.7	9.1±0.026	41.4±0.065	46.2±0.115	65.2±0.049	96.7±0.008
1.38	57.2±0.035	74.6±0.070	87.5±0.027	92.6±0.016	99.6±0.006
2.76	88.9±0.027	89.0±0.014	90.5±0.032	91.9±0.033	98.3±0.021
5.52	94.50±0.004	93.0±0.029	93.5±0.027	92.3±0.044	92.3±0.044

图 3-3 的极值为理论上最佳组方，即姜黄素 18.50μmol/L（$X_1 = 2.907$），阿霉素 3.89μmol/L（$X_2 = 1.80$），联用比例为 1∶0.2，理论上最优药效（$E_{\max}$）达到 100%。

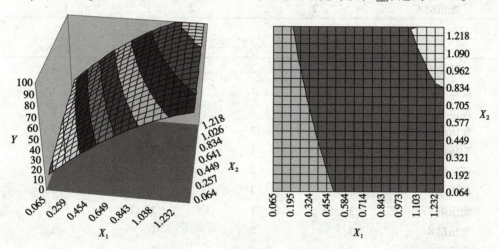

图 3-3　姜黄素（X_1）和阿霉素（X_2）配伍的标化剂量与联用药效 Y(%)关系及其平面极值投射图

注意，通过反应曲面法分析获得反应曲面方程求得药物联用后理论效应最大值，联用药效极值投射图可直观地表达理论上的最佳组方。但应注意，此法缺点是不能充分考虑相互作用。另外，质反应的理论药效应限制不超过 100%。

四、正交设计

正交设计按正交表排列，并写成一定的格式，例如 $L_8(2^7)$，它表示需做 8 次实验，最多可观察 7 个因素，每个因素均为 2 水平。

（一）正交设计的特点

正交表具有"均匀分散，整齐可比"两个性质。

（1）每一列中，不同的数字出现的次数相等。例如，在两水平正交表中，任何一列都有数字"1"与"2"，且任何一列中它们出现的次数是相等的。

（2）任意两列中数字的排列方式齐全，且均衡。例如，在两水平正交表中，任何两列（同一横行内）有序数字配对共有 4 种：1-1、1-2、2-1、2-2，每种配对出现次数相等。在三水平情况下，任何两列（同一横行内）有序配对共有 9 种，1-1、1-2、1-3、2-1、2-2、2-3、3-1、3-2、3-3，且每对出现数也均相等。

注意：在药理实验中，正交设计主要用于多因素（如组分）、少水平（如剂量）的配伍研究，一般不超过 3 水平。

（二）正交设计表

中药药理实验中，主要使用正交设计分析药味的配伍，常见正交表如表 3-3～表 3-6 所示。

表 3-3 $L_4(2^3)$ 正交表

因素	1	2	3
配伍组 1	1	1	1
配伍组 2	1	2	2
配伍组 3	2	1	2
配伍组 4	2	2	1

表 3-4 $L_9(3^4)$ 正交表

因素	1	2	3	4
配伍组 1	1	1	1	1
配伍组 2	1	2	2	2
配伍组 3	1	3	3	3
配伍组 4	2	1	2	3
配伍组 5	2	2	3	1
配伍组 6	2	3	1	2
配伍组 7	3	1	3	2
配伍组 8	3	2	1	3
配伍组 9	3	3	2	1

表 3-5 $L_8(2^7)$ 正交表

因素	1	2	3	4	5	6	7
配伍组 1	1	1	1	1	1	1	1
配伍组 2	1	1	1	2	2	2	2
配伍组 3	1	2	2	1	1	2	2
配伍组 4	1	2	2	2	2	1	1
配伍组 5	2	1	2	1	2	1	2
配伍组 6	2	1	2	2	1	2	1
配伍组 7	2	2	1	1	2	2	1
配伍组 8	2	2	1	2	1	1	2

表 3-6 $L_{12}(2^{11})$ 正交表

因素	1	2	3	4	5	6	7	8	9	10	11
配伍组 1	1	1	1	1	1	1	1	1	1	1	1
配伍组 2	1	1	1	1	1	2	2	2	2	2	2
配伍组 3	1	1	2	2	2	1	1	1	2	2	2
配伍组 4	1	2	1	2	2	1	2	2	1	1	2
配伍组 5	1	2	2	1	2	2	1	2	1	2	1
配伍组 6	1	2	2	2	1	2	2	1	2	1	1
配伍组 7	2	1	2	2	1	1	2	2	1	2	1
配伍组 8	2	1	2	1	2	2	2	1	1	1	2
配伍组 9	2	1	1	2	2	2	1	2	2	1	1
配伍组 10	2	2	2	1	1	1	1	2	2	1	2
配伍组 11	2	2	1	2	1	2	1	1	1	2	2
配伍组 12	2	2	1	1	2	1	2	1	2	2	1

（三）数据分析方法

分析方法有多种，需要根据研究目的和专业要求选择。以下为一个中药配伍实例，使用最常见方差分析方法获取配伍信息。

例：A、B、C、D 四味药组方，采用 $L_8(2^7)$ 设计。每个组分为高低 2 个剂量水平（1 水平为低剂量，2 水平为高剂量），形成 8 组实验（$N=8$），记录药效反应（y），要求分析 A 与 B 间的交互影响，结果见表 3-7、表 3-8。

表 3-7 A、B、C、D 四味药组方分析表（1）

	1	2	3	4	5	6	7	药效%(y)	y^2
	A	B	A×B	C			D		
1	1	1	1	1	1	1	1	86	7396
2	1	1	1	2	2	2	2	95	9025
3	1	2	2	1	1	2	2	91	8281
4	1	2	2	2	2	1	1	94	8836
5	2	1	2	1	2	1	2	91	8281
6	2	1	2	2	1	2	1	96	9216
7	2	2	1	1	2	2	1	83	6889
8	2	2	1	2	1	1	2	88	7744
K_1	366	368	352	351			359	$\sum y$	$\sum y^2$
K_2	358	356	372	373			365	=724	=65 668
D_i	−1.0	−1.5	2.5	2.75			0.75		
SS_i	8	18	50	60.5			4.5		

上表中数值由下式而来（$i=A,B,C\cdots$）：

$$SS_T = \sum y^2 - (\sum y)^2 / N$$
$$SS_i = (K_2 - K_1)^2 / N$$
$$SS_E = SS_T - \sum SS_i$$
$$D_i = (K_2 - K_1) / N$$

下表中数值由上表和下式计算而来：

本例 $SS_T = 65668 - 724^2/8 = 146$，$SS_E = 146 - 8 - 18 - 50 - 60.5 - 4.5 = 5$

$$df_T = N - 1$$
$$df_i = 1$$
$$df_E = df_T - \sum df_i$$
$$MS_i = SS_i / df_i$$
$$F = MS_i / MS_E$$

表3-8　A、B、C、D四味药组方分析表（2）

方差来源	SS	Df	MS	F	P	结论
组分A	8	1	8	3.2	0.216	无统计意义
组分B	18	1	18	7.2	0.115	无统计意义
A×B	50	1	50	20	0.047	有统计意义
组分C	60.5	1	60.5	24.2	0.039	有统计意义
组分D	4.5	1	4.5	1.8	0.312	无统计意义
误差E	5	2	2.5			
总和T	146	7				

$P<0.05$ 表示，本组分由低剂量增加到高剂量，疗效变化（增加或减低）有统计学意义，说明此组分剂量变化重要。C最为重要，应为主药（君药），A与B间有协同作用。根据 P 和 D_i 大小综合考虑，C、A、B选用高剂量，D选用低剂量，但需通过进一步确证实验去证实。我们还可以用 D_i 来模拟不同组方的效果，即"正交模拟法"，请参考相关文献。由于交互项选择有一定的要求，计算复杂，DAS软件已提供计量资料和计数资料的分析方法和模拟结果。

五、均匀设计

正交设计为了达到"整齐可比"，实验次数往往比较多，我国数学家方开泰和王元认为，如去除"整齐可比"，保留"均匀分布"的设计方式，可使实验次数大为减少，由此提出了"均匀设计"。

（一）均匀设计特点

1. 实验次数少　均匀设计让实验点在其实验范围内尽可能地"均匀分散"，实验次数降为与水平数相等。如6剂量水平时，只需做6次实验就可，如表3-9所示。

表3-9 $U_6(6^4)$ 设计表

	1	2	3	4
1	1	2	3	6
2	2	4	6	5
3	3	6	2	4
4	4	1	5	3
5	5	3	1	2
6	6	5	4	1

2. 因素的水平可多设,可适当调整,可避免高低水平相遇,防止实验中发生意外或反应速度太慢。

(二) 均匀设计表

由于均匀设计表任意两列组成的实验方案并不等价,例如表 3-9 $U_6(6^4)$ 的 1、3 两列作图,它的对应点散布比较均匀(图 3-4A),而 1、4 两列的对应点并不均匀(图 3-4B)。因此,为保证实验点均匀散布,每个均匀设计表必须配以一个使用表。

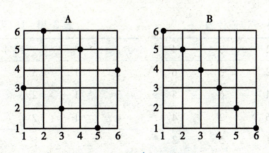

图 3-4 $U_6(6^4)$ 的点散布
A. 1、3 两列   B. 1、4 两列

每一均匀设计使用表,指示如何根据因素数,从均匀设计表中,正确地选用适当的列,以及由这些列所组成实验方案的偏差度(D)。例如 $U_7(7^4)$ 的使用表指示:若有 2 个因素($s=2$),应选 1、3 列来安排实验;若有 3 个因素($s=3$),应选 2、3、4 三列。每个使用表的最后一列为均匀度的偏差值,偏差值越小,表明均匀度越好(表 3-10)。

表3-10 $U_6(6^4)$ 使用表

s	列号				D
2	1	3			0.1875
3	1	2	3		0.2656
4	1	2	3	4	0.2990

下面列出中药药理实验中常用的均匀设计表和使用表(表3-11~表3-20)。

表3-11 $U_5(5^3)$设计表

	1	2	3
1	1	2	4
2	2	4	3
3	3	1	2
4	4	3	1
5	5	5	5

表3-12 $U_5(5^3)$使用表

s	列号			D
2	1	2		0.3100
3	1	2	3	0.4570

表3-13 $U_6(6^4)$设计表

	1	2	3	4
1	1	2	3	6
2	2	4	6	5
3	3	6	2	4
4	4	1	5	3
5	5	3	1	2
6	6	5	4	1

表3-14 $U_6(6^4)$使用表

s	列号				D
2	1	3			0.1875
3	1	2	3		0.2656
4	1	2	3	4	0.2990

表3-15 $U_7(7^4)$设计表

	1	2	3	4
1	1	2	3	6
2	2	4	6	5
3	3	6	2	4
4	4	1	5	3
5	5	3	1	2
6	6	5	4	1
7	7	7	7	7

表3-16 $U_7(7^4)$使用表

s	列号				D
2	1	3			0.2398
3	1	2	3		0.3721
4	1	2	3	4	0.4760

表3-17 $U_7^*(7^4)$设计表

	1	2	3	4
1	1	3	5	7
2	2	6	2	6
3	3	1	7	5
4	4	4	4	4
5	5	7	1	3
6	6	2	6	2
7	7	5	3	1

表3-18 $U_7^*(7^4)$使用表

s	列号			D
2	1	3		0.1582
3	2	3	4	0.2132

表3-19 $U_8(8^5)$设计表

	1	2	3	4	5
1	1	2	4	7	8
2	2	4	8	5	7
3	3	6	3	3	6
4	4	8	7	1	5
5	5	1	2	8	4
6	6	3	6	6	3
7	7	5	1	4	2
8	8	7	5	2	1

表3-20 $U_8(8^5)$使用表

s	列号				D
2	1	3			0.1445
3	1	3	4		0.2000
4	1	2	3	5	0.2709

（三）数据分析方法

顾名思义,均匀设计仅是一种高效的设计方式,其数据分析可根据各专业要求,选用合适的方法。在中药药理实验中,主要用于多组分的配伍研究,要求区分各组分的重要性(君臣佐使)和组分间相互作用(协同性、拮抗性、相加性),从而寻找出最优组方,包括合适的组分、剂量和配比。如此众多的信息,简单的分析方法无法满足,可使用相关软件进行分析。

学习小结

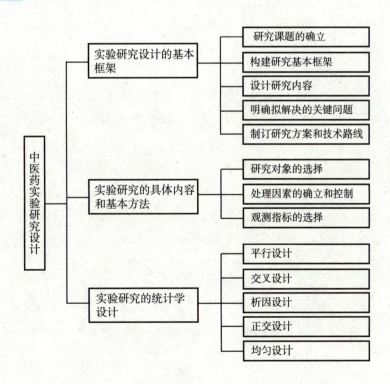

（边育红　郑青山）

复习思考题

1. 研究课题的确立应遵守的原则有哪些?
2. 实验研究观察指标的选择原则是什么?
3. 最常用的实验设计方法是哪一种?
4. 实验研究中确立处理因素时的注意事项有哪些?

第四章

中医药临床研究设计

> **学习目的**
>
> 通过学习临床试验设计的基本要求和方法,掌握临床试验设计的要素、原则和方案,理解临床试验设计的偏倚及其控制和中医临床试验设计的特点,理解调查研究设计的基本原则和方法,为相关研究的开展与实施奠定理论基础,为从事中医药临床研究奠定基础。
>
> **学习要点**
>
> 掌握临床试验设计的要素和原则、临床试验设计的偏倚及其控制中医临床试验设计的特点;掌握调查研究设计的基本概念、基本原则和一般的实施步骤,熟悉常用调查研究设计方案的特点、设计与实施要点、资料分析方法,了解调查研究设计的常见偏倚。

第一节 临床试验设计

在临床科研设计中,首先要根据研究因素能否主动控制,分为观察性研究和试验性研究,当临床科研选题的要求对研究因素主动控制时,就必须选择临床试验设计方案。在临床试验设计时,一方面为了对研究因素的主动控制,需要遵循临床试验设计的基本原则和方法,使研究结果尽可能达到预期目的,另一方面要综合考虑各方面的因素,合理地分配人力、物力和财力,节约科研资源,避免不必要的浪费。

一、临床试验设计的要素

临床试验的主要目的之一就是对研究措施用于患有某种特定疾病的目标人群,从研究结果的角度进行准确可靠的评价。由此可见,研究对象、研究措施和研究结果在临床试验设计中是缺一不可的要素。

(一)研究对象

研究对象在试验性研究中又称为受试者,是指研究措施所作用的某种特定疾病的目标人群。科学合理地选择研究对象是研究设计的主要内容之一,它不仅与研究目的和内容密切相关,而且还直接关系到资料的收集、整理、分析,同时它还涉及整个研究的费用以及应用范围。选择临床试验的研究对象应根据研究的目的选择。如果进行药物的疗效评价,应该选择患者作为研究对象,如果做预防措施的效果观察,就可以选择健康人进行。不管研究对象来自哪里,选择时都应该有统一的诊断标准、统一的纳入标准和统一的排除标准。临床试验中通常制订出一整套标准以确定何种目标患者人群有资格（或适合）被招募进行研究。这套标准一般分为纳入标准和排除标准。一个好的选择标准不仅要详细、准确地描述符合研究目的的目标人群，而且还要有助于减少偏倚和变异，保障样本的均质性。然而，标准越严格，则可供选择的研究对象越少，亦会局限了研究结果的外推性。因此，研究对象的确定亦同时需要考虑入选人群的代表性以及研究的可行性。

（二）研究措施

研究措施是指对研究对象所实施的各种干预手段或方法，可以是待评估的新的干预手段或方法，也可以是用于对照组的安慰剂或对比措施。一般来讲，主要的研究措施可以是以下任何一种或组成：医药产品（化合物或药物）、新的膳食、手术、诊断性检查、医疗器械、健康教育计划或不治疗。在中医药临床试验中其干预措施更多样化，除了中药汤剂和各种中成药制剂外，还包括针灸、推拿、康复理疗等非药物疗法或药膳等。

研究措施可以从不同角度加以分类，从是否只研究单一因素还是同时观察多个因素的作用，分为单因素研究和多因素研究；从同一因素不同剂量，可分为高剂量、中剂量及低剂量因素；其他还可分为药物、非药物因素，手术、非手术因素等。

在临床试验中，必须对干预措施的组成部分及其特性予以明确的界定，如当干预因素为中药复方时，一方面需阐明构成处方的药物以及这些药物的种属、产地、炮制、工艺流程、质量控制指标和制备方法等；另一方面，要规定该复方的服用方法、剂量、疗程等。如果干预因素不是单一因素，而是多因素的，则要明确其中每个组成因素的内容、成分及特性。一旦干预因素被界定清楚后，则同一组别的不同个体在临床试验过程中应该接受一致的干预因素。其他可能影响试验效应的非试验性因素，也应在不同组别之间处于均衡状态。

（三）研究结果

研究结果是指对研究措施的干预因素作用于研究对象而产生的相应的结局或反应，可通过效应指标或结局指标加以衡量。一般来讲，研究结果可以分为两大类，一类是研究效应，是对研究措施进行有效性的评价，另一类是不良反应，是对研究措施进行安全性的评价。临床试验的结局是指研究对象在干预措施的作用下发生的有临床意义的事件和相关指标的变化，因此，在临床试验中不能只考虑研究的有效性，还要考虑到研究过程中所产生的所有不良反应或事件的发生情况。

临床试验的结果和结论是从效应指标和不良反应，并结合专业知识进行分析和推导出来的。因此，效应指标的选择亦成为评价该临床试验的价值及其研究结论真实性的重要依据。确定效应指标时，需要关注以下方面：一是关联性与客观性，前者是指所选指标与研究目的有内在的本质联系，并能确切地反映研究措施的效应。后者是指该指标能够通过适当的方法被客观地测量，即使不属于客观指标，亦可以通过科学的方法建立相应的测量工具尽量减少、克服测量过程中可能的偏倚。二是敏感性和特异性，敏感性高可以更灵敏地反映变化，特异性高则是指研究对象没有发生变化时，该指标反映变化情况的结果亦为阴性。过高的敏感性，容易造成假阳性，过高的特异性亦容易出现假阴性，可依据研究目的有针对性地加以选择。三是准确性和可靠性，观测结果与真实值接近的程度可以通过准确性得以反映，而跨时间、跨调查者、跨地点间的一致性则是对该指标不同侧面可靠性的特性反映。

二、临床试验设计的原则

在临床试验设计中,由于对研究因素需要主动控制,因此必须遵循一定的原则。随机化(randomization)、对照(control)和盲法(blindness)都是控制误差和偏倚的重要措施。重复(repeat)是要求研究样本具有一定的代表性,而均衡(balance)则是确保组间的可比性和基线一致性。

(一)随机化原则

随机化是指采用随机的方式,使每个研究对象均有同等的机会被抽取或分配到试验组和对照组,使两组中的某些主要的已知和未知因素、能被测量和不能测量的因素在组间达到基本相似,同时避免研究者或受试者主观意愿的干扰(选择性偏倚)。随机化原则的目的就是为了使研究结果具有代表性。

1. 随机的原则

(1) 随机化原则的两种形式(图4-1):一是随机抽样,指目标人群中的合格研究对象都具有相同的机会被选择进入研究,使抽样所得样本对总体而言具有代表性的特性。二是随机分配,指纳入研究的合格对象都有相同的机会被分配入试验组或对照组,以避免研究者主观意愿的干扰。

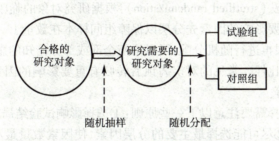

图4-1 随机化原则的两种形式

(2) 随机化的条件:在随机抽取或分配研究对象时必须满足下述条件:①"同等概率"原则:是指每个研究对象(或个体,或群体)都有同等的机会被抽取,或有同等的机会被分配至任何一组;②不受制于任何主观因素:实施随机的过程中,研究对象是否被抽中,或受试对象被分至哪一组,既不为研究者也不为研究对象或其他任何人的主观意愿所左右;③"不确定性"原则:研究者或研究对象都不可能确切地预测某研究对象是否会被抽中,或会被分至哪一组。

(3) 随机化的意义:主要有两个方面,一是保障样本的代表性,通过随机化的方式,使被抽取的研究对象能较好地代表其所来源的总体;另一方面,随机化能最大限度地避免分配过程中的选择性偏倚,使已知或未知的非处理因素尽可能保持均衡或一致。

2. 随机化的方法 临床试验中,随机化前先要明确随机化的独立单位,是单个患者,还是小群体,比如一对夫妻、一个家庭等,然后才能进行随机分配或分组。常用的方法有多种,具体操作的方法如下:

(1) 简单随机法(simple randomization):是指用抛硬币、抽签、掷骰子、查随机数表、操作计算器上的随机数字键(如INV、RAN键)或应用计算机程序、软件等方法获得随机数字的顺序,在此基础上安排样本的抽取或分配。

(2) 区组随机法(block randomization):是指根据受试者进入研究的先后顺序,将其分成若干例数相等的区组,继而区组内的受试者被随机分配至不同组别。主要适用于患者分散就诊的研究,以保证组间样本例数相等,增加可比性。

区组随机化的优点:①有利于保持组间例数均衡:即使最后一个区组的分配未全部完成,两组间例数差也不会超过区组所包含例数的一半;②有利于保持组间可比性:对于某些疾病而言,其严重性程度受季节影响或有明显的时间性,则轻、重病例进入研究的时间可能相对集中。如用简单随机化方法进行分配,研究的早期阶段两组例数均衡的机会甚少,这样有可能使重症(或轻症)患者较多地被分配至某一组别,容易造成组间患者的病情严重程度构成不一样。按区组随机化分配病例时,由于同一区组的病例总是在相对集中的时间被纳入研究,他们同属为重症或轻症,而任一区组的分配结束时,两组例数又总是相等,而使研究过程的任一时点,组间轻、重患者的构成总是十分接近。

如果研究者事先知道区组的含量大小,又不是双盲试验,则比较容易判断出每个区组最后一名受试者的分组情况,导致选择性偏倚或期望性偏倚的产生。为了克服这一缺陷,常使区组的例数含量至少为组数的两倍,或用不等区组,如同时使用4个和6个为一组的区组,而不同例数含量区组的使用顺序也是通过随机的方式加以确定的。

(3) 分层随机法(stratified randomization):根据研究对象的临床特点,或依据对疾病的预后转归有重要影响的因素先分层以保障组间样本在数量上一致,这种对研究对象先分层,然后每层再进行随机分配,可以均衡全部或部分已知的影响因素,从而增强组间重要因素的可比性。常见的对疾病预后转归有重要影响的因素有年龄、性别、病情严重程度、病程等。

分层因素的选择需要注意以下一些原则:①选择影响试验结局或疾病发生的危险因素或预后因素;②尽可能选择最主要的分层因素,使因素数量最小化:一般而言,选择2~3个重要因素比较合适,如果分层过多,样本量又不足时则难以实施。此外,在上千例以上的大样本量研究中,则不必采用分层随机进行样本分配。

3. 随机分配方案的隐藏　随机分配方案的隐藏(allocation concealment)的目的是让研究的执行人员不知道所入组的受试者的分组情况,也不知道具体的随机方法和方案,从而避免主观偏倚对研究结果的影响,以防止选择性偏倚。未隐藏分配方案或分配方案隐藏不完善的试验,常常会夸大治疗效果(30%~41%)。隐藏的方法有多种,包括大型多中心临床试验采用的中心电话随机化分组系统;中小型随机对照研究的随机分配方案由执行者以外的人来操作(比如药剂师),也可采用严格管理的通过避光信封密封分组编号的方法等。

(二) 对照原则

一般来讲,一种干预措施的治疗总效应不仅包括干预措施本身所起的特异性效应,还有患者疾病的自然缓解和非特异性反应。因此,在临床试验过程中,为了明确干预措施的特异性效应,采用确立对照组进行对照研究,以消除非干预措施的影响,有效地评价试验措施的真实效果。

1. 对照的原则　在临床试验研究中,设立对照是临床试验的基本原则之一,主要目的在于通过比较不同组别间效应指标的差异,从而可以对干预因素的效果评价提供

依据。其目的和意义有两个方面:

一是控制非处理因素的重要途径。疾病的发生、发展、转归和预后往往是多种因素共同作用的结果,这其中除研究针对的处理因素外,还包括许多非处理因素,如社会人口学特征、合并疾病、气候、饮食等,这其中也可以包括除处理因素外的其他药物或非药物干预措施;某些病证(如感冒、溃疡病、腹泻等)的自愈或自行缓解倾向,也属于非处理因素的范畴。为了更好地探讨处理因素与某疾病的发生、好转或其他状态间的因果联系,常需要对这些非处理因素加以控制,避免其对研究结果的真实性及可靠性带来不利影响。通过设立对照,使试验组与对照组间除处理因素外,其余非处理因素尽可能接近,从而可以对处理因素与非处理因素对同质个体产生的反应差异进行鉴别,为确认处理因素在临床试验过程中的真实效应提供依据。

二是反映研究目的的重要因素。临床试验的研究目的中往往包括几个必不可少的要素,所谓 PICO 模型,除研究对象(participant)、干预因素(intervention)与研究效应(outcome)外,还包括对照措施(comparison)。

三是临床试验科学性的重要保障。对照是临床试验科学性的必要条件。一方面,没有对照的临床试验,很难避免其研究结果受机遇、偏倚等的影响,从而极大地降低了其科学性;当然,另一方面,有对照的临床试验,如不能设立合理、均衡的对照,使组间的基线特征具有可比性,亦会失去对照的意义。组间数据分析也是以对照的均衡性为前提的。

2. 对照的类别　对照设立可按临床研究设计方案进行分类。

(1) 同期对照(concurrent control):指临床试验中的各个组别包括试验组和对照组的受试干预是在同期并行的,而不是在不同时期先后进行的。按分组的方式可以分为同期随机对照(concurrent randomized control)和同期非随机对照(concurrent non-randomized control)。同期随机对照有以下几个特点:第一,研究对象被分配至试验组或对照组是采用随机的方式,试验组与对照组的研究对象间具有同质性;第二,无论处于哪个组,研究对象都是在相同环境下(如住院治疗或门诊治疗或社区随访等)接受干预试验的;第三,除施加因素外,试验组与对照组的其他已知作用因素均一致,未知作用因素也因各种控制措施的应用而尽可能一致。非随机对照是因某些"自然"因素而形成的一组群体,他们可不受人为因素(或因是否接触某种致病性的危险因素,或因个人意愿接受或不接受某种药物治疗等)影响而入组,与条件一致、研究目的和设计方案相同而"自然"构成的另一观察组,进行同步性、前瞻性的比较研究。

(2) 非同期对照(non-concurrent control):亦称历史对照(historical control),即以既往某段历史时期内的资料或研究结果为对照,与现阶段的资料或研究结果作对照比较。非同期对照要特别关注资料之间是否具有可比性。通常由于既往资料中的研究对象、条件、环境等难以与现阶段研究保持一致,导致可比性差而不宜采纳。不过,如果疾病(如恶性肿瘤)治疗的效果不易被其他因素所影响,自愈的可能性非常小,误诊率低,且评价指标相当稳定(如生存或死亡),则采纳历史对照所得结论仍然可取。

(3) 前后对照(before-after control)与交叉对照(cross-over control):前后对照指的是在同一个或同一组患者身上,分前、后两个治疗阶段,分别采用试验措施或对照措施,并对其治疗效果予以分析评价。哪个阶段采用哪种干预措施通常用随机的方法加以确定。应该明确的是这里所说的前后对照,是对不同阶段采用不同干预措施的效果比较,而不是同一个阶段治疗前与治疗后的比较,后者不属于对照的范畴。如果前后对照设立两个组,并同步进行试验的话,则两组的前后阶段都要分别接受试验或对照措施,构成两组试验与对照交叉的结果,因而称之为"交叉对照"。

(4) 配对对照(matching control):为消除非施加因素对研究结果的影响,使组间得以保持均衡,在设计对照组时,可以将可能的混杂因素(最常见如年龄、性别、合并疾病的数量或种类等)或有关危险因素作为配对因素(matching factor)进行配对,这种对照称之为"配对对照"。配对对照最常用于回顾性病例对照研究,根据研究目的及病例来源情况,以 1∶1 或 1∶2 配对设计多见,最多的对照组配对不宜超过 1∶4。否则,过度配对非但不能提高研究效能,反而会带来负面影响。

3. 对照的措施　对照措施可按干预措施的性质进行分类。

(1) 安慰对照:安慰对照包括安慰剂对照、假操作对照等。安慰剂是指外观、色泽、气味、颜色、形状以及用法和给药途径,均与试验用药完全相一致,但无明显药理作用的制剂。安慰剂多由淀粉、糊精、食用色素、苦味剂等制成。中药的安慰剂有其特殊性和多样性,可在保障安全性的基础上,重视各种辅料的选用。假操作是指对照组受试者表面上接受了与试验组相同的操作,但这些操作(包括针灸、手术等)却没有被真正实施。安慰对照的目的在于克服对照组受试者由于心理因素导致的偏倚。临床试验中,安慰对照只有在符合伦理且可行的情况下才可以应用。当疾病已有公认有效的治疗方法时,通常不允许用安慰对照的方法。

(2) 空白对照:指对照组在不加任何处理的"空白"条件下进行观察和研究。如两组都有常规治疗,治疗组在常规治疗的基础上加用待研究的施加因素,而对照组除常规治疗外不加用任何治疗方法,也属于空白对照的范畴。空白对照常用于某种新的免疫制剂对某种传染病的预防效果评价研究,分为免疫组与空白组,比较其血清学及流行病学效果,从而对其预防作用进行评价。

(3) 阳性对照:亦称为有效对照(effective control),以公认的常规有效疗法作为对照。只是疗效的"公认"是一个较为复杂的问题,尤其在中医及中西医结合领域,应用阳性对照的研究,其结论推导均需慎重。

(4) 模拟对照:是指不同给药途径或不同类别的治疗方法需要比较时,为了使两组受试者间不会因为知道接受了不同治疗方法而产生偏倚,使用模拟剂或模拟操作,让两组受试者表面上看起来是接受了相同的治疗。例如,需要比较胶囊和注射剂对某疾病的治疗效果,则一组用胶囊加模拟的注射剂,另一组用注射剂加模拟的胶囊。模拟剂的制作原则和方法同安慰剂。

(5) 相互对照:是指各组互为对照。包括相同药物不同剂量组间的对照,不同治疗方法组合的对照(如中药组、西药组、中药加西药组),同一疾病不同中医证型组间的对照等多种情况。

(三) 盲法原则

在临床试验中,盲法应用的目的是为了克服可能来自研究人员或受试者的主观因素所导致的偏倚,减少期望性偏倚或测量性偏倚,从而有助于临床试验获得一个可靠的无偏倚的研究结果。

1. 盲法的原则　在临床试验设计中,盲法主要是让试验的研究者或受试者,都不知道试验对象的分配情况,即不知道受试对象在试验组还是对照组,接受的是试验措施还是对照措施。因此,盲目主要用于研究措施的实施者和结果测量,也可用于资料分析和报告,以避免测量性偏倚。

2. 盲法的实施与分类

(1) 单盲(single blind):是指对受试者设盲,研究对象在研究过程中既不知自己属于哪一组(试验组或对照组),也不知道自己所被应用的干预措施是哪种药物或哪种治疗方法,研究者却知道某一研究对象的分组情况。优点是研究者可以更好地观察了解研究对象,在必要时可以及时恰当地处理研究对象可能发生的意外问题,使研究对象的安全得到保障;缺点是避免不了研究者方面带来的主观偏倚,易造成试验组和对照组的处理不均衡。检验人员、病理医师等不知道受试对象的诊断情况也属于单盲。

(2) 双盲(double blind):是指研究对象和试验实施的研究者都不了解试验分组情况和所使用具体是哪种干预措施,而是由研究设计者来安排和控制全部试验。优点是可以避免研究对象和研究者的主观因素所带来的偏倚,缺点是方法复杂,较难实行,且一旦出现意外,较难及时处理,因此,在试验设计阶段就应慎重考虑该方法是否可行。

(3) 三盲(triple blind):是指在双盲的基础上使数据资料分析人员或报告者不知道何种组别接受的是哪类干预措施。而如果同时结局评价人员也被设盲的话,也可被认为是"四盲"。

3. 随机方案的隐藏与盲法(图 4-2,表 4-1)

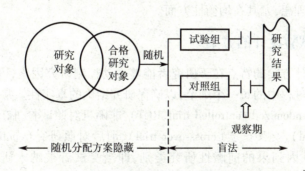

图 4-2　随机方案的隐藏与盲法

表 4-1　随机分配方案的隐藏与盲法的区别

项目	随机分配方案的隐藏	盲法
目的	避免选择性偏倚	减少结果测量和数据分析过程中的偏倚
应用时期	至分配方案完成为止	分配完成之后
可行性	可行	有时难以实施

(四) 重复原则

重复原则是指相同研究条件下多次独立试验结果之间应具有良好的一致性。一项临床试验能否符合重复原则,主要取决于研究样本的代表性。

样本的代表性是针对总体而言的。总体是指同类性质研究对象的全体,即由性质相同的所有个体组成。样本是从总体中抽取的一部分,研究的目的是为了通过样本来推论总体,因而,样本首先必须体现总体的本质特征,也就是说,总体所具有的一切特性都应能在样本中得到反映;其次,样本在数量上也应能代表总体,除样本量在总体中所占的比例外,还应考虑样本在不同类别总体中的数量比例。例如,调查某地健康成年人中红细胞的正常值范围,该地区所有的健康成年人就是总体,样本具有总体的特征,应都属于健康成年人的范畴,而不应把疾病人群包含进来。另一方面,样本应在性别、年龄等方面都能够体现总体的分布情况,即如果某疾病总体的男女性别比例为1:1的话,则样本中的性别比例也应该接近1:1。

总体的资料往往不容易全部获得,只能通过样本加以推论,因此,对于任何一项临床试验研究而言,样本的代表性即研究结果具有可重复性非常重要,是研究结论正确的前提。

(五)均衡原则

均衡原则也称为齐同原则,是要求同一个试验因素各对比组之间,除了被研究的因素在不同水平外,其余非研究的因素在组间都应尽可能保持一致,以确保组间的可比性和研究基线的一致性。

例如,在进行某干预措施治疗急性心肌梗死效果评价的临床试验设计时,除干预措施外,要求各组患者之间在病情构成(即轻、中、重的比例)、平均年龄及年龄分布、性别构成(男女比例)等任何可能影响结局评价的方面都尽可能一致。充分发挥研究设计者、同行专家及统计学家等具有各种知识背景的人的作用,可使制订出的临床试验设计方案比较理想,尤其在均衡性方面。

三、临床试验设计的方案

临床试验设计方案的特点在于研究者能够主动控制研究因素,因此,方案的设计需要细化到实施过程中的每一个细节,以确保研究结论的真实性。常用的设计方案有随机对照试验(randomized controlled trial, RCT)、非随机对照试验/临床对照试验(clinical controlled trial)、交叉试验(cross-over trial)、前后对照研究(controlled before-after study)等,都是从因到果的前瞻性研究类别,即当受试者被纳入研究时,结局尚未出现。

(一)随机对照试验

随机对照试验是采用随机化的方法,将合格的研究对象分配到试验组和对照组,然后接受相应的试验措施,在一致的条件下或环境中,同步地进行研究和观测试验的效应,并采用客观的效应指标对试验结果进行科学的测量和评价。具有能够最大程度地避免临床试验设计和实施过程中可能出现的各种偏倚、平衡混杂因素、提高统计学检验的有效性等诸多优点,被公认为是评价干预措施的金标准。

1. 设计模式 随机对照试验的设计要点是按照研究对象的筛选标准(包括诊断、纳入和排除标准)将合格的受试者随机分配至各组,试验组接受试验性措施,对照组接受对照措施(图4-3)。这类研究通常会采用盲法,观察的效应期相同,在相同的条件下或环境中,同步地进行研究和观察试验的效应,并对相应的结果记录进行统计分析。

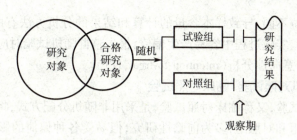

图 4-3　随机对照试验设计模式

2. 特点　随机对照试验的特点在于研究者可以主动控制试验;随机分配研究对象,增强研究结果的可比性,避免选择性偏倚;试验的同步性;条件的一致性;试验期间的一致性;研究结果于试验结束时方可获得;为控制主观因素对结果的影响,使用盲法观察。

本方案的优点在于:①已知或未知的混杂或其他影响因素可以通过随机化分配的方法而在组间取得平衡,故其组间基线的可比性好;②由于研究对象被严格地定义,加之干预因素及效应指标的规范化及标准化较强,从而保障了研究结果的可重复性;③多采用盲法,减少了研究因主观因素而发生偏倚的机会,使结果及结论更具说服力;④采用单因素和多因素的统计分析方法,能获得高质量的结果,资料统计分析效能高。其缺点在于:①样本量大,研究周期长,需要耗费较多的人力、物力、财力和时间;②其可操作性有时受主、客观条件的限制,使适用范围受到一定的局限;③安慰剂的不适当应用或有害致病因子的主动暴露等会违背医学伦理学的原则;④研究对象由纳入标准和排除标准选择,代表性较差。

3. 应用范围　本方案多用于治疗性或预防性措施的效果评价,以探讨某一干预或预防措施(药物、治疗方案、筛查方法等)的确切疗效,为正确的治疗决策提供科学依据;特定条件下,随机对照试验也可用于病因学因果效应研究,不过研究的前提是该可能的致病因素对人体的作用无确切的或潜在的危险性证据,但也不能排除其与疾病发生的关系。此外,还可应用于药物不良反应研究或教学领域。

4. 特殊的随机对照试验

(1) 特殊的半随机对照试验(quasi-RCT):设计模式与随机对照试验相似,唯一区别是研究对象分配方式不同,采用半随机分配方式,即按试验对象的生日、住院日或住院号等末尾数字的奇数或偶数分配研究对象或交替分配研究对象,接受各自的试验措施。半随机对照试验由于分配方式的关系,容易受选择性偏倚因素的影响,造成基线情况的不平衡,因此,虽然花费的时间、精力、财力并不亚于随机对照试验,其结果的真实性、可靠性却不及随机对照试验。

(2) 整群随机对照试验(cluster-RCT):整群随机对照试验是将研究对象以群组为单位进行随机分配的一种试验设计。设计模式与随机对照试验相似,区别是随机分配的单位不同,不是以单一个体,而是将一个家庭、一对夫妇、一个小组或一个乡镇作为一个试验单位,随机分配入试验组或对照组。在很多情况下,医疗卫生干预是在群体水平实施的,如针对社区人群的健康教育、针对医生实施指南的干预等,这种情况下很难以个体为单位进行随机分组,同时,整群随机试验设计可以避免不同干预之间的污染,因此,在公共卫生与医疗服务领域有着广泛而重要的用途。但本方案的缺点在于因随机分配的单位不同,导致样本含量的计算和结果的分析方法有所差异,所需样本含量较大,在设计、实施过程中容易产生偏倚,报告整群随机试验时应废除分析资料的数量,并同时进行意向性分析(intention-to-treat,ITT)。

(二) 非随机对照试验/临床对照试验

非随机对照试验,又称临床对照试验,是采用非随机分配方式,将受试对象随意或任意分配入试验组和对照组,多为前瞻性研究,但易受各种偏倚的影响。常用于比较临床不同干预措施的效果。

1. 设计模式　非随机对照试验的设计要点是试验组和对照组的受试对象不是采用随机的方法分组,而是由病人或医生根据病情及相关因素认为的纳入试验组或对照组,并进行同期的对照试验(图 4-4)。也可以是回顾性研究或历史性研究,对照可以平行,也可以完全没有平行。

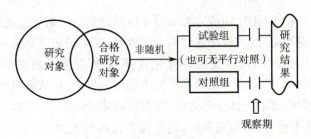

图 4-4　非随机对照试验设计模式

2. 特点　非随机对照试验的特点在于采用非随机分配方式。其优点是方便、简单、减少或消除了选择性治疗和医德伦理问题,研究方案的可行性好,容易被医师和患者接受,依从性较高。而缺点是难以保证各组间治疗前的可比性,治疗组和对照组在基本临床特征和主要预后因素方面分布不均;难以盲法评价试验结果,造成许多已知和未知的偏移影响观测结果的真实性;由于选择性偏倚和测量性偏倚的影响,使结果的真实性下降,结论的论证强度减弱。

3. 应用范围　在临床实际工作中,有些情况下不适宜做随机对照试验,例如外科手术治疗,急重症病人的抢救或贵重药物的选用等,因此,只能根据具体情况将患者分入试验组或对照组,其研究结果的论证强度虽远不及随机对照试验,但是,在尚无随机对照试验结果或不能获得随机对照试验结果的时候,还是应该予以重视的,尤其是对于病例量大的非随机同期对照试验研究,仍有重要价值。不过在分析和评价研究结果的价值及意义的时候,应持审慎的科学态度。

(三) 交叉试验

交叉试验是指试验组和对照组受试对象在整个试验过程中先后接受两种不同的试验处理措施,通过前后两个阶段互相交叉的处理措施的方法完成,最后评价试验结果的一种临床试验性研究方案,兼有随机对照试验和自身前后对照试验的优点。

1. 设计模式　交叉试验的设计模式(图 4-5)有两种,一种是随机分配的称为随机交叉试验,另一种则是非随机分配的非随机交叉试验。主要区别在于是否采用随机的方法进行分配,前者可以减少人为的偏倚以及措施带来的顺序效应。不过无论哪种分组方法,每位研究对象都先后接受两种不同的干预措施,且都经过两个通常是相等的治疗期。在交叉试验设计时,一定要注意前后两个试验阶段药物洗脱期的时间设置,通常以药物的 5 个半衰期为宜,不宜过短或过长,否则易受偏倚干扰的影响。

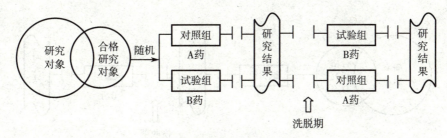

图 4-5　交叉试验设计模式

2. 特点　本方案的特点在于每组受试对象均要接受试验组和对照组的处理措施,将结果进行配对比较;在两处理措施交换期间,需要一间歇期(洗脱期)以消除第一阶段处理措施的疗效,并等候症状再现;洗脱期的长短要恰当,务必使受试对象的情况在第二阶段开始时与第一阶段开始前基本相同;第一阶段处理措施的分配可采用随机分配方法。其优点在于:①由于所需样本量较少的缘故,可以一定程度节省人力、物力和经费;②每个受试对象先后接受两种方案处理,具有自身前后比较的特点,消除了个体差异,同时也获得组间比较的结果;③交叉试验采用随机分组、盲法测量和同期对照的方法,具有随机对照试验的全部优点,有效控制偏倚,试验结果真实可靠。缺点在于:①应用范围受到限制,只适用于慢性、复发性疾病;②某些病种在洗脱期时不给予任何措施对病情不利,不符合伦理学原则;③期望第一个阶段的残余效应不对第二阶段带来任何影响,但实际上往往难以避免,因而,残余效应的作用在研究结论推导时需要给予充分的重视;④每个病例在接受第二阶段的治疗时,很难保证病情处于试验第一阶段开始时的相似状态,降低第二阶段的可比性,也影响疗效评估;⑤如果试验周期长,容易发生失访、退出、依从性下降等问题。

3. 应用范围　常应用于慢性疾病的疗效研究,特别适用于相同的症状或体征在病程中反复出现的慢性复发性疾病,如支气管哮喘、溃疡病、高血压、人体生物等效性试验等。对于患者间个体差异大的疾病,不同患者间的可比性较差,如使用该设计方案,则由于使用同一病例进行对照,可以消除个体间差异,较其他类型的设计方案有较明显的优势。

(四)前后对照研究

前后对照研究是指受试对象在前后两阶段接受两种不同的处理措施的临床研究设计方案。在前后两阶段,受试对象可以为相同病例(自身前后对照研究),也可以为不同病例(不同病例前后对照研究或历史对照研究)。需要注意的是,仅有一种治疗措施,观察治疗前后效果的研究不能被称为前后对照研究,应该属于不设对照组的描述性研究。

1. 设计模式　前后对照试验的设计模式是根据在研究的前后两个阶段的受试对象是否来源于相同的病例分为两种:一种是相同病例的自身前后对照研究(图 4-6),另一种是不同病例的前后对照研究或历史对照研究(图 4-7)。自身前后对照研究是以个体自身为对照,要求符合研究的纳入对象随机或非随机的在第一阶段接受一种措施的试验,然后经过一定的洗脱期后,受试者开始接受第二阶段的第二种措施,当完成试验后,将前后的试验结果进行分析比较,可以避免个体差异对结果的影响。

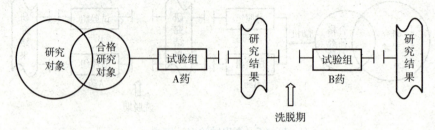

图 4-6　自身前后对照研究设计模式

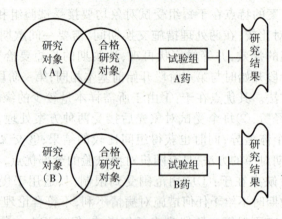

图 4-7　不同病例的前后对照研究设计模式

2. 特点　本方案的特点在于受试对象在前后两阶段接受两种不同的处理措施。自身前后对照研究在两种不同处理措施交换期间,需要一间歇期(洗脱期)。洗脱期的长短要恰当,务必使受试对象的情况在第二阶段开始时与第一阶段开始前基本相同。本方案的优点在于:①自身前后对照研究由于同一批受试者既是试验组也是对照组,故所需样本量减少了一半,从而节省了人力、物力和经费,可以减少个体差异带来的影响;②每个研究对象均接受试验和对照两种措施,具有公平性;③避免了自愿者偏倚和研究人员意愿偏倚,可以实现试验措施的标准化;④试验中采用盲法并用随机方法安排前后干预措施,提高了结果的可信度。但其缺点在于:①疾病的严重性或其他可能影响预后的因素(如个体心理状态、季节等)在不同的阶段可能有差别,影响两个阶段的可比性;②试验的应用范围有限,只适用于慢性、复发且不能自限自愈的疾病;③自身前后对照研究仅以自身作对照,结论的外推性受局限,且洗脱期过长可能影响患者的及时治疗。

3. 应用范围　前后对照设计方案多应用于治疗性研究,特别是慢性和复发性疾病比较两种或多种不同治疗方案的效果,通常在此基础上进行随机对照试验。当研究仅纳入一个病例时,有人将其称为单一病例试验设计(single case experimental design),其目的在于探索适合单个患者的治疗方法。

四、临床试验设计的偏倚及其控制

尽管在临床试验设计中研究者都能够主动控制研究因素,但仍然存在一些非研究者所能控制的不可回避的测量性问题和非研究因素的可比性问题,前者可造成测量性偏倚(measurement bias),后者可造成混杂性偏倚(confounding bias)。在临床试验当中存在或发生这些偏倚都可以影响到研究结果的真实性,因此,在临床试验的设计、实施和分析阶段都要尽可能地加以控制,以避免影响到研究结果的真实性。

(一)测量性偏倚

在临床试验设计当中,测量性偏倚主要是由于研究者在不知情的情况下发生了沾染和干扰,以及患者依从性差、失访率高等原因所导致的测量值与真实值之间的误差。对于测量性偏倚的控制,在遵从赫尔辛基宣言和注意医学伦理问题的基础上,尽可能地统一干预措施和测量方法,并形成标准化的统一方案,规范实施过程的监督,提高研究的实施质量。减少测量性偏倚的主要方法有:

1. 采用盲法 在临床试验设计中,盲法主要用于参与研究的受试者、研究措施的实施者以及数据资料分析员和报告者,以避免测量性偏倚。但在实际情况当中,往往很难做到"三盲"或"四盲",因为盲法实施得越多,研究方法就越复杂,给研究的可行性带来了很大的困难,这是一个不可调和的冲突。因此,为了尽可能地减少测量性偏倚,在临床试验设计中,要权衡利弊,尽量采用对研究结果影响最大的一方或两方采用盲法。

2. 避免沾染和干扰 沾染(contamination)是指对照组接受了与试验组相似的治疗措施,使试验组与对照组之间效果差异缩小的假象。干扰(intervention)是指试验组在接受研究措施以外,还接受了类似效果的额外措施,使试验组与对照组之间效果差异扩大。沾染和干扰可以来自研究者,也可以来自受试者。避免的措施是在临床试验设计时制订明确的沾染和干扰范围,在试验开始时向受试者和研究者明确告知,并在干预过程中监督。

3. 增强依从性 依从性是指受试者服从研究者要求的程度。在临床试验时,需要受试者忠实执行研究者安排,这是保证试验获得真实结果的前提。因此,需要有保证依从性的措施,以提高受试者的依从性。如试验时选择依从性好的受试对象;与受试者建设良好的关系;减少检测次数;告知受试者试验意义以取得理解;对发生的不良反应要有明确有效的应对措施;提供关怀受试者的措施,如为居住较远地区受试者提供交通便利,为误餐者提供餐费,为经济困难者减免医疗费用等。

4. 提高随访质量、控制失访率 在临床试验中,研究者对受试者的随访工作十分重要,如果失访率大于20%则研究结果可能没有参考价值,因为失访的受试者不仅带走了研究措施对影响疾病预后转归的信息,还将影响到研究结果的可靠程度。为了提高随访质量,一般都要对随访工作进行严密的组织,尽量使所有研究对象都做到随访,严格控制失访率。防止受试者失访的措施,如加强对受试者及其家属进行随访意义的宣传,以提高随访的依从性;建立健全随访管理制度,随访要有专人负责,对失访者要及时采取措施以保证随访;积极应对受试者的要求,做到不失信于受试者;改进随访方式,强调近期及时和主动性,采用多种随访方法等。

（二）混杂性偏倚

混杂性偏倚是在研究某因素与某疾病关联时，由于一个或多个混杂因素的影响，掩盖或扩大了所研究的因素与疾病的联系，从而错误地估计了二者之间的真正联系。混杂性偏倚是属于非研究因素的可比性问题，由混杂因素产生，影响数据的分析和结果的解释。当混杂因素在比较组别的分布不均衡时，就可能缩小或夸大研究因素与研究结果之间的联系。在临床研究中，性别、年龄是最常见的混杂因素。

1. 在设计和资料收集阶段控制混杂偏倚的方法

（1）限制（restriction）：针对某一或某些可能的混杂因素，在设计时对每个研究对象都要有相同的诊断标准，且对纳入和排除要制订明确的客观标准，使研究对象限制在某一特定范围，排除其他因素的干扰，从而得到同质的研究对象，有利于对研究因素与疾病之间的关系作出客观的估计。但在这种情况下，研究对象对总体的代表性可能会受到影响，因而研究结论的外推性会受到一定限制。

（2）匹配（matching）：将可疑混杂因素作为配对因素，使各比较组同等分配具有同等混杂因素的对象，以此消除混杂因素对研究结果的影响。匹配是控制混杂因素常用的方法，如在性别和年龄方面的匹配。但匹配因素较多会使部分病例找不到对照，致使信息的浪费；过度配对会掩盖暴露的真实作用；不能对配对掉的混杂因子及交互作用作分析。

（3）随机化（randomization）：以随机化原则使研究对象以等同的概率被分配在各处理组中，从而使潜在的混杂因素在各组间分布均衡，使组间基线具有良好的可比性，而使得研究因素的真实差异得以显示。

2. 在数据资料分析阶段控制混杂因素的方法

（1）分层分析（stratification）：是指将研究资料按照已知或可疑的混杂因素分为亚组分层进行分析，在资料分析阶段是控制混杂因素的常用方法。利用分层分析可定量判断某因素是否为混杂因素。分层因素主要是与比较指标有关的因素，如年龄、性别、病情等。按某混杂因素分层后，再用相应的统计方法进行处理。分层方法主要用于样本例数较大时，而且控制的混杂因素较少时；当样本例数不大，或混杂因素较多，希望同时考虑暴露因素和控制混杂因素对疾病的影响时，不宜采用分层方法。

（2）标准化法（standardization）：按照统计学标准化的方法，将需要比较的两个率进行调整，使可疑的混杂因素在两比较组中得到同等加权，从而获得有可比性的标准化率。标准化法是分层分析法的补充方法，主要用于两组率的分析和比较。

（3）多因素分析（multivariate analysis）：如果欲控制的混杂因素较多，往往受样本量的影响，分层分析常不适用。在这种情况下，可应用多因素分析方法以控制混杂因素后，再分析暴露因素与疾病的关系。常用的方法有多元线性回归、多元方差分析、协方差分析、Logistic 回归模型、对数线性模型、COX 模型等。

五、中医临床试验设计的特点

中医防病治病的原则和方法建立在以"整体观"和"辨证论治"为代表的中医学理论体系之上，因而，中医临床试验必须重视中医药学的特点，在立足于符合中医自身特色的基础上反映出干预措施的安全性和有效性。

（一）症证结合筛选研究对象

在研究对象选择时，需要确立诊断、纳入和排除等标准，而"同病异治""异病同治"是中医学"整体观"和"辨证论治"在临床治疗学上的具体体现，因而所选研究对象除了需要考虑西医病种的诊断外，还应把中医证候分类原则，以及该原则与被研究治疗措施之间的对应关系分析清楚，选择适合的且可操作性强的分类方法，进行研究对象的筛选。这其中有两种模式，一种是在考虑西医诊断的基础上，进行证候分类，即"同病异治"；另一种是只考虑中医证候，而允许纳入诊断为不同西医病种的受试者，即"异病同治"。既往临床研究中以前一种方式更为常见。无论采取何种方式，如果治疗措施依据不同中医证候分类方法而有所不同，则证候分类方法的公认性程度及其操作的标准化程度往往决定了该研究能否具有较强的外推性，通常公认性和操作的标准化程度越强，结论的外推性越强。

辨别病证要在整体观念的指导下，运用四诊方法与辨证理论，对人体在致病因素影响下所出现的一系列症状进行细致的观察与分析，从错综复杂的现象中找出矛盾所在，确定其所患疾病与所属证候。"病证结合"是中药临床试验适应证选择的一种重要模式，由于疾病的发生是机体与外环境及机体内部各系统之间的生理功能和相互之间的关系发生紊乱的过程，因此，临床上患病个体所表现的临床证候常常是复合性的证候，或以一个证候为主、兼夹其他证候，而以单一证候形式出现则甚少见，这种情况在慢性疾病中尤为常见。中医临床试验必须把复合证候作为一个"整体"来看待，合格的受试对象都应该具有这一复合证候的特征，这才符合临床试验中对受试者"同质性"的要求。如果把复合证候拆分为若干个单一证候，以每个单一证候都作为适应证，也有悖于受试者"同质性"的原则。中医药临床试验应运用病证结合的模式筛选临床研究对象，更符合中医学的"整体观"和"辨证论治"的特点，能够更好地反映中医病因、病机变化，更符合临床实际。

（二）盲法的选择

盲法是临床试验中控制和避免测量偏倚的重要手段。中医临床试验中，由于中药的独特性，盲法实施的质量尤为重要。临床试验中实施盲法的质量直接影响到研究结果的准确性。无论药物或非药物疗法在中医领域实施盲法都有其一定的难度，如中药汤剂安慰剂或模拟剂的制作，除不能有治疗作用的物质外，还须使其在颜色、气味、口感等方面与真实药物一致，且成分稳定，其困难程度可想而知。相比而言，推拿、针灸等非药物疗法的模拟操作除了要求外观上看起来试验组和对照组没有差别外，还要求受试者的感受也没有差别；当然，无论采用何种操作装置能做到后者都不容易。因而，不少针灸的临床试验增加了一个排除标准即"有接受针灸经历的人"，只是这类研究如在中国开展，合格研究对象将被缩窄到一个较小的范围。

若采用盲法，应确保整个临床试验过程中被盲对象或相关重要研究人员均处于盲态。但临床试验过程涉及的环节和人员过多，因此要保持良好的盲态并不容易，尤其是在中医临床试验中，在研究者无法保持盲态时，如无法制作药物的安慰剂或操作性干预措施的研究中，应尽量采用评价者盲，即由与试验操作无关的第三者进行数据采集和结局评价，以避免由于研究者了解受试者组别而可能导致的偏倚。

（三）整体观的效应指标

中医药从整体观出发，重视调节脏腑、经络、气血等功能活动的有序性，有助于机体建立或恢复内环境的稳态,从而提高其对于外环境(自然或社会环境)的适应能力。因而,对中药复方、单味药或活性组分和单体进行药理评价,将中药进行化学成分的提取分离和结构鉴定后进行效应评价,追求单一化合物的获得和分子细胞水平新指标的应用等,从单纯生物医学模式的角度对中医的治疗效应进行线性的量效、构效、时效为基础的常规药理学评价,难以全面、真实地反映其所带来的效力或效果。

随着医学模式的转变,西医学关于临床试验的结局评价已注意到传统的结局指标存在的弊病,已不再停留于测量特异的生物学标识物或局部的结构或功能改变,强调从人体对于干预措施的整体反应去选择有关结局指标。中医临床研究应从整体水平上纳入包括重要临床事件、功能状态、证候相关指标、患者自我报告(包括生存质量评分)或医务人员、照顾者报告等指标作为疗效评价的标准,注重西医学指标评价与中医四诊信息评价的结合,患者报告资料评价与医生四诊客观评价等中医特色内容的结合,患者的近期疗效评价和中期疗效、终点指标评价结合,分析、整合多个层次的信息,将有利于提升评价的科学性,使研究结果能更有针对性地应用于临床。

第二节 调查研究设计

一、概述

(一)调查研究的概念

调查(survey)一词来源于拉丁语 supervidere,意为"观察"。调查研究是指通过调查或观察研究对象在自然状态下是否具有某种(些)因素及疾病或健康的状况,并通过分析比较说明该因素是否与某疾病或健康状况存在联系的一类研究方法。即在一般情况下,通过采用调查问卷、结构式访问或观察的方法,有目的地、直接地搜集某社会群体或其样本的资料,并通过对资料的统计分析来认识社会现象及其规律的研究方式。在调查研究中,研究者一般不主动对研究对象采取任何干预措施,只是在自然的状况下调查或观察发生在研究对象身上的某现象或研究对象本身具有的某现象及其疾病或健康状况,然后分析其规律。所以,调查研究也称为观察性研究,包括描述性研究和分析性研究两大类。

调查研究被广泛应用于医学、社会学、教育学等领域,是医疗卫生工作者应该具备的一项基本技能。

(二)调查研究的分类

1. 按照调查的对象分为全面调查(普查)、抽样调查和典型调查。
2. 按照调查涉及的时间划分为回顾性调查如病例对照研究,现况调查和前瞻性调查如队列研究。
3. 按照调查研究的性质分为描述性研究和分析性研究。
4. 按照搜集资料的方式分为直接观察法和问卷调查法。

(三)调查研究的特点

1. 研究对象及其相关因素(包括研究因素和非研究因素)是客观存在的。
2. 不能用随机化分组来平衡混杂因素对调查结果的影响。
3. 调查研究过程中没有人为施加干预措施,而是客观地观察和记录某些现象的现状及其相关特征。

4. 研究过程中多采用问卷调查,容易产生偏倚,应特别注意质量控制。

(四) 调查研究的目的

1. 描述人群健康状况。
2. 探讨疾病的病因及其影响因素。
3. 制订正常参考值范围或卫生标准。
4. 评价各种疾病防制措施的效果。
5. 研究疾病的自然史。

二、调查研究设计的基本步骤

(一) 明确调查目的

在进行任何一项调查研究时,均应明确调查的目的。在拟进行调查研究之前,应通过查阅大量文献,了解国内外的研究现状,并结合医学和生物学知识形成假设,明确通过调查所要解决的科学问题。每次调查都应紧紧围绕一个中心(科学问题),不能分散调查内容,致使调查内容庞杂,达不到预期效果。从统计学的角度,调查主要解决两方面的问题:一是了解参数,用以说明总体的特征,如某地 2010 年 9 岁男孩的平均身高、体重等;二是研究事物间的关联,如吸烟与冠心病、肺癌的关系,肥胖与糖尿病的关系等。

(二) 确定调查对象

研究者应根据不同的调查目的、不同的调查方法、已具备的人力物力及经费来选择不同的调查对象。在选择调查对象时,应从调查对象中能获得所需要的资料信息,以保证调查结果的真实性。所以,在选择时应注意对象的代表性。

1. 对象的选择 调查对象可以从地理或行政管理的范围来确定,如选择一个县、一个乡镇或一个自然村的居民;可以是某单位或系统内的职员,如某企业职工;也可以规定为具有某种特征的人群,如某地 18 岁以上成年人。在病例对照研究中,调查对象主要是某病的确诊患者及其源人群(对照),可以来源于社区或医院,但来源于社区的对象代表性优于医院。另外,为了减少混杂因素对研究结果的影响,病例对照研究可采用配比的方法来选择对照人群。而在队列研究中,研究对象的选择与是否暴露于研究因素有关,一般以暴露于研究因素的人群为暴露人群,基线可比的没有暴露于研究因素的人群为非暴露人群。如果暴露人数不多,可全部纳入为暴露组研究对象,但在选择非暴露人群时往往需要进行抽样,应注意采用随机抽样方法以保证其代表性。另外,在调查研究中,除调查人群外,有时还尚需调查生物群,包括动、植物等,因为不同的生物群落与人类的某些疾病有关。

2. 样本量的大小 在调查研究设计中必须考虑样本量的大小,因为样本含量过少,所得研究结果不够稳定,检验效能低;反之,样本含量过多,不但造成不必要的浪费,也给调查的质量控制带来更多困难。所以,合适的样本含量是在保证一定精度和检验效能前提下所确定的最少观察单位数。在调查研究中,影响样本含量大小的因素主要包括:①调查研究设计的类型,如病例对照研究所需要的样本量较小,而队列研究所需要的样本量则较大;②对调查研究结果的精确度要求(即 α 与 β 值),要求精确度高,所需样本含量大;③容许误差大小,容许误差即预计样本统计量与相应总体参数的最大相差值的控制范围,容许误差大则所需样本小;④所调查疾病的预期患病率或发病率,如果患病率或发病率高则所需样本量较小;⑤人群中某研究因素的暴露率,在调查某因素与某疾病是否有关联时,人群中该研究因素暴露率的大小也是影响样本含量的重要因素,暴露率越大,所需样本含量越小。

(三) 选择调查研究方法

在进行调查研究时,应根据研究的目的选择适宜的调查研究方法,两者密切相关。比如,欲了解某生理指标的正常参考值范围,可采用普查或抽样调查;拟调查某因素与某疾病是否有关联,则可采用病例对照研究或队列研究。所以,不同的研究目的所采用的调查研究方法不同,但是,同一种研究目的也可采用不同的调查研究方法,如调查吸烟与肺癌关系时,可采用病例对照研究,也可采用队列研究的方法,此时,尚需结合研究条件、研究基础来选择合适的研究方法。如研究某因素与某疾病是否有关联时,队列研究因其所需要的人力、物力及经费较多,成本较大,一般在病例对照研究或其他描述性研究结果的基础上使用。

(四) 确定资料收集方式

调查研究的资料收集方式主要有两种——观察法和采访法,两者经常结合使用。

1. 观察法 由调查人员到现场对被调查对象进行直接观察、检查、测量或计数来取得资料。在观察法中,调查人员只是客观地收集、记录发生在被调查对象身上的各种现象或某些特征,可采用旁观记录,或采用检查、测量等方式取得资料。

2. 采访法 由调查人员向被调查对象进行口头询问或面对面交谈,将答案或信息填入调查表以获得所需要的资料。此法可保证被调查对象对问题的理解与设计要求一致,也可保证所收集到的资料高度准确。和观察法不同,采访法主要是根据被调查对象的回答来收集资料,常用的采访方式主要包括个人访谈、自我报告、信访和问卷调查等。

(五) 确定调查项目和设计调查表

根据调查目的确定对每个调查对象的调查项目,包括分析项目和备查项目。

分析项目是直接用于整理计算调查指标,以及分析时排除混杂因素影响所必需的内容;备查项目是为了保证分析项目填写完整、正确,便于检查、补填和更正而设置的,通常不直接用于分析。调查项目要精选,分析项目一个也不可少,备查项目不宜过多,不必要的坚决不列入。调查项目的定义要明确,提法要通俗易懂,使人不致误解,尽量做到不加说明或少加说明即能标准统一。

调查表是根据调查目的制订的问卷,是调查研究中最常用的获取调查对象研究信息的工具。任何一项调查研究均须制订相应的调查表。调查表的设计是否完善直接影响调查研究的成败。研究者应查阅相关文献,借鉴他人的研究成果或经验,制订专用的调查表。

1. 调查表的制订原则

(1) 相关原则:必须紧紧围绕调查目的进行设计,即调查表中的每一个问题都应与调查目的有关。

(2) 定量准确原则:调查表中的每一个问题都要充分考虑统计分析方法,避免出现无法分析的问题或答案。

(3) 简洁原则:调查表中的问题必须简明扼要,容易理解,易于回答,尽量避免使用过于专业化的术语。

（4）选项穷尽原则：调查表中所列问题的答案必须明确，并在逻辑上是排他的且是穷尽的。

（5）非导向性原则：调查表中所列项目应避免带有诱导性或强制性的提问，避免隐含某种假设或期望的结果或出现某种思维定式的导向，以免导致所获得的资料信息出现偏倚。

2. 调查表的结构

（1）指导语或编写说明：一般在表首以简洁的文字说明调查的目的、意义等有关事项以及为被调查者保密的许诺等。大型的调查，应随同调查表同时编制一份详细的填表说明，供培训调查员使用和调查时查阅。

（2）调查表的题目：题目应简明扼要，易于引起被调查者的兴趣并接受。

（3）调查项目：是调查表的核心，包括所有的分析项目和备查项目。

（4）编码：包括调查表编号、调查项目编号和回答选项的编号。

（5）作业证明的记载：在调查表的最后需要列出被调查人、调查者、调查日期等信息，以便于审核和进一步证明调查的真实性。

3. 调查表的制订步骤

（1）设立专题小组：调查表设计应由课题组所有成员或主要成员共同参与、负责调查表的制订。

（2）提出内容纲要，确定调查项目：专题小组根据调查研究的目的、研究指标及统计分析手段讨论提出调查表的内容纲要，并根据内容纲要拟出调查表中的全部调查项目。

（3）确定每个项目的提问形式、类型及答案选项：一般来说，调查项目的提问方式可采用开放式或封闭式两种，前者指不预先给出固定答案，让调查对象自由描述自己的情况或想法；后者是针对问题的所有可能性，同时给出多个固定答案供被调查者选择。封闭式提问容易回答，节约时间，而且答案统一、标准，易于进行统计分析，在调查表中较常应用。

（4）确定调查项目的排列顺序：一般原则是由浅入深、先易后难、相对集中。在安排调查项目的排列顺序时，常把那些容易回答的、不假思索就能回答的问题排在前面，把比较难于回答的、需要思索的或敏感的问题放在后面，而且同一类问题相对集中排列，使被调查者的思路能步步深入。另外，当调查项目存在开放式问题时，往往将其放在最后，因为在回答开放式问题时，需要花费较多的时间，放在前面可能更容易导致被调查者的拒答。

（5）形成初稿，请专家组评审：调查表的初稿形成后，专题小组需对各个项目或问题进行讨论分析并筛选，以确定入选的调查项目数量，还必须聘请相关领域的专家进行审核并从专业的角度考察调查表的合理性、完整性并提出修改建议。

（6）预调查：对于制订好的调查表，在正式应用前需在小范围内进行预调查，评价调查表能否收集到研究所需要的资料信息，并对调查表进行修改完善。

（7）调查表考评：一般从效度、信度及可接受性等方面对调查表进行考评，以评价其适用性和可靠性。

4. 调查表的考评

（1）效度考评：调查表的效度指调查项目及其答案能否真实反映出被调查者的实

际情况,是对调查表所得到的调查结果的准确度进行考评。效度可分为:

1) 内容效度(intrinsic validity):指调查项目所设定的问题是否与其内容或主题相符合或一致。考评的方法通常采用专家评议打分法,即德尔菲法(Delphi法),如果专家评议一致性比例高,则说明其内容效度好。

2) 结构效度(construct validity):指调查表的构造是否符合有关理论构想和框架。结构效度检验的是调查表是否真正测量了所提出的理论构思,是最重要的效度指标之一。结构效度的评价较为复杂,通过采用因子分析方法来评价各项目之间的内在联系,分析是否与理论构想一致。

3) 效标效度(criterion validity):是指由本调查表所得的数据与某种外部标准间的关联程度。通常采用两者之间的相关系数的大小来评价,两者的相关系数越大,说明该调查表的效标效度越好。

(2) 信度考评:调查表的信度是指在不同时间、不同情况下对同一对象重复调查所得的结果的一致性或稳定性。信度反映的是调查过程中由于偶然误差引起的变异程度,即精确度。信度可分为:

1) 重测信度(test-retest reliability):指在一定的时间间隔后应用同一调查表重复调查所得结果的一致性,反映调查结果的稳定性。通常通过计算两次调查结果的相关系数来评价,如果相关系数高则说明该调查表的重测信度好。

2) 折半信度(split-half reliability):是将调查表通过奇偶或前后折半方法分成等价的两部分,并通过计算两部分的相关系数来评价调查表内容一致性的方法。

3) 内在一致性信度(internal consistency reliability):通过评价调查表内各条目之间的联系程度来对调查表内在一致性进行评估,通常采用克朗巴赫系数来评价。

(3) 实用性和可接受性:一项好的调查表既要有良好的效度、信度,同时更应具有实用性和可接受性。实用性是指调查表的应用性、功能性、经济性、可操作性和可解释性。可接受性是指被调查者对调查表的接受程度,主要与调查表项目的简单性、调查内容是否为被调查者所熟悉、调查所需要的时间等因素有关,可通过调查表的回收率、合格率和填表所需平均时间来评价。

(六) 制订资料的整理与分析计划

调查收集到的原始资料可能表现为数字,也可能表现为文字,必须经过整理与分析,去粗取精,去伪存真,才能揭示出事物的本质和规律性。因此,在调查设计阶段对于资料的整理与分析也要有科学的计划,以便有条不紊地进行,其主要内容如下。

1. 调查表的回收与核查　调查表的回收是整理工作的第一步,要认真管理好收回的调查表,并做好记录工作,包括调查完成日期、收回日期等以便全面掌握调查表的回收情况。调查表的核查是指在调查表回收后,编码录入之前对调查表的完整性、真实性所进行的审核检查。核查工作是数据整理必不可少的工作环节,主要包括完整性核查和逻辑核查。完整性核查是对调查表的所有项目进行检查,核对是否存在缺项,缺项内容应立即补填。完整性核查一般在调查现场进行,以免数据弥补困难。逻辑核查主要是对调查表填写内容逻辑上的矛盾进行检查,一般可通过计算机自动核查。

2. 数据编码与录入　数据编码是对调查表中每个调查项目的所有可能的调查结果分配一个代码。编码可以在调查表设计时进行也可在数据收集后进行,前者为事前编码,后者为事后编码。编码主要是为了方便数据录入与统计分析。数据录入通常采用数据库系统如 FoxPro、Excel、EpiData 等,建立数据库后输入原始数据。

3. 数据整理与分组　主要根据调查研究目的和预期分析指标设计数据整理表和数据的分组方式,使调查目的和预期分析指标更加具体和明确。数据分组通常根据资料的类别进行,即把性质相同的观察单位合并在一起,把性质不同的观察单位分开。分组方法有质量分组和数量分组两种,前者按资料的性质或类别分组,如按性别、职业等分组,适用于分类变量资料;后者则按观察值数量大小来分组,如按年龄、身高分组,适用于数值变量资料。

4. 数据归纳汇总与统计分析　归纳汇总即按拟定的数据整理表和分组情况,统计不同类别数据的分布情况,一般采用计算机汇总,资料较少时也可采用手工汇总。数据统计分析是根据调查研究目的、预期分析指标列出统计分析提纲、制订预期统计分析表,并选用适当的统计分析方法包括预期采用什么方法进行统计描述与推断,采用何种方法控制混杂因素等。

（七）制订调查组织计划和质量控制方案

在调查研究的设计阶段,除了以上的技术性的设计外,还应该考虑调查的组织计划。调查组织计划主要包括组织领导、时间进度、调查员的选择与培训、调查任务的分工与协调、经费预算、调查表的准备和宣传资料的准备,以及调查资料的检查制度等。

质量控制是保证调查研究成功的基础。调查研究结果是否真实可靠、有价值,很大程度上取决于在调查研究的全过程中各个环节的质量控制。所以,在调查研究的设计方案中,应重视调查的质量控制措施和监督机制设计,主要包括质量控制的组织机构设置、质量控制方法、质量控制的监督机制等,从调查研究的设计阶段、资料收集阶段、资料整理与分析阶段的全过程进行严格的质量控制,使各种偏倚控制在最低水平,以保证调查研究的质量。

三、常用调查研究设计方法介绍

（一）病例系列分析

1. 概述

（1）概念:病例系列分析是指对曾经暴露于某种相同干预措施的一批临床病例的临床结果进行描述和评价的报告方法,是相对于单个病例报告的一种回顾的描述性研究方法。病例系列分析也可利用已有的发生相同目标疾病或出现相同治疗结局的多个病例资料进行归纳与总结分析,为临床研究提供信息和方向,但是由于没有事先设立对照,不能明确关联的因果关系。

（2）用途

1）临床药物或疗法的潜在危害和不良作用。

2）描述一种新发疾病或罕见疾病的临床表现及诊治过程。

3）观察某药物或疗法的临床疗效。

（3）类型:按研究特征分类,病例系列分析一般可分为 3 种类型。

1）回顾性病例系列分析:主要是将现有的资料进行收集与整理,总结得到某种疾病的临床诊治规律,或疾病的变化规律,通常是无对照的。此种类型的研究在中医药研究中较常见。

2）前瞻性病例系列分析:指有计划地、前瞻性地对某疾病的患者使用同一种干预措施,观察一定数量的病例,进行干预前后的比较,总结干预效果。

3) 全或无病例系列:是指病例系列中报告的病例在治疗与不治疗之间发生了非常显著的差异。包括两种情况:一种是若该病不进行如此治疗,患者全部(或绝大部分)会死亡,但接受治疗后,一部分或很多患者会存活;另一情况是若该病不进行如此治疗,大多数患者会死亡,接受治疗后,没有或几乎没有患者死亡。

2. 设计与实施

(1) 选择分析病种:设计病例系列分析时应充分考虑分析病种的选择。一般而言,具有明显自愈倾向的疾病不宜进行病例系列分析,因为其不能提供可靠的、令人信服的证据。

(2) 选择病例:前瞻性病例系列分析应招募连续病例作为研究对象;回顾性病例系列分析应该选择某时间内接受该种疗法的全部病例,不能仅选择典型病例进行分析。所选择的病例应该是确诊的病例,诊断标准应是采用现行公认的该病的诊断方法。

(3) 确定样本含量:病例系列分析的样本含量估计没有统一的标准或公式,一般可参考横断面调查的样本含量估算方法。

(4) 确定干预措施:在进行病例系列分析时应有详尽的干预措施描述,包括干预措施的组成、剂量、剂型、给药途径、疗程等。中医药病例系列分析还应该有辨证分型及中药复方加减原则的相关描述,以充分体现中医药的特点。

(5) 确定结局指标:应选择医生或患者最为关心的疗效或安全性指标作为病例系列分析的结局指标,而且应尽量选择临床终点结局指标,在无法获得终点结局指标时也可选择替代的中间指标。

3. 资料分析　病例系列分析虽无平行的对照,但也可以分组比较,进行统计学显著性检验,并可估计机遇的大小。通常情况下,可将病例的特征、疾病分期、化验结果的异常、结局指标的等级等进行对比分析。

(二) 现况调查研究

1. 概述

(1) 概念:现况调查(prevalence survey)是按照预先设计的要求在特定时间点或期间内应用普查或抽样调查的方法收集特定人群中有关特征(或因素)与疾病或健康状况,以分析疾病的分布或探究某些因素与疾病之间的关联。从时间上来说,这种调查研究是在特定时间内进行的,即在某一特定时间点或较短时期内完成的,反映的是某时间点(短时期内)的疾病分布或某些因素与疾病之间的关联,好似时间上的一个横断面,也称横断面调查(cross-sectional survey)。

(2) 用途:现况调查研究可用于下述情况。

1) 了解某种疾病或健康状况在特定时间、地区及人群中的分布。

2) 探讨某些因素与疾病或健康状况之间的关联。

3) 评价疾病的防治干预措施的效果。

4) 了解人群的健康水平。

5) 为疾病监测或其他类型流行病学研究提供基础。

6) 通过不同时间的重复调查,了解同一人群中医证候的演变趋势。

(3) 类型:主要包括普查和抽样调查两种。

1) 普查:是为了解某种疾病的患病情况或人群健康状况,于一定时间内对一定范围内的人群中每一个成员做调查或检查。普查强调"一定范围内人群中的每一个成员",可以是全部对象,也可以是具有某项特征的全部对象,如在单位进行一项妇科普查,普查对象则为该单位所有已婚妇女而并非所有女性。另外,普查的时间要求在尽量短的时间内完成,可以是某时点,或1~2天,大规模的普查也可在2~3个月内完成。普查的时间不宜过长,否则人群中的疾病或健康状况会发生变动而影响普查的质量。

2) 抽样调查:指只对某人群中一部分有代表性的对象进行调查,并以此结果估计该人群的疾病或健康状况。抽样调查是以小窥大,以局部估计全体,以样本估计总体的调查方法。抽样调查的对象是总体中有代表性的样本人群,应特别注意代表性的问题,必须采用随机抽样的方法,使总体人群中的每一个成员都有同等的机会被抽取为样本,其次要有足够的样本含量,即按照计算样本大小所规定的条件确定能够保证抽样调查研究精度的最小样本数量。

2. 设计与实施

(1) 明确目的:在进行现况调查前首先要明确调查研究的目的,即通过所进行的调查研究要达到何种目的,解决什么问题,对该问题的进展有何推动作用。如调查某人群某疾病的患病情况并为确定该病的防治措施做进一步研究的设想,为前瞻性干预研究的实施提供信息参考。

(2) 确定调查方法:根据调查目的确定现况调查的方法,即普查还是抽样调查。如果调查目的是为了发现某人群某疾病的全部病例或全面描述某人群某疾病或健康状况,可以选择普查方法;如果只是对人群某种疾病的患病情况作出估计,揭示疾病的分布规律,则可选择抽样调查方法。

(3) 确定调查人群和调查人数:根据调查的目的和调查方法明确调查人群和调查人数。如果是普查则为目标人群的全体成员;如果是抽样调查则应明确抽样方法并估计样本含量,以保证抽取样本的代表性。

1) 常用随机抽样方法:在抽样调查中,遵循随机抽样的原则是保证样本代表性的重要原则之一。常用的随机抽样方法主要包括:①简单随机抽样:即通过随机数字表、计算器随机数字键或计算机随机数字程序从总体人群中随机抽取部分个体组成样本的方法。此法比较简单,需要对总体人群——编号,较适用于总体人群不是很大的情况,也是理解和实施其他随机抽样方法的基础。②系统抽样:也称等距离抽样,即在总体中机械地每间隔一定距离(一定数量)抽样一个个体组成样本的方法。此法事先要确定抽样比,即总体人数 N 与样本人数 n 的比数(n/N),以此计算抽样间隔($K=N/n$),并在第一个间隔数内采用简单随机抽样方法随机抽取样本中的第一个个体,然后再每隔 K 个单元机械抽取每个个体组成样本。如果总体人群研究因素的分布比较均匀,应用该抽样方法所得到的样本有较好的代表性,但如果总体人群研究因素的分布存在周期性变化趋势,抽取的样本则可能存在较大的偏倚,而降低样本的代表性。③分层抽样:是一种先按总体人群不同的人口学特征或疾病的病情等特征分成若干层次,然后再在每个层次采用简单随机抽样构成样本的方法。分层抽样可提高样本的代表性,但要求对总体人群的各种特征有比较清楚的了解。④整群抽样:指从总体中直接随机抽取若干群组,并将所抽到的群组内所有成员组成样本的方法。这里的群组可以是居委会、村、乡镇,甚至县、市,也可以是班级或具有某特征的人群如某年龄组人群等。整群抽样较常应用于大规模的抽样调查,节省人力、物力,便于实施,但其抽样误差大于同等数量的简单随机抽样,所以需要的样本含量较大。

2) 样本含量估计:任何一项抽样调查必须考虑到样本大小的问题,样本过大或不足均是不恰当的,必须根据调查事件预期率及对调查结果精确度的要求进行科学估计。常用的估算公式(4-1)为:

$$N=\frac{u_\alpha^2 p(1-p)}{d^2} \qquad 公式(4-1)$$

式中 N 为样本含量,p 为某事件总体率的估计值,可根据预调查获得,d 为允许误差,即样本率与总体率之差,可由调查设计者根据实际情况事先确定,要求 d 的单位与 p 一致;u_α 为第 I 类错误 α 的标准正态分布界值。此公式只适用于呈二项分布的资料,某事件率不太大或不太小时应用。

(4) 设计调查表:参见前述。

(5) 拟定资料整理分析提纲及预期分析表格。

(6) 调查员培训、统一调查方法:为了防止和减少各种偏倚,调查之前应对调查员进行培训,熟悉调查方法,并对可能遇到的问题作出统一规定。

(7) 调查实施:即根据调查设计的内容从调查对象获取所需资料信息的过程。调查实施是最消耗人力、物力和时间的过程,也是保证调查结果真实性的关键部分。在实施过程中,要严格按照调查设计方案来进行,做好调查监督和质量控制,以保证调查结果的真实性、可靠性。

3. 资料整理与分析

(1) 资料的核查与数据整理:检查原始资料的准确性、完整性,填补缺漏、删去重复,并根据不同特征进行分类汇总。

(2) 计算事件率:根据调查目的需要计算各种事件率如患病率、感染率以及危险因素的暴露率等。抽样调查可估计总体率的可信区间。

(3) 疾病或健康状况分布的描述性分析:可将疾病或健康状况按不同地区、不同时间或不同人群进行整理并描述其分布特征,并结合事件率如患病率等的差异分析影响分布的因素,为病因学研究或干预研究提供基线资料。

(4) 暴露因素与疾病或健康事件发生间的联系:通过调查可获得不同暴露因素的暴露率,并可分析不同暴露因素与疾病或健康状况事件发生之间的联系,也可根据有无某种暴露因素进行组间比较。但是应注意这种横断面资料分组对比分析所得的结论,其论证强度是不高的。

(三) 病例对照研究

1. 概述

(1) 概念:病例对照研究(case-control study)是最常用的,也是最基本和重要的一种观察性研究方法。它是通过调查一组确诊的患有某疾病的患者群(病例组)和一组未患该病但与病例人群具有可比性的非患者群(对照组)既往暴露于某个(些)研究因素的情况及其程度,并借助统计分析方法判断研究因素与该疾病有无关联及其关联程度大小的研究方法。暴露是指曾经接触过某种(些)研究因素或具备某种(些)特征。

(2) 特点

1) 属于观察性研究方法:在此类研究中,研究者不给研究对象施加任何干预措施,只是客观收集研究对象的暴露情况。

2)事先设立对照:有事先单独设立的,由未患所研究疾病人群组成,供病例组作比较。

3)观察方向由"果"及"因":在研究暴露与疾病的先后关系时,是先有结果即是否患病,再追溯其可能与疾病有关的原因,是由"果"及"因"的研究。

4)一般不能确实证明暴露与疾病的因果关联:由于本方法在调查时结果已经存在,然后探讨引起该结果的原因,不能观察前因后果的发展过程,故很难证实其因果关联。

(3)用途:病例对照研究是一种应用较广的调查研究方法,此处的"病例"可以是患有所研究疾病的患者,也可以是发生某事件或具有某特征的个体,在很大程度上扩大了其应用范围。主要用途如下:

1)疾病的病因学研究:最常用于疾病的致病因素或危险因素的研究,尤其是原因不明疾病的病因探讨。

2)疾病预防措施的评价。

3)药物治疗效果及不良反应的评价。

4)疾病的预后研究:主要用于筛选和评价影响疾病预后的因素。

(4)类型:按研究设计的病例与对照是否配比分类。

1)成组设计的病例对照研究:指在设计时病例和对照不匹配,即在选择对照组人群时,除对照组人数应等于或多于病例组人数外,没有任何其他限制与规定。此种设计较易实施,能获得较多信息,常用于以探索为目的的病例对照研究。

2)匹配设计的病例对照研究:所谓匹配是指在设计时要求各个比较组在某个(些)因素或特征上保持相同或可比,目的是排除匹配因素对研究结果的干扰。按匹配方法不同,又可分为频数匹配和个体匹配两种。①频数匹配:指在选择对照组时,使所要求匹配的因素在所占的比例上与其在病例组中一致。如匹配因素为性别时,病例组男性所占比例为30%时,则要求对照组男性所占的比例也要达到30%。②个体匹配:即以病例和对照的个体为单位进行匹配。按照一个病例所匹配对照的个数,个体匹配可以是1∶1,也可以是1∶2,1∶3,…,1∶M匹配,其中最常用的是1∶1匹配形式,也称配比。

2. 设计与实施

(1)明确目的:必须明确本研究要解决的问题是什么,是为了广泛探索病因或危险因素,还是为了检验某个病因假设、评价治疗效果或不良反应等。

(2)选择病例对照研究类型:主要根据研究目的、研究所能得到的病例数量及研究所要求精确度高低来选择。一般来说,若研究目的是广泛探索疾病的病因或危险因素,可选择成组设计或频数匹配的病例对照研究,如果是为了检验某个病因假设或评价治疗效果等可选择个体匹配的形式。另外,如果研究在规定的期限内所能收集到的病例数较少如罕见疾病,或要求尽量少的样本获得尽量高的检验效能(精确度)时,也可选择个体匹配的形式。

总之,在选择病例对照研究的设计类型时,要权衡其利弊,综合考虑。匹配形式设计的主要优点是:用较小的样本可提高检验效能;可排除匹配因素对研究结果的影响;所得的结果较为清晰,易于理解。其主要缺点是当匹配因素较多时,对照的选择较为困难;不适用于以探索为目的的研究;成本较大。

(3) 对象的选择:包括病例和对照的选择。

1) 病例的选择:基本要求是所选择的病例要有良好的代表性,即所选择的病例要足以代表产生病例源人群的全部病例。在选择时应注意以下几点:①病例的定义:病例应符合统一的、明确的疾病诊断标准,应尽量使用国际或国内统一的诊断标准,以便与他人的工作比较。②病例的类型:按照患病的状态,可供选择的病例主要包括新发病例、现患病例和死亡病例。首选新发病例,因为疾病发生不久,患者体内某些代谢产物、生活行为方式等改变不大,且回忆暴露史比较准确可靠,不易受各种预后因素影响。不提倡使用死亡病例,因为死亡病例的暴露信息是由其家属提供,准确率较差。③病例的来源:病例的来源主要有两种,从医院选择和从人群中选择病例。前者是从一所或几所医院或某个区域内所有医院的住院或门诊确诊的病例中选择某个时期内符合要求的病例;后者是以某一地区某一时期内某种疾病的全部病例或其随机样本作为病例组,可以从现况调查或从疾病发病或死亡登记报告资料中获得。一般来说,从人群中获得的病例代表性较好,但往往很难做到。

2) 对照的选择:在病例对照研究中,对照的选择最为关键,直接关系到研究结果的真实性,而且比病例的选择更复杂、更困难。①选择对照的原则:在病例对照研究中,设立对照的目的是为了估计产生病例的人群中暴露因素的分布情况,所以在选择对照时应遵循两个基本原则。首先是对照的代表性,所选择的对照人群应当能代表产生病例的源人群,即对照应该是产生病例的源人群中未患所研究疾病的人群的一个随机样本;其次是可比性,即对照组在除研究因素外的其他有关因素与病例组具有可比性。②对照的来源:与病例的来源相对应,对照组的来源也主要有两种,即从医院或人群选择对照。如果病例来自于医院的住院或门诊患者,则对照可在病例来源医院的其他住院或门诊患者中选择。同样,如果病例组是某个自然人群中的全部或其代表性的样本,此时该自然人群中的非病例就是对照组的最好来源。

(4) 样本含量的估计:不同类型的病例对照研究估计样本含量的方法不同。

1) 成组设计及频数匹配病例对照研究的样本含量估计公式(4-2):

$$N=\frac{[u_\alpha\sqrt{2\bar{p}\bar{q}}+u_\beta\sqrt{p_0q_0+p_1q_1}]^2}{(p_1-p_0)^2}$$ 公式(4-2)

式中 N 为病例组或对照组数,u_α 和 u_β 分别为设计所允许的第Ⅰ类错误(α)和第Ⅱ类错误(β)值对应的标准正态分布界值,p_1 和 p_0 分别为病例组和对照组估计的研究因素的暴露率,且有 $p_1=(OR\times p_0)/(1-p_0+OR\times p_0)$。

其中,$q_0=1-p_0$,$q_1=1-p_1$,$\bar{p}=(p_0+p_1)/2$,$\bar{q}=1-\bar{p}$

2) 1∶1配对样本含量估计公式(4-3):

$$M\approx m/(p_0q_1+p_1q_0)$$

$$m=\frac{[u_\alpha/2+u_\beta\sqrt{pq}]^2}{(p-0.5)^2}$$ 公式(4-3)

式中 M 为需要的总对子数,m 为结果不一致的对子数,$p=OR/(1+OR)$,其他字母的含义与前公式相同。

(5) 资料的收集:病例对照研究的资料收集主要是在研究现场以询问方式填写调

查表。有时也需要辅以查阅档案,或通过采取血、尿等样品进行化验等手段收集资料。但是无论采取何种方式和手段收集资料,都要严格按照调查设计的程序及要求进行,以保证所得资料的真实性和可靠性。

3. 资料整理与分析　病例对照研究的资料整理要求与前述相同,其资料分析的核心是比较病例组与对照组在研究因素的暴露上有无显著性差别,以此估计暴露的研究因素与疾病的联系强度并排除各种误差对结果的影响。

(1)均衡性检验:比较两组除研究因素外的各种特征是否可比。如果均衡性检验发现某个(些)特征在病例组和对照组间存在显著性差异,则这个(些)因素可能对结果产生影响,在分析时要注意调整其影响。

(2)关联性分析:主要分析研究因素与疾病之间有无统计学关联及其关联强度。不同的设计类型的分析方法不同,在分析时要注意区别。

1)成组设计及频数匹配资料

A. 资料整理格式:按每个暴露因素整理成如下四格表形式(表4-2)。

表4-2　成组设计或频数匹配病例对照研究资料整理表

暴露或特征	病例组	对照组	合计
有(+)	a	b	$a+b$
无(-)	c	d	$c+d$
合计	$a+c$	$b+d$	$a+b+c+d(n)$

B. 关联性检验:主要检验两组研究因素的暴露率有无显著性差别,可用一般四格表的χ^2检验或校正的χ^2检验公式(4-4、4-5)进行。其中校正公式在样本含量大于40,且最小理论频数在1~5时使用。

$$\chi^2 = \frac{(ad-bc)^2 n}{(a+b)(c+d)(a+c)(b+d)} \quad 公式(4-4)$$

或

$$\chi^2_{校正} = \frac{(|ad-bc|-n/2)^2 n}{(a+b)(c+d)(a+c)(b+d)} \quad 公式(4-5)$$

C. 关联强度计算:关联强度是指与非暴露相比,由于暴露某因素导致某病发生的相对风险,用相对危险度(relative risk, RR)表示,主要通过暴露人群的发病率与非暴露人群发病率的比值大小来反映。由于在病例对照研究中无法计算各组的发病率,因此也无法得到相对危险度的值,通常用比值比(odds ratio, OR)来估计其大小。所谓的比值比是指病例组暴露与不暴露某因素的比值与对照组暴露与不暴露某因素的比值的比,其计算公式(4-6)为:

$$OR = \frac{a/b}{c/d} = \frac{ad}{bc} \quad 公式(4-6)$$

OR的含义与RR相同,均指由于暴露导致某病发病的相对风险大小。$OR>1$说明暴露与疾病正关联,即暴露某因素可增加疾病发生的风险,暴露因素是危险因素;$OR<1$说明暴露与疾病负关联,即暴露某因素可降低疾病发生的风险,此时暴露因素为保护因素;$OR=1$则说明暴露与疾病无关联。

D. 估计关联强度的可信区间:前面所计算的OR值只是一个点估计值,即用一次样本人群所计算出来的一次 OR 值,存在抽样误差。为了弥补点估计的不足,应按一定的概率来估计总体人群的 OR 值范围,即 OR 的可信区间(confidence interval,CI),通常采用95%可信区间。估计方法主要包括 Miettinen 法和 Woolf 法,计算公式(4-7、4-8)为:

Miettinen 法: $OR 的 95\%CI = OR^{(1\pm1.96/\sqrt{\chi^2})}$ 公式(4-7)

式中的 χ^2 为不作连续性校正的 χ^2 值。

Woolf 法: $OR 的 95\%CI = \exp(\ln OR \pm 1.96\sqrt{Var(\ln OR)})$

其中 $Var(\ln OR) = \frac{1}{a} + \frac{1}{b} + \frac{1}{c} + \frac{1}{d}$ 公式(4-8)

2) 1:1 配对设计资料:分析步骤与成组设计资料相同,但资料的整理格式和计算公式不同。

A. 资料整理格式:按表4-3格式整理资料。

表4-3 1:1配对设计病例对照研究资料整理表

对照组	病例组		合计
	有暴露(+)	无暴露(-)	
有暴露(+)	a	b	a+b
无暴露(-)	c	d	c+d
合计	a+c	b+d	a+b+c+d(n)

注:表内的数字 a、b、c、d 是病例与对照配成对的对子数。

B. 关联性检验:采用 McNemar 法,公式(4-9)为:

$\chi^2 = \frac{(b-c)^2}{b+c}$ 或 $\chi^2_{校正} = \frac{(|b-c|-1)^2}{b+c}$, (当 $b+c<40$ 时应用校正公式) 公式(4-9)

C. 关联强度计算:公式(4-10)为:

$OR = c/b$ 公式(4-10)

D. 估计关联强度的可信区间:采用 Miettinen 法,公式(4-11)为:

$OR 的 95\%CI = OR^{(1\pm1.96/\sqrt{\chi^2})}$ 公式(4-11)

(3) 混杂因素的调整分析:前述单因素关联性分析是建立在两组除研究因素外其他因素都均衡可比的基础上,但由于病例对照研究在选择研究对象时并没有采用随机分组的原则,所以,大多数情况下都会存在某个(些)非研究因素不可比的情况,从而影响研究结果的真实性。此时需要对这个(些)不可比因素进行调整,以排除其对研究结果的影响。常用的方法主要有分层分析法和多因素分析法如 Logistic 回归法等,具体应用请参考流行病学专业论著。

(四)队列研究

1. 概述

(1) 概念:队列研究(cohort study)是根据是否暴露于某因素或暴露程度不同将一群研究对象分为暴露组和非暴露组,追踪观察各组某事件的发生结局,通过比较各组某结局发生率的差异判断暴露因素与结局之间有无因果关联及关联程度大小的一种观察性研究方法。在队列研究中,研究开始时研究对象必须是没有某研究结局事件的人群,两组除是否暴露于某研究因素外,其他因素应该均衡可比。

队列研究中的队列是指有共同特征的或共同暴露于某事物及因素的一组人群,如吸烟的人群和不吸烟的人群分别属于两个不同的队列。队列研究中首先要根据是否暴露于某因素(通常是研究因素)或暴露于某因素的程度不同将研究人群划分为两个及以上的队列,然后再追踪观察不同队列某事件结局的发生情况并进行研究分析。队列可分为两种,固定队列和动态队列,前者是指研究人群在相同或一个较短的时间内进入队列,在其后的整个随访观察期内不再增加新的成员;后者是根据某时期确定队列后,在随访观察期内可随时增加新的成员。

(2) 特点

1) 属于观察法:队列研究对研究对象不主动施加任何干预措施,其暴露是客观存在的。

2) 设立对照:与现况调查研究不同,队列研究有事先设立的可供比较的对照组。

3) 前因后果的时间顺序明确:在探讨暴露因素与疾病的先后关系上,因在前而果在后,两者时间顺序明确。

4) 能确证暴露与疾病的因果关联:由于队列研究的前因后果的时间关系明确,并且能准确计算由暴露因素引起疾病发生的概率,据此可确证暴露因素与疾病的因果关联。

(3) 用途

1) 检验病因假设:是队列研究的主要用途。通过一次队列研究可检验一种暴露因素与一种或多种疾病的因果关联,如吸烟与肺癌或吸烟与肺癌及冠心病的关系。

2) 评价治疗效果:将自然情况下是否接受某种干预措施作为暴露因素时,可据此评价该干预措施的干预效果。

3) 预后评价:通过队列研究可随访观察疾病发生后各种预后结局的发生情况及其概率,并比较不同预后因素下的不同预后结局。

(4) 种类:根据研究对象进入队列的时间,队列研究可分为:

1) 前瞻性队列研究:研究对象的确定与分组是根据研究开始时所获得的资料进行,研究结局需要随访观察一段时间后才能得到,此种设计模式为前瞻性队列研究。

2) 回顾性队列研究:与前者相反,研究对象的确定与分组是根据历史资料上记载的暴露情况而作出的,研究结局在研究开始时已经存在,此类设计为回顾性队列研究,也称历史性队列研究。

3) 双向性队列研究:即在回顾性队列研究后,继续进行一段时间的前瞻性队列研究,也称混合队列研究。

2. 设计与实施

(1) 明确研究目的:队列研究结果的论证强度较高,能证实暴露与结局之间的因果关联,但是实施起来较为复杂,难度较大。因此,研究目标一定要明确,如是为了检验某个病因假设,通常要以病例对照研究或现况研究的研究结果为基础,否则会导致人力、物力的浪费。

(2) 确定研究因素:队列研究中的研究因素既是暴露因素,也是队列研究中的分组因素。在队列研究中,研究因素比较单一,通常只有一种因素。因此在研究中要慎重选定,对研究因素要有明确统一的定义或规定及其测量方法。

(3) 确定研究结局:研究结局表现为研究结果中的结局变量、结局指标,是指队列研究中出现预期结果的事件。队列研究的结局指标可以是疾病发生或预后的终点指标,如疾病的发生、生存、死亡、治愈等;也可以是疾病发生或预后的中间指标如各种生化指标、标志物等。另外,在确定结局指标时要注意应给出明确而统一的判断标准,还要注意一种疾病的多种表现,如轻型和重型、典型与不典型、急性与慢性等。

(4) 选择研究对象:队列研究中的研究对象包括两类人群,即暴露人群和非暴露人群。暴露人群的选择可从以下方面考虑:

1) 特殊暴露人群:是指对某因素有高暴露水平的人群,如暴露于某职业危险因素的职业人群。选择此类人群更有利于探索暴露与疾病之间的联系。

2) 一般人群:当所研究的暴露因素在一般人群中有较高的暴露率时,可在一般人群中选择暴露组。非暴露人群的选择通常要与暴露人群的选择相对应:①外对照:当暴露人群为特殊暴露人群时,在选择非暴露组时常需要选择该人群之外的非暴露人群作为对照,这种对照称为外对照。②内对照:即在同一研究人群中,选择没有暴露或暴露水平最低的人群作为对照。当暴露人群是在一般人群中选择时,可选择此种对照形式。内对照是最理想的对照方式,它与暴露人群的可比性较好,降低混杂因素对研究结果的影响。

(5) 估算样本含量:队列研究通常需要随访观察一段时间,研究对象的失访常常不可避免。因此,在估计样本含量时要预先估计失访率,以扩大样本量,防止在研究时因失访导致样本数量不足而影响结果分析。通常情况下,常按10%来估计失访率,即实际样本应在计算样本的基础上再加10%。队列研究样本含量的估算公式(4-12)为:

$$N=\frac{[u_\alpha\sqrt{2\bar{p}\bar{q}}+u_\beta\sqrt{p_0q_0+p_1q_1}]^2}{(p_1-p_0)^2}$$ 公式(4-12)

式中 N 为所需样本数,u_α 和 u_β 分别为设计所允许的第Ⅰ类错误(α)和第Ⅱ类错误(β)值对应的标准正态分布界值,p_1 和 p_0 分别为暴露组和对照组结局事件发生率,$q_0=1-p_0$,$q_1=1-p_1$,$\bar{p}=(p_0+p_1)/2$,$\bar{q}=1-\bar{p}$。

(6) 收集资料:队列研究时间较长,收集资料复杂而困难。不仅要收集与暴露有关的资料,而且还要收集与结局有关的资料,同时要收集相关混杂因素的资料。在收集资料时要注意以下方面:

1) 基础资料的收集:在队列研究开始实施时,要全面获取研究对象暴露的有关资料及可能的混杂因素资料,并据此判定暴露组与非暴露组,为结果分析奠定基础。

2) 随访与随访期:队列研究要通过随访来确定研究对象仍处在观察之中,并收集研究对象结局事件发生情况。所有研究对象,不论是暴露组还是对照组均一律同等地、同时间地进行随访,并且都要坚持到观察终止期,随访内容应与基础资料完全一样,不得随意更改。

随访期的确定直接关系到队列研究的成败。随访期应根据某结局事件如疾病发生的诱导期和潜伏期的长短来确定。因此,开始随访和终止随访的日期均应明确,除失访的研究对象外,所有对象均应随访相同时间,但在随访期内发生了结局事件的对象可终止随访。

3)观察终点和观察终止时间:观察终点是指研究对象出现了预期的结果即发生了预期的结局事件,则可终止随访。观察终止时间则是指随访期结束后终止随访的截止时间。到了观察终止时间,不管是否发生预期结果均应终止随访。

3. 资料整理与分析

(1)队列研究资料整理格式:见表4-4。

表4-4 队列研究资料整理表

暴露	结局事件发生	结局事件未发生	合计
暴露组	a	b	$a+b=n_1$
非暴露组	c	d	$c+d=n_0$
合计	a+c	b+d	$a+b+c+d=n$

(2)计算事件发生率:队列类型不同,计算结局事件发生率的方法也不同。

1)累积发生率:当观察的队列为固定队列时,因为观察人群比较稳定,可计算结局事件的累积发生率(cumulative incidence),即将整个观察期内结局事件发生数除以开始观察时的总人数。

2)发生密度:当观察队列为动态队列时,由于观察对象进入研究的时间先后不一,流动性较大,导致观察人口不稳定,每个观察对象的随访时间不同。这时,以总人数为分母计算累积发生率显然是不合理的,应以人时即观察人数乘以观察时间为分母计算某结局事件的发生密度。因为以人时为单位计算出来的事件率具有瞬时频率的性质,称为发生密度。人时的时间单位可以是任何单位,最常用的是年。

(3)关联性检验:当观察样本量较大,样本率的频数分布近似正态分布时,可应用样本率 u 检验;如果样本率比较低,可能其频数分布不符合正态分布,可改用二项分布或 poission 分布检验。当观察样本量不很大,样本率不很低时,也可应用四格表的卡方检验。具体计算公式可参阅统计学书籍。

(4)关联强度分析

1)相对危险度:相对危险度(relative risk,RR)指暴露组事件率与非暴露组同事件率之比,反映暴露与结局事件关联强度的指标,公式(4-13)为:

$$RR = \frac{I_e}{I_0} = \frac{a/n_1}{c/n_0} \qquad 公式(4-13)$$

式中 I_e 与 I_0 分别为暴露组和非暴露组的率。RR 表明暴露情况下某事件发生风险是不暴露情况下的倍数。RR 95%区间可用 Woolf 计算,具体公式参见病例对照研究。

2)归因危险度:归因危险度(attributable risk,AR)是暴露组与非暴露组事件发生率之差,公式(4-14)为:

$$AR = I_e - I_0 = I_0(RR-1) \qquad 公式(4-14)$$

AR 表明由于暴露导致事件发生率的增加或减少额度,即结局事件特异地归因于暴露因素的程度。

RR 与 AR 同为估计危险度的指标,但两者的含义不同。前者说明暴露对于个体来说比未暴露情况下增加结局事件发生风险的倍数;后者则是相对于人群而言,暴露可比未暴露增加结局事件发生的数量。

3) 归因危险度百分比(attributable risk percent, AR%):指由于暴露导致某事件发生占整个事件发生数的百分比,公式(4-15)为:

$$AR\% = \frac{I_e - I_0}{I_e} \times 100\% = \frac{RR-1}{RR} \times \% \qquad 公式(4-15)$$

(5) 混杂因素调整分析:所采用方法与病例对照研究相同,详见前述。

四、调查研究常见偏倚及其控制

在进行调查研究时,应考虑调查结果的真实性问题。一般而言,影响调查研究结果真实性的原因主要有两个,即随机误差和偏倚。随机误差是由抽样而产生,可通过统计学方法予以评价;偏倚(bias)是随机误差以外的可导致调查结果与真实值的差异,属于系统误差,可发生在调查研究的各个环节,包括研究设计、实施、资料分析等。调查研究的偏倚种类很多,一般将其分为三大类,即选择偏倚(selection bias)、信息偏倚(information bias)和混杂偏倚(confounding bias)。了解各类偏倚,并在调查研究过程中采取措施予控制,是保证调查研究质量的重要方面。

(一) 选择偏倚

选择偏倚是由于在选择研究对象时,入选的研究对象和没有入选的研究对象在某些特征上存在差异所造成的系统误差。此类偏倚在确定研究样本、选择比较组别时容易发生,也可产生于资料收集过程中的失访或无应答。在各类调查研究设计中,以现况研究和病例对照研究较为常见。常见类型主要有:

1. 入院率偏倚(admission rate bias) 也称伯克森偏倚(Berkson's bias)。当病例和对照均来自于医院时,由于患者对医院及医院对患者的选择性而导致所选择的病例和对照不能完全代表其相应总体所导致的偏倚。

2. 现患-新发病例偏倚(prevalence-incidence bias) 也称奈曼偏倚(Neyman bias)。当病例组主要是现患病例时,由于现患病例已经改变了原来的生活习惯或体内某些相关检测指标由于病程影响而发生了改变导致其所提供的信息与新发病例不同而导致的偏倚。

3. 无应答偏倚(nonrespondent bias) 无应答是指被调查对象对访问或调查不合作、不配合的无反应状况。现况研究的无应答情况很难完全避免,但应控制在5%~10%以内。无应答率过高容易产生偏倚,如超过20%则可能使调查结果失真。做好调查前的宣传发动、取得被调查对象的理解与配合,提高应答率可减少此类偏倚的发生。

(二) 信息偏倚

信息偏倚是指在调查研究的实施阶段,从研究对象获取信息时所产生的系统误差。信息偏倚可来自于研究对象、研究者本身,也可来自于测量的仪器、设备和方法等。调查研究中常见的信息偏倚主要有:

1. 回忆与报告偏倚 由于被调查者对既往病史、暴露史等记忆不清楚、叙述不正确或不愿提供真实信息所引起的偏倚,属于信息偏倚的范畴。调查员耐心细致的调查访问、敏感问题调查技巧的掌握等可减少此类偏倚的产生。

2. 调查员偏倚和测量偏倚 两者均属于信息偏倚,前者是由于不同调查员询问或检查方式不同、同一调查员对不同被调查对象的询问或检查方式不同所引起的偏倚;后者是由于测量工具、检验方法不准确,试剂不合格或实验条件不稳定、操作不规范等原因造成的偏倚。通过对调查员严格筛选与培训可减少调查员偏倚,而调查前做好仪器校正、实验操作技术的培训等可减少测量偏倚。

(三) 混杂偏倚

混杂偏倚是指在调查研究中,由于一个或多个潜在的混杂因素的影响,从而缩小或夸大调查结果与真实情况之间的联系而出现的系统误差。混杂偏倚由混杂因素产生。混杂因素是与研究因素和研究结果均有关的外来因素或非研究因素,也称混杂变量、混杂因子。当混杂因素在比较组别的分布不均衡时,就可能缩小或夸大研究因素与研究结果之间的联系。混杂偏倚多在分析性研究如病例对照研究、队列研究中发生。

(四) 偏倚的控制

在设计时明确研究的目标人群,并做到抽样的随机化,使选择的研究对象有较好的代表性可有效控制选择偏倚;加强研究意义的宣传教育,提高研究对象的依从性,可提高应答率而减少失访偏倚;提高研究设计水平、明确各项检测及仪器使用标准,培训调查员、确保调查质量等可有效控制信息偏倚;在研究设计阶段使用限制、配比等方法,在分析阶段使用分层分析、多因素分析等方法可控制混杂偏倚。

> **学习小结**

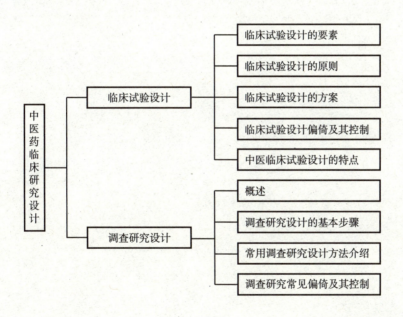

(王永刚 郑国华)

复习思考题

1. 临床试验设计的要素有哪些?
2. 临床试验设计的原则有哪些?
3. 试述随机对照试验的设计模式和优缺点。
4. 试分析中医临床试验的特点。
5. 试述调查研究设计的基本步骤。

6. 试述调查表的考评原则。
7. 试述现况调查研究的主要用途。
8. 试述病例对照研究的特点。
9. 试述队列研究的设计与实施步骤。
10. 试述调查研究的主要偏倚。

第五章

研究数据统计分析方法

> **学习目的**
>
> 通过本章节的学习,使学生具备初步统计学思维,对掌握科学研究中的数据如何搜集与管理、如何进行分析与总结打下基础。
>
> **学习要点**
> 1. 掌握统计分析常用方法的选择。
> 2. 熟悉统计结果如何正规准确地描述。
> 3. 了解常用的数据管理软件以及统计分析软件。

在医学科学研究中,首先需要进行周密的科学设计,包括专业设计与统计学设计两部分,然后根据研究目的按要求搜集相关资料,对资料进行整理分析后撰写成果报告(图5-1)。因此,要求研究者需要学习如何利用统计学思维,形成用数据说话的严谨的科学态度。

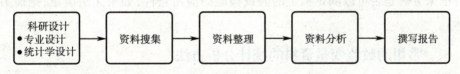

图 5-1 医学科研过程

第一节 统计分析方法的选择

数据资料分析(data analysis)是指根据研究目的、研究设计类型、研究资料类型与特征等,选取恰当的统计分析方法,对数据资料进行分析,得到准确可靠的研究结论。数据资料分析的主要内容如图5-2所示。

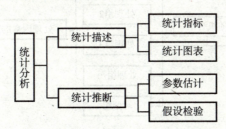

图 5-2 数据资料分析的主要内容

一、数据资料的统计分析思路

（一）明确研究目的

是比较两个或多个总体间是否有差异，还是探索两个或多个变量间的相互关系。例如：分析不同药物治疗组的疗效是否具有差别就属于差异性检验；而探讨肺活量究竟与哪些因素有关联就属于关联性分析。

（二）识别设计类型

不同的研究设计类型所对应的统计分析方法也是不同的，因此需要能够准确识别设计类型，才能选定后续的统计分析方法。常见的统计设计方案包括完全随机设计、配对设计、随机区组设计、重复测量设计等。

（三）辨明资料属性

准确分辨变量类型，究竟属于定量变量，还是属于定性变量；如果是定性变量，是二分类还是多分类；如果是多分类的，究竟是无序还是有序的。不同的数据资料属性不同，后续所采用的统计分析方法也不一样，因此必须准确分辨资料属性，才能为正确的统计分析打下基础。

（四）拟定假设检验方法

根据上述条件选择适宜的统计分析方法，分为参数检验与非参数检验两大类。参数检验方法对数据资料的分布有着严格的要求，而非参数检验方法则不要求分布类型，对于同一组数据，如果满足分布要求，则应采用参数检验方法，因其在同等条件下，统计学功效高于非参数检验方法。

（五）辨别统计分析方法的应用条件

每种不同的统计分析方法有自己的适用条件与适用范围，需要根据资料的属性与特征来分辨是否可以满足拟定的假设检验的应用条件，如果无法满足，则需另寻他法。

二、常用的数值变量资料的统计分析方法

（一）完全随机设计数值变量资料的假设检验

完全随机设计（completely random design），亦称简单随机设计或成组设计，属于单因素多水平的实验设计方案，即将全部研究对象按照随机分组的原则分配到不同的处理组中，各组给予不同的干预措施，然后进行效应指标的比较，从而说明干预措施的效应差别的研究方案（图5-3）。

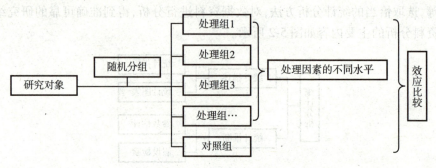

图 5-3 完全随机设计模式图

常见的完全随机设计数值变量资料的假设检验涉及 3 种情况,分别为单样本所来源的未知总体与已知总体的比较(下称单样本)、两未知总体的比较(下称两样本),以及多个未知总体的比较(下称多组样本)。按照是否满足正态性与方差齐性,所选用的统计学方法如图 5-4 所示。

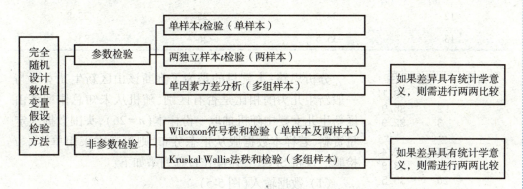

图 5-4 完全随机设计假设检验方法

对于完全随机设计的数值变量资料,如果数据满足正态分布及方差齐性,则可按研究目的的不同选择参数检验的方法;如果数据不满足正态分布或方差齐性,需进行数据转换,或可选择非参数检验的方法。对于多样本来源的多总体之间进行比较时,如果差异具有统计学意义,则需要进行两两比较;对于单因素方差分析来讲常用的组间多重比较的方法有 LSD-t 检验、Dunnett-q 检验及 SNK-q 检验;对于非参数检验的多重比较,这里不再详述,请参阅相关专业书籍。

常用的完全随机设计方法简介:

1. 单样本 t 检验　常用于推断样本来源的未知总体均数与某一已知总体均数有无差别。适用条件为样本数据服从正态分布。

例 5-1:已知某地一般新生儿女婴的头围均数为 33.5cm,为研究该地山区新生儿女婴的发育情况,现从该山区随机抽取新生儿女婴 26 人,测得其头围数据如表 5-1 所示。试问:该山区新生儿女婴与一般新生儿相比是否有区别?

表 5-1 26 名新生儿女婴头围(cm)

编号	女婴头围	编号	女婴头围
1	33.7	14	33.3
2	35.9	15	34.6
3	32.9	16	34.7
4	35.7	17	35.8
5	33.3	18	33.4
6	33.1	19	33.4
7	33.7	20	34.6
8	32.4	21	35.5
9	32.5	22	34.1

编号	女婴头围	编号	女婴头围
10	32.1	23	34.3
11	32.4	24	32.4
12	34.5	25	33.8
13	35.5	26	35.5

编号	女婴头围
1	33.7
2	35.9
3	32.9
...	...
24	32.4
25	33.8
26	35.5

图 5-5 例 5-1 数据文件

分析思路:本例目的是为了判断该山区新生儿女婴与一般新生儿头围相比是否有区别,随机从未知总体即该山区新生儿女婴中随机抽取一份样本($n=26$),头围数据为定量资料,若样本数据服从正态分布,则可考虑采用单样本 t 检验。现将 SPSS 具体操作过程列举如下:

(1) 数据输入(图 5-5)

(2) 正态性检验:Analyze → Descriptive Statistics → Explore,将"女婴头围"放入 Dependent List 框,单击 Plots 按钮,勾选 Normality plots with tests→Continue→OK。

结果:见图 5-6。

Tests of Normality

	Kolmogorov-Smirnov[a]			Shapiro-Wilk		
	Statistic	df	Sig.	Statistic	df	Sig.
女婴头围	.132	26	.200*	.938	26	.122

*. This is a lower bound of the true significance.
a. Lilliefors Significance Correction

图 5-6 例 5-1 正态性检验结果

因样本量较小($n<50$),选用 Shapiro-Wilk(W 检验)。结果:$P=0.122$,大于 0.05,按照 $\alpha=0.05$ 水准,提示样本数据资料服从正态分布。

(3) 单样本 t 检验:Analyze→Compare Means→One-Sample T Test→将"女婴头围"送入 Test Variable(s)框,并将 Test Value 框内的"0"改为一般新生儿女婴头围均数"33.5"→OK。

结果:见图 5-7。

One-Sample Test

	Test Value = 33.5					
	t	df	Sig. (2-tailed)	Mean Difference	95% Confidence Interval of the Difference	
					Lower	Upper
女婴头围	1.991	25	.057	.46538	-.0159	.9467

图 5-7 例 5-1 单样本 t 检验结果

t 检验结果显示,$t=1.991$,$P=0.057>0.05$,按照 $\alpha=0.05$ 水准,差异没有统计学意义,提示尚不能认为山区新生儿女婴头围与一般新生儿女婴头围均数之间有差别。

2. 两独立样本 t 检验　常用于推断两个样本均数来源的两个未知总体均数之间有无差别。适用条件为两样本数据均需服从正态分布,且两样本来源的两总体间方差相等(方差齐);如只能满足正态分布,无法满足方差齐的条件,可在结果解读时选择 t' 检验结果(即校正 t 检验结果)。

例 5-2: 某医院利用两种不同中药治疗功能性子宫出血症患者,测定其免疫功能,两组淋巴细胞转化率如表 5-2 所示。试问:不同药物组的淋巴细胞转化率是否有差别?

表 5-2　不同药物组的免疫功能淋巴细胞转化率(%)

组别	1	2	3	4	5	6	7	8	9	10	11	12	13
A 药	71.0	75.6	67.7	70.5	72.3	69.4	61.7	67.2	68.9	79.5	72.5	73.1	71.3
B 药	64.2	61.2	62.3	63.5	59.9	68.7	69.5	71.6	61.1	64.3	63.1	63.4	62.9

分析思路:本例目的是为了判断不同药物组的淋巴细胞转化率是否有差别,属于典型的两未知总体之间的比较。淋巴细胞转化率为定量资料,若两样本数据均服从正态分布,且方差齐,则可考虑采用两独立样本 t 检验。现将 SPSS 具体操作过程列举如下:

(1) 数据输入(图 5-8)

(2) 正态性检验:Analyze → Descriptive Statistics → Explore,将"转化率"放入 Dependent List 框,将"组别"送入 Factor List,单击 Plots 按钮,勾选 Normality plots with tests→Continue→OK。

组别	转化率
1	71
1	75.6
1	67.7
...	...
2	64.2
2	61.2
2	62.3

图 5-8　例 5-2 数据文件

结果:见图 5-9。

Tests of Normality

	组别	Kolmogorov-Smirnov[a]			Shapiro-Wilk		
		Statistic	df	Sig.	Statistic	df	Sig.
转化率	1	.144	13	.200*	.968	13	.871
	2	.267	13	.012	.876	13	.063

*. This is a lower bound of the true significance.

a. Lilliefors Significances Correction

图 5-9　例 5-2 两组正态性检验结果

因样本量较小($n<50$),选用 Shapiro-Wilk(W 检验)。结果:组别 1 的 $P=0.871$,组别 2 的 $P=0.063$,均大于 0.05,按照 $\alpha=0.05$ 水准,提示两组样本数据资料均服从正态分布。

(3) 两独立样本 t 检验:Analyze→Compare Means→Independent-Samples T Test→将"转化率"送入 Test Variable(s)框,将"组别"送入 Grouping Variable 框→Define

Groups→在 Group1 框中输入"1",Group2 框中输入"2"→Continue→OK。

结果:见图 5-10。

Independent Samples Test

		Levene's Test for Equality of Variances		t-test for Equality of Means					
		F	Sig.	t	df	Sig. (2-tailed)	Mean Difference	Std. Error Difference	95% Confidence Interval of the Difference	
									Lower	Upper
转化率	Equal variances assumed	.151	.701	4.256	24	.000	6.5385	1.5364	3.3675	9.7094
	Equal variances not assumed			4.256	23.099	.000	6.5385	1.5364	3.3609	9.7160

图 5-10 例 5-2 两独立样本 t 检验结果

Levene's Test for Equality of Variances 为两组间的方差齐性检验结果,$P=0.701$,大于 0.10,按照 $\alpha=0.10$ 水准(方差齐性检验的检验水准一般设定在 0.10,以便降低假阴性错误),说明两组间方差齐,可以选取两独立样本 t 检验,此时看 Equal variances assumed 这一行的结果,$t=4.256$,$P<0.001$,按照 $\alpha=0.05$ 水准,说明两组间差别有统计学意义,提示 A 药与 B 药组的免疫功能淋巴细胞转化率有差别;如果方差齐性检验结果 $P \leq 0.10$,说明两组间方差不齐,应选取两独立样本校正 t 检验(t'检验),此时选择 Equal variances not assumed 这一行的结果进行解读。

3. 单因素方差分析及多重比较:常用于推断多个样本均数来源的多个未知总体均数之间有无差别。适用条件为独立性即个体测量值之间相互独立;正态性即每组样本数据均需满足正态分布;方差齐性即多组样本来源的总体方差相等。

例 5-3: 为研究大豆对于缺铁性贫血的恢复作用,某研究者选取了贫血模型大鼠 36 只,随机等分为 3 组,分别采用 3 种大豆含量不同的饲料喂养,1 周后分别测定大鼠红细胞数,结果如表 5-3 所示。试问:不同饲料对于大鼠贫血的恢复情况是否有差别?

表 5-3 喂养 3 种不同饲料的大鼠的红细胞数($\times 10^{12}/L$)

组别	1	2	3	4	5	6	7	8	9	10	11	12
普通饲料	4.78	4.65	3.98	4.04	3.44	3.77	3.65	4.91	4.79	5.31	4.05	5.16
10%大豆饲料	4.65	6.92	4.44	6.16	5.99	6.67	5.29	4.70	5.05	6.01	5.67	4.68
20%大豆饲料	6.80	5.91	7.28	7.51	7.51	7.74	8.19	7.15	8.18	5.53	7.79	8.03

分析思路:本例目的是为了判断不同饲料对于大鼠贫血的恢复情况是否有差别,属于典型的多未知总体之间的比较。红细胞数为定量资料,若 3 组样本数据均服从正态分布,且方差齐,则可考虑采用单因素方差分析。现将 SPSS 具体操作过程列举如下:

(1)数据输入:见两独立样本 t 检验的数据录入格式。

（2）正态性检验：方法同两独立样本 t 检验的方法。

（3）单因素方差分析及两两比较：Analyze→Compare Means→One-Way ANOVA→将"红细胞数"送入 Dependent List 框，将"组别"送入 Factor 框，单击 Post Hoc 按钮，选中 LSD→Continue，单击 Options 按钮，选中 Homogeneity of variance test→Continue→OK。

方差齐性检验结果：见图 5-11。

Test of Homogeneity of Variances

红细胞数

Levene Statistic	df1	df2	Sig.
.494	2	33	.615

图 5-11　例 5-3 方差齐性检验结果

由上述结果可看出，$P=0.615$，大于 0.05，按照 $\alpha=0.10$ 水准，说明各组间满足方差齐性。

单因素方差分析结果：见图 5-12。

ANOVA

红细胞数

	Sum of Squares	df	Mean Square	F	Sig.
Between Groups	52.126	2	26.063	42.922	.000
Within Groups	20.038	33	.607		
Total	72.164	35			

图 5-12　例 5-3 单因素方差分析结果

由结果可看出，$F=42.922$，$P<0.001$，按照 $\alpha=0.05$ 水准，各组间差异有统计学意义，提示不同的喂养饲料对于大鼠贫血的恢复是有区别的。

多重比较的结果：见图 5-13。

Multiple Comparisons

Dependent Variable：红细胞数

LSD

(I)组别	(J)组别	Mean Difference(I-J)	Std. Error	Sig.	95% Confidence Interval	
					Lower Bound	Upper Bound
1	2	-1.14167*	.31812	.001	-1.7889	-.4944
	3	-2.92417*	.31812	.000	-3.5714	-2.2769
2	1	1.14167*	.31812	.001	.4944	1.7889
	3	-1.78250*	.31812	.000	-2.4297	-1.1353
3	1	2.92417*	.31812	.000	2.2769	3.5714
	2	1.78250*	.31812	.000	1.1353	2.4297

*. The mean difference is significant at the 0.05 level.

图 5-13　例 5-3 多重比较结果

多重比较方法有很多种,本次采用的是 LSD-t 法。LSD-t 检验又称最小显著差异检验,适用于多组中几对之间分别进行两两比较。从以上结果可以看出,1 组与 2 组、1 组与 3 组、2 组与 3 组间比较的 P 均<或= 0.001,按照 $\alpha = 0.05$ 水准,差异均具有统计学意义,说明这 3 组中任意两组间都是有差别的。

4. 两独立样本 Wilcoxon 秩和检验　两独立样本 t 检验要求两组样本数据均需服从正态分布,如果无法满足则需采用非参数检验方法-Wilcoxon 秩和检验。

例 5-4: 某医院采用两种不同的术式进行肿瘤切除术,现将 24 名肝癌晚期患者进行随机分组,分别采用 A、B 两种术式进行切除,经调查获得 24 名患者的生存时间(月)如表 5-4 所示。试问:两种不同术式患者的生存时间是否有差别?

表 5-4　两种术式治疗肝癌晚期患者的生存时间(月)比较

组别	1	2	3	4	5	6	7	8	9	10	11	12
A 术式	1	2	1	4	1	6	3	2	5	2	1	2
B 术式	9	12	9	10	11	11	17	22	17	17	9	13

分析思路:本例目的是为了判断两种不同术式患者的生存时间是否有差别。生存时间为定量资料,对两组数据的 Shapiro-Wilk 检验显示 $W = 0.835$、$P = 0.024$ 和 $W = 0.864$、$P = 0.056$,即两组生存时间数据有一组不服从正态分布,不满足独立样本 t 检验的条件,因此需采 Wilcoxon 秩和检验。现将 SPSS 具体操作过程列举如下:

(1) 数据输入:见两独立样本 t 检验的数据录入格式。

(2) 正态性检验:方法同两独立样本 t 检验的方法。

(3) Wilcoxon 秩和检验:Analyze→Nonparametric Tests→Legacy dialogs→2-Independent Samples→将"生存时间"送入 Test Variable list 框,将"组别"送入 Grouping Variable 框→Define Groups→在 Group1 框中输入"1",Group2 框中输入"2"→Continue→OK。

结果:见图 5-14。

Test Statistics[a]

	生存时间
Mann-Whitney U	.000
Wilcoxon W	78.000
Z	-4.183
Asymp. Sig. (2-tailed)	.000
Exact Sig. [2 * (1-tailed Sig.)]	.000[b]

a. Grouping Variable:组别
b. Not corrected for ties.

图 5-14　例 5-4 Wilcoxon 秩和检验结果

由结果可以看出,$W = 78.000$,$Z = -4.183$,$P < 0.001$,按照 $\alpha = 0.05$ 水准,差异有统计学意义,提示两种不同术式患者的生存时间有差别。

如果是多组比较时,不满足参数估计条件的,需采用 Kruskal-Wallis 秩和检验,操作步骤基本同上,只需将步骤中"Legacy dialogs→2-Independent Samples"改为"Legacy dialogs→K Independent Samples"即可。

(二) 配对设计数值变量资料的假设检验

配对设计(paired design)是将研究对象按照某种特征两两匹配配成若干对子,然后再将每对中的两个研究对象随机分配到不同的处理组中去。用来配对的条件一般应取对实验最终效应影响较大的非处理因素(例如年龄、性别、病情等混杂因素),配对设计使得研究对象的这些混杂因素在两个不同的处理组中尽可能均衡可比,降低实验误差(图 5-15)。

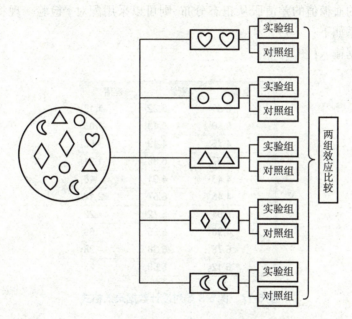

图 5-15　配对设计模式图

配对设计数值变量的假设检验方法,根据两组处理效应的差值是否服从正态分布,可分为(图 5-16):

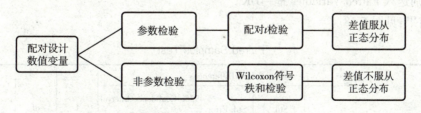

图 5-16　配对设计假设检验方法

常用的配对设计方法简介:

1. 配对 t 检验　适用条件为配对数据各对子的效应差值服从正态分布。

例 5-5: 已知某种新的检测方法检测血糖可比原方法节省 10 分钟,现需判断新方法与原方法对血糖检测的结果有无差别,选取了 10 份血清分别进行了检测,检测结果如表 5-5 所示。

表 5-5　两种不同方法检测血糖值（mmol/L）

编号	1	2	3	4	5	6	7	8	9	10
原法	6.35	6.58	4.75	5.67	4.43	4.45	5.94	4.96	6.76	6.12
新法	5.22	5.49	4.19	6.88	4.91	6.57	5.72	5.55	6.38	5.89
差值 d	-1.13	-1.09	-0.56	1.21	0.48	2.12	-0.22	0.59	-0.38	-0.23

分析思路：本例目的是为了判断新方法与原方法对血糖检测的结果有无差别。对于一份标本采用两种不同方法进行检测，属于配对设计。血糖值为定量资料，如果两种方法检测的血糖值的差值服从正态分布，则可以采用配对 t 检验。现将 SPSS 具体操作过程列举如下：

（1）数据输入（图 5-17）

图 5-17　例 5-5 配对设计数据录入格式

（2）正态性检验：方法同上。只是需要注意，此时是对差值 d 做正态性检验，如果满足正态，则可采用配对 t 检验。

（3）配对 t 检验：Analyze→Compare Means→Paired-Sample T Test→将"原法""新法"分别送入 Paired Variables 框→OK。

结果：见图 5-18。

Paired Samples Test

		Paired Differences				t	df	Sig. (2-tailed)
		Mean	Std. Deviation	Std. Error Mean	95% Confidence Interval of the Difference			
					Lower	Upper			
Pair 1	原法-新法	-.07900	1.02734	.32487	-.81392	.65592	-.243	9	.813

图 5-18　例 5-5 配对 t 检验结果

从结果中可以看出，$t = -0.243$，$P = 0.813$，大于 0.05，按照 $\alpha = 0.05$ 水准，差异无统计学意义，提示尚不能认为两种方法对血糖的检测结果有差别。

2. 符号秩和检验　适用条件为配对数据各对子的效应差值不服从正态分布。

例 5-6：为比较两种不同止疼方式对于牙髓炎患者的快速镇痛效果，某医院选取了 20 名牙髓炎患者，根据年龄、病情、性别进行了两两配对。试验组 A 采用止疼药，试验组 B 采用针刺的方式，采用疼痛评分表对疼痛程度进行评分，结果如表 5-6 所示。试问：两种不同的止疼方法对于牙髓炎的镇痛效果是否相同？

表 5-6　两种不同镇痛方式对牙髓炎患者的镇痛效果评分

编号	1	2	3	4	5	6	7	8	9	10
止疼药	7	9	6	8	7	6	4	7	7	5
新法	3	5	3	3	3	2	1	5	4	6
差值 d	-4	-4	-3	-5	-4	-4	-3	-2	-3	1

分析思路：本例目的是为了比较两种不同止疼方式对于牙髓炎患者的快速镇痛效果，将 20 名牙髓炎患者按照某些条件进行了两两配对。该资料为配对设计的定量资料，首先考虑配对 t 检验，但是对差值进行正态性检验后，发现不满足正态分布，因此考虑 Wilcoxon 符号秩和检验。现将 SPSS 具体操作过程列举如下：

（1）数据输入：数据录入格式同上。

（2）正态性检验：方法同上。

（3）符号秩和检验：Analyze→Nonparametric Tests→Legacy Dialogs→2 Related Samples，将"止疼药""针刺"分别送入 Test Pair(s) 框→Test type 中勾选 Wilcoxon→OK。

结果：见图 5-19。

Test Statistics[a]

	针刺-止疼药
Z	-2.726[b]
Asymp. Sig. (2-tailed)	.006

a. Wilcoxon Signed Ranks Test.
b. Based on positive ranks.

图 5-19　例 5-6 Wilcoxon 符号秩和检验结果

从结果中可以看出，$Z = -2.726$，$P = 0.006$，大于 0.05，按照 $\alpha = 0.05$ 水准，差异有统计学意义，提示两种不同的止疼方法对于牙髓炎的镇痛效果有差别。

（三）随机区组设计数值变量资料的假设检验

随机区组设计（randomized block design），又称配伍组设计，是配对设计的扩展。先将受试对象按照一定条件配成若干个区组（或称配伍组），再将区组中的每个研究对象随机的分配到不同的处理组中。随机区组设计要求每个区组中包含的研究对象的个数需等于处理因素的水平数，或是处理因素水平数的倍数（图 5-20）。

随机区组设计中涉及两个分组因素，一个为区组因素，一个为处理因素。随机区组设计数值资料的假设检验选择何种方法主要取决于处理组数据的分布特征，一般情况下按照处理组数据是否服从正态分布与方差齐的条件，可分为（图 5-21）：

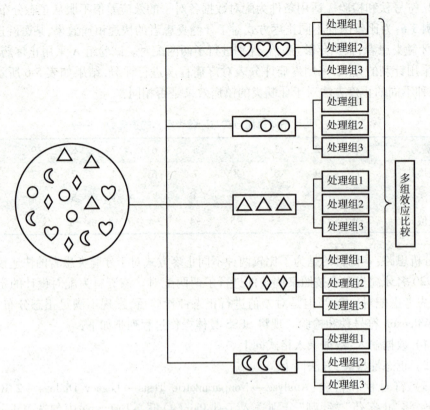

图 5-20 随机区组设计模式图

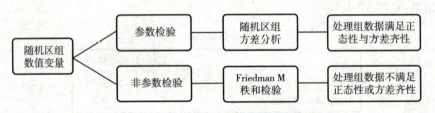

图 5-21 随机区组设计假设检验方法

随机区组设计如果处理组间差异有统计学意义,则需进行进一步的多重比较。如果采用随机区组设计的方差分析,则处理组间的两两比较方法同完全随机设计的单因素方差分析;如果采用的是非参数检验的方法,处理组间具体的两两比较方法此处不再详述,请参见专业书籍。

（四）重复测量设计数值变量资料的假设性检验

重复测量(repeated measurement)是指对于同一实验对象的某项观测指标在不同时间点上进行多次反复测量与观察的实验设计方案;所获得的数据称为重复测量资料。即给予处理措施后,对同一受试对象在不同时间点上某相同指标进行反复测量得到的观察值。

重复测量资料进行假设检验常采用的统计分析方法为重复测量资料的方差分析,要求各处理组数据要满足正态性与方差齐性,除此之外,还要考虑球对称性,具体操作需借助软件实现。还可采用广义线性模型,具体方法此处不再详述,请参见专业书籍。

三、常用的无序分类变量资料的假设检验

无序分类变量的假设检验的设计方案与数值变量相同,只是数据资料不再是数值变量而是分类变量,具体方法如图 5-22 所示。

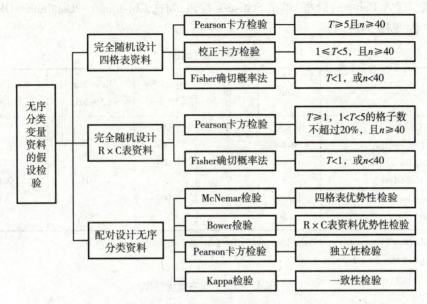

图 5-22 无序分类变量假设检验方法

常用的无序分类变量资料的假设检验方法简介:

(一)卡方检验

适用条件为无序分类变量资料。现以四格表卡方检验为例进行演示。

例 5-7:为比较某中药与西药控制高血压的效果,将 200 名高血压患者随机分为两组,分别服药 1 个月后,观察两组患者血压恢复情况,从而比较两种不同药物对高血压患者的恢复情况是否有差别(表 5-7)。

表 5-7 两组高血压患者血压恢复正常情况

组别	恢复人数	未恢复人数	合计
中药	72	18	90
西药	64	46	110
合计	136	64	200

分析思路:本例目的是为了比较两种不同药物对高血压患者的恢复情况是否有差别,属于完全随机设计。资料变量类型为二分类变量,因此可以考虑采用卡方检验。现将 SPSS 具体操作过程列举如下:

1. 数据输入 以"组别"(1 = 中药,2 = 西药)、"疗效"(1 = 恢复,2 = 未恢复)和"频数"为变量名,进行数据录入。格式如图 5-23 所示。

组别	疗效	频数
1	1	72
1	2	18
2	1	64
2	2	46

图 5-23 例 5-7 数据录入格式

2. 卡方检验

a. 加权频数：Data→Weight Cases→点击 Weight case by，将"频数"放入 Frequency Variable 框→OK。

b. 卡方检验：Analyze→Descriptive Statistics→Crosstabs，将"组别"放入 Row(s)框，将"疗效"送入 Column(s)框，单击 Statistics 按钮，勾选 Chi-square→Continue→OK。

结果：见图 5-24。

Chi-Square Tests

	Value	df	Asymp. Sig. (2-sided)	Exact Sig. (2-sided)	Exact Sig. (1-sided)
Pearson Chi-square	10.829^a	1	.001		
Continuity Correction^b	9.849	1	.002		
Likelihood Ratio	11.142	1	.001		
Fisher's Exact Test				.001	.001
Linear-by-Linear Association	10.775	1	.001		
N of Valid Cases	200				

a. 0 cells (0.0%) have expected count less than 5. The minimum expected count is 28.80.

b. Computed only for a 2x2 table

图 5-24 例 5-7 卡方检验结果

对于四格表，卡方检验结果需先看图 5-24 中表格下面的备注"a"后面的内容，如果显示的是 0 个格子的理论频数小于 5，则可以直接看 Pearson Chi-square 的结果，结果显示 $\chi^2 = 10.829$，$P = 0.001$，小于 0.05，按照 $\alpha = 0.05$ 水准，差异有统计学意义，提示两种不同药物对高血压患者的恢复情况有差别；如果备注"a"显示的是有格子数的理论频数小于 5，此时则需要看一下最小的理论频数有多大，如果在 1 到 5 之间，则选择结果的第二行中的 Continuity Correction 的校正结果；如果最小理论频数在 1 以下，则需要看结果中的 Fisher's Exact Test 的结果。

对于多行多列表格，操作流程同上。

（二）McNemar 检验

适用条件为配对设计四格表资料。

例 5-8：现有 400 份血清标本，分别采用甲、乙两种方法进行结核杆菌检测，结果如表 5-8 所示。试问：甲、乙两种方法的检测结果是否一致？

表 5-8 两种不同方法的检测结果

乙方法	甲方法		合计
	+	-	
+	100	148	248
-	40	112	152
合计	140	260	400

分析思路:本例对于同一份标本采用不同的方法进行了检测,目的是为了比较两种不同检测方法的检测结果是否一致,属于配对设计。资料变量类型为二分类变量,因此可以考虑采用 McNemar 检验。现将 SPSS 具体操作过程列举如下:

1. 数据输入 以"甲法"(1=阳性,2=阴性)、"乙法"(1=阳性,2=阴性)和"频数"为变量名,进行数据录入。格式如图 5-25 所示。

甲法	乙法	频数
1	1	100
1	2	40
2	1	148
2	2	112

图 5-25 例 5-8 的数据录入格式

2. McNemar 检验

a. 加权频数:Data → Weight Cases → 点击 Weight case by,将"频数"放入 Frequency Variable 框→OK。

b. McNemar 检验:Analyze→Descriptive Statistics→Crosstabs,将"甲法"放入 Row(s)框,将"乙法"送入 Column(s)框,单击 Statistics 按钮,勾选 McNemar→Continue→OK。

结果:见图 5-26。

Chi-Square Tests

	Value	Exact Sig. (2-sided)
McNemar Test		.000ᵃ
N of Valid Cases	400	

a. Binomial distribution used.

图 5-26 例 5-8 McNemar 检验结果

结果显示,McNemar Test,$P<0.001$,按照 $\alpha=0.05$ 水准,差异有统计学意义,提示两种不同的方法的检出率有差别。

四、常用的有序分类资料的假设检验

有序分类变量与无序分类变量不同,需要比较的是两处理组或多处理组间的等级效应。因此,有序分类变量与无序多分类变量的假设检验方法不同。现将常用的假设检验方法整理如图 5-27 所示。

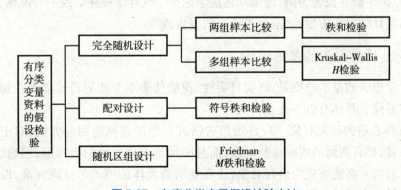

图 5-27 有序分类变量假设检验方法

五、双变量相关与回归

医学研究中,除了对不同的处理组间的差异性进行评估外,还常需要分析多个变量间的相互关系。分类变量的关联性分析在前面已作介绍,因此这部分介绍最常见的两数值变量间的关联性分析——相关与回归分析的方法(图 5-28)。直线相关与回归的分析目的是不同的,相关分析旨在判断两变量间的关联性是否存在,以及方向与强度;而回归分析则是为了判断因变量 Y 与自变量 X 的数量依存关系,反映自变量对因变量的贡献程度。

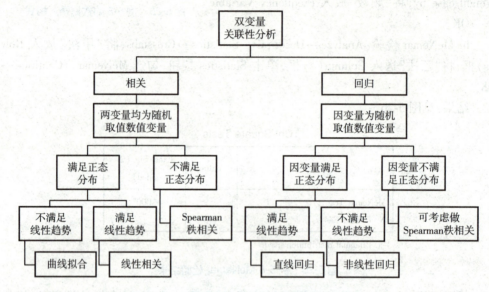

图 5-28　两数值变量关联性分析假设检验方法

第二节　统计学报告要求

研究发现,国内外已发表的各种科技论文中统计学报告的缺陷/错误层出不穷,能否对统计学资料表达清晰、描述合理,是反映学术论文质量高低的一个重要指标。因此,本节以医学研究报告为例,详细阐述医学论文中统计学描述以及书写准则,以帮助读者提高统计学报告质量、规范学术论文的报告程序。

一、统计学报告的基本原则

统计学报告的基本原则是:具有自明性,应能使非本专业的普通读者在初次阅读时就能够看懂。具体有以下几点:

1. 选择合适的研究对象　应详细报告研究对象的选择原因与方法,对于临床试验中的患者,要有明确的疾病诊断标准,而且必须是业界公认的金标准;明确诊断后,也并非所有病人都能够成为研究对象,还需要明确具体的纳入与排除标准,以便将来将研究结果在合适的人群中推广以及与同类型结果之间的比较。

2. 给出具体的随机化细节　随机化主要体现在随机抽样、随机分组以及随机安排实(试)验顺序等方面。因此,需要详细介绍具体的随机化方法以及细节,例如究竟如何实现的随机抽样(单纯随机抽样、系统随机抽样、分层随机抽样或其他方法等)、如何实现的随机分组(随机数字表、随机排列表、利用某种相关软件等),仅仅只介绍本研究遵从了随机化原则是不够的。

3. 样本含量　实验设计原则中的重复在研究设计中主要体现在样本含量这一方面。根据统计学原理,利用样本的信息去推断总体的特征,必须保证从该总体中抽取出来的样本含量具有足够的代表性。如何体现代表性,一方面要随机抽取,另一方面要有足够的数量,即充足的样本含量。样本含量过小,所获得的样本信息往往是片面的、不完整的,由此推断总体特征往往会得出错误的结论;但样本含量过大,又须花费巨大的人力、物力、财力,并且会引入许多未知的混杂因素在内。如何能在最节省研究成本的基础上获得最准确可靠的研究结果?就需要进行样本含量的估计。

4. 盲法　盲法能够在研究实施阶段在一定程度上对患者、研究参与者或数据资料处理人员进行某些资料的屏蔽,起到减少偏倚的作用。在对盲法进行介绍时,需详细说明采用了何种遮蔽方式,对哪些对象进行了遮蔽,仅仅介绍采用了盲法或双盲而不加任何详细介绍是无法满足读者需要的。

二、医学论文统计学报告的一般要求

上述基本原则具体体现在医学领域相关的研究论文上时,主要包括以下几点:

1. 题目　从标题开始,就要体现相关统计学内容,使用了哪种研究设计,体现出设计特点。例如如果是随机对照双盲试验,最好可以在题目上有所体现。

2. 摘要　摘要是整篇研究论文的高度概括,在方法中需简要介绍是否采用随机、盲法以及研究对象的样本例数以及分组包括试验组、对照组的基本情况;结果部分需要介绍主要的效应指标的具体数值,例如均数±标准差、率、OR 值以及 $95\%CI$、实际 P 等。

3. 材料与方法

(1) 研究设计的内容:这部分需要详细交代研究设计的类型、研究对象如何进行选取、诊断标准、详细的纳入排除标准、如何进行分组、是否使用了随机化原则、样本含量的估算。对于临床试验还需说明疗效评价标准、依从性如何、是否有失访以及失访所占比例、是否采用了盲法、有无伦理委员会批准以及是否签署知情同意书等;

(2) 统计分析方法部分:论文中不仅要说明所有用到的统计分析方法以及检验水准,还需要详细指出不同的研究目的所对应的具体的统计学方法。具体包括:①需介绍使用了何种数据管理以及统计分析软件及其相应的版本以及公司;②需介绍不同的变量类型所使用的不同的统计描述指标,例如对于定量资料,满足正态分布的可以采用均数±标准差($\bar{x}±s$),不满足正态分布、末端有不确定值或分布不明的定量资料则需采用中位数(第 25 百分位数至第 75 百分位数)[$M(P_{25} \sim P_{75})$],对于定性资料,则采用率或构成比等相对数指标进行描述;③需介绍不同的研究目的所采用何种效应指标,如 OR 值、$95\%CI$ 等,以及何种具体的统计分析方法;④所选择的检验水准。

4. 结果　结果部分需包括基线资料的均衡性检验、描述性结果以及假设检验结果的表达。①基线资料的均衡性检验:通常在实验或临床试验中都需要设计对照组,此时为了体现不同组间混杂因素的均衡可比,因此需要体现研究对象在基线上的特征的同质性。基线数据一般包括人口学资料、体格检查、实验室检查数据等。②统计描述结果:在医学科研论文中,对于不同的变量类型的资料采用不同的统计描述指标进行描述;对于统计指标比较多且需要分组比较时,多可借助统计学图表进行阐述。③假设检验结果:对于不同的变量类型,不同的研究设计,不同的数据条件所采用的统计分析方法是不同的,因此需要详细介绍针对不同的研究目的采用了哪些具体的统计分析方法,以及相应的检验统计量的确切数值,例如 t、F、卡方值等,同时还需给出具体的 P,不可只笼统的介绍 $P>0.05$,差异有统计学意义。

5. 讨论 讨论部分需严密结合结果部分所得到的效应指标进行内涵与外延的扩展。需注意的是,在对本研究结论进行外延时一定要确保适用对象与研究对象的抽样范围及纳入、排除标准相一致,不可无限制外延。

6. 结论 统计结论是从宏观层面、基于样本数据作出的概率性推断;而专业结论是从微观层面,基于经验、医学理论、专业知识所得出的需具体到个体对症治疗时的结论,提示生物学价值的大小。因此,需注意,统计学结论只能说明某事件发生机会的大小,并不能够说明专业意义或生物学价值。统计学结论与专业结论之间的关系需谨慎判断(表 5-9),有统计学意义的未必一定有专业意义;而没有统计学意义的未必一定没有专业意义,因此作出统计推断的结论时,除了参照统计结论外,还需结合专业知识。

表 5-9 专业意义与统计学意义的评价判断

类别	专业意义	统计学意义	应用价值
1	+	+	样本量足够时真实;小样本可能为机遇影响
2	+	−	计算 β 错误水平,若 β 过大,可扩大样本再试
3	−	+	无论样本量大小均无应用价值
4	−	−	样本量足够时可否定其应用价值

三、中医药临床随机对照试验报告规范

中医药临床随机对照试验报告规范(Consolidated Standards for Reporting Trials of Traditional Chinese Medicine,CONSORT for TCM)的作用旨在指导研究者提高中医药临床随机对照试验的质量,鼓励研究者能够清楚、正确、规范地对研究方法与结果进行报告。与 CONSORT 修订版有所不同的是,CONSORT for TCM 强调了在报告中需要注意对被研究药物科学背景及其应用条件的描述和介绍(表 5-10),以帮助国内、行业内外的读者正确应用以及引用。

表 5-10 CONSORT for TCM 清单

论文部分和主题	项目	描述	报告页码
文题和摘要	1	文题的结构应包括干预措施、病名、设计方案,推荐文题结构为:某干预措施治疗某病某证的随机、双盲、安慰剂对照试验(下划线部分表示可根据实际设计方案修改) 摘要部分应包括设计方案、观察对象、试验和对照干预措施、主要结果、结论等要素。题目中应注明是中药复方或单味药	

续表

论文部分和主题		项目	描述	报告页码
引言	背景	2	本研究的科学背景和原理 按照中医理论重点描述所使用中药的组方依据和尽量提供各中药成分的现代药理学依据 复方中各种中药的名称必须采用3种文字表示：中文（或拼音）、拉丁文、英文；药名必须采用规范名称，建议采用 WHO 公布的规范中药名。复方中各中药的用量用克，复方中药的剂量应用通用的国际单位如克、毫升表示	
	目的	3	研究的特定目的和假设 在研究目的中，必须表明临床试验目的在于评价中药对某病的治疗效果，或对某病的某证的治疗效果，或对某证的治疗效果。若单纯评价对证候的疗效，必须注意其基础病种	
方法	受试者	4	受试者的纳入/排除标准及资料收集的环境和地点 应根据临床设计方案中对病或证的治疗选择，详细说明病及/或证的诊断标准、基于病及/或证的纳入与排除标准。诊断标准应采用公认的中医和西医诊断标准	
	干预措施	5	各组干预措施的准确资料 应注明处方出处；复方药物的成分、剂量、产地、炮制方法、质量控制方法与标准，同时亦应注明给药方法、时间和剂量。试验药物如为中成药，需注明生产厂家、生产批号、生产日期、有效期、原生药含量等。如果为自配方或成方修改方（如古方修改方），需注明配方及/或其变更依据，同时还需注明使用剂型、制剂过程及药物在成品中的比例、药物的质量控制标准和方法等 对于对照组药物，应说明选择原则。若为安慰剂，需说明安慰剂的配方组成及质量控制标准和方法	
	测量指标	6	应根据临床试验目的选择中医和西医定义相同的一项或两项终点指标为主要测量指标，如病死率、生存时间等。中医症状评分、健康相关生存质量等指标应明确定义，并说明指标的测量方法和标准，如果可能，说明用于提高测量质量的方法（如多次重复观察、评估人员的培训等）。暂无金标准或较难掌握或重复的中医测量指标建议设为附加指标（additional outcomes） 规定结果测量时间点及终止试验的原则	
	样本量	7	解释确定样本量的依据	
随机化	序列产生方法	8	产生随机分配序列的方法，包括所有控制细节，如区组、分层	
	分组隐藏	9	实施分组隐藏和分配序列隐藏的方法，并说明谁决定分组序列及决定者是否参与分配纳入受试对象	

续表

论文部分和主题		项目	描述	报告页码
随机化	实施	10	谁产生分配序列,谁登记受试者,谁将受试者分组	
	盲法（隐蔽）	11	受试者,实施干预和评估结果的人是否知道分组情况。如果使用盲法,描述如何设盲,评价盲法是否成功,如双模拟法的详细实施过程,揭盲的方法	
	统计学方法	12	按照各测量指标的资料性质分别列出分析这些资料所采用的统计学方法,如计数资料、计量资料、等级资料、生存分析等等,以及附加分析如亚组分析和校正分析的方法	
结果	受试者的变动情况	13	试验各阶段受试者的变动情况(以流程图表示)。特别是报告各组随机分配、接受治疗、完成研究方案和接受主要测量指标分析的受试者数量。描述研究计划与实施不符的情况及原因	
	资料收集	14	说明试验实施地点、时间区限、随访时间和资料收集方法	
	基线资料	15	各组的临床基线特征,对于某方治疗某病的临床疗效研究,建议列出各组的证型基线数据	
	分析的人数	16	分析各组的受试者数量及说明是否采用"意向性分析"。除采用相对数,还应采用绝对数说明结果(如用10/20,而不是50%)	
	描述结果和效应量估计	17	按照主要和次要测量指标的顺序描述结果,除描述效应量大小,还应描述精确度,如95%可信区间	
	辅助分析	18	说明报告其他分析的多样性,包括亚组分析和校正分析,指出哪些是预期的,哪些是探索性的;对于某方治疗某病的临床疗效研究,鼓励就证型与疗效的关系进行分析	
	不良事件	19	各组所有重要不良事件或不良反应	
讨论	解释	20	描述研究发现,解释结果,讨论研究结论的真实性程度,分析本研究潜在偏倚和可能导致结果不准确或影响真实性的原因,分析与结果多样性相关的危险性。解释结果的统计学意义和临床意义,应结合中医药理论解释结果;鼓励就复方与证型的疗效进行讨论	
	可推广性	21	试验结果的可推广性(外部真实性)	
	全部证据	22	根据现有证据,全面解释结果 说明研究者与试验的有关利益冲突,如研究者是否为中药处方设计者,等等	

为了体现 CONSORT 止于至善的特点，CONSORT for TCM 工作组邀请中医界同仁们可以在 ChiCTR 以及《中国循证医学杂志》网站上对 CONSORT for TCM 清单发表评论与意见。

附：ChiCTR 和 CJEBM 网址
ChiCTR：http://www.Chictr.org
CJEBM：http://www.cjebm.org.cn

四、国内 RCT 论文的统计学报告自查清单

近年来，对于已发表医学论文中的统计学错误或缺陷的关注度日渐增高，为了提高国内医学论文统计学报告的质量，由国内 50 余位统计学家、流行病学家、医学编辑以及临床研究者共同参与并广泛认可的 RCT 论文统计学报告自查清单于 2007 年编纂而成，以供国内的 RCT 论文撰写者、审稿者以及编辑参考使用。现将该清单的主要内容列举如表 5-11 所示。

表 5-11 临床试验论文统计学项目自查清单

论文组成	论文各部分应报告的统计学项目	页号/行号
A1	分组的具体方法，应说明如何"随机分组"	
A2	实验的实施与评价是否实行盲法及谁对什么"盲"	
A3	样本总量与分组样本量	
A4	应说明分析的主要指标	
A5	对主要指标使用的统计检验方法	
A6	主要指标的集中趋势（如均数或比值）与离散趋势（如标准差或置信区间）	
A7	主要指标比较的精确 P	
A8	关于两组主要指标差异的临床结论	
I1	研究类型的定性陈述（"探索"或"确证"）	
I2	清楚陈述研究目的及研究假设（优效、非劣效或等效性检验）	
M1	目标人群描述如人口、地理、医院性质、是否转诊、诊断	
M2	明确的诊断标准	
M3	入选标准与排除标准	
M4	确定样本量及确定理由	
M5	确定有临床意义的最小差值或比值	
M6	抽样的具体方法	
M7	分组的具体方法	
M8	是否盲法及谁"盲"对什么因素	

续表

论文组成	论文各部分应报告的统计学项目	页号/行号
M9	实验和对照因素盲法效果的描述如外观、剂量、用法、时程等	
M10	实施者和实验过程可比性的说明如术者经验、个体化干预	
M11	研究的单位,如人、肿瘤、眼……	
M12	效果评价的主要指标	
M13	主要指标的测量方法与精确度	
M14	负性反应或事件的测量范围与方法	
M15	数据收集的方法与质量保证措施	
M16	个体观察终点与整体研究终点的定义	
M17	控制可能偏倚的努力如混杂变量	
M18	统计学方法使用的软件及版本	
M19	对主要指标拟行比较的统计学方法	
M20	主要指标拟行单侧还是双侧检验	
M21	主要指标进行检验的 α 水平	
R1	研究或实验的起止时间	
R2	随访的起止时间	
R3	征集对象例数	
R4	符合研究标准数	
R5	实际行分组数	
R6	完成干预例数	
R7	偏离计划数及偏离原因	
R8	随访数、失访数	
R9	效果分析采取的数据集及各组样本量	
R10	负性反应或事件的分析集	
R11	各组人口学及临床特征的基线水平的可比性与不同	
R12	分析主要指标的各组例数与样本数(人、牙、眼……)	
R13	干预前、后主要指标的集中与离散趋势描述并明确标记	
R14	主要指标干预前后差值或比值的均数与置信区间	
R15	有无进行特殊数据处理(如异常值等)	
R16	主要指标统计检验的实际方法	
R17	主要指标检验的统计量值	

续表

论文组成	论文各部分应报告的统计学项目	页号/行号
R18	主要指标检验的精确 P 而不是大于或小于某界值	
R19	对引言中提出的假设作出接受或拒绝的决定	
R20	负性反应或事件的各组人数、次数、性质、程度及统计分析	
R21	计划内多重比较的具体方法	
R22	图示是否符合制图原则(图形性质、坐标刻度、变异度显示等)	
R23	"$a\pm b$"形式中 b 有无明确标记	
R24	比率中分母清楚吗?	
D1	与引言对应,说明本研究的性质,以指导讨论	
D2	对主要指标结果的临床结论或生物医学解释	
D3	对设计中可能存在偏倚的说明	
D4	通过利弊的初步比较,得出总的临床性结论	
D5	临床结论的适用性/外推性说明	
D6	结合其他文献加强或平衡本文结论	

注:A 代表摘要,I 代表引言,M 代表材料与方法,R 代表结果,D 代表讨论。

第三节 统计图表的制作

统计描述(statistical description)是指使用合适的统计学指标、统计图、表等形式,简明准确地表达、展示研究事物的数据特征、分布规律及随机变量之间的关系,为后续进行统计推断打下良好基础。

一、统计表

统计表(statistical table)是将原始资料数据按照一定的要求进行整理归纳,并按照一定的顺序排列而成的表格,用以利用数字展示研究对象之间的相互关系与变化规律,便于发现问题、分析问题、研究问题。统计表一般为三线表,即顶线、底线、纵标目下的标目线,复合表中可以有纵标目的小标目线。

(一)制表原则

1. 重点突出,简单明了 每一张表格都要有自明性,单看表格即可了解相应的内容与意义,文字、数字与线条都应尽可能简化。

2. 主谓分明,层次清楚 位于表的左侧为横标目,是整个表格的主语部分,用以说明主要研究的内容;位于表的上方的为纵标目,是整个表格的谓语部分,用以说明具体的分组或测量指标的情况。表的内容需按照逻辑顺序排列,由左向右阅读时能构成一个完整的语句。

(二) 统计表的基本格式

统计表可归纳为三条线(即顶线、底线、标目线)、三部分(标目、标题与数字)。具体形式见表 5-12。

表 5-12 标　　题

横标目的总标目	纵标目
横标目	数字

(三) 统计表的种类

1. 简单表(simple table)　指按照一个标志/特征进行分组的统计表(表 5-13)。

表 5-13 不同药物治疗胃炎患者的疗效

组别	痊愈	显效	好转	无效
A 药	5	6	2	1
B 药	2	4	5	4

2. 组合表(combinative table)　亦称复合表,指按 2 个或 2 个以上标志/特征结合分组,以表达他们之间的关系的统计表(表 5-14)。

表 5-14 不同类型糖尿病患者临床基线资料

组别	例数	性别		平均年龄(岁)	病例来源	
		男	女		社区	医院
Ⅰ型糖尿病	80	41	39	33±3.3	12	68
Ⅱ型糖尿病	80	37	43	39±2.3	23	57

二、统计图

统计图(statistical graph)是根据统计数字,利用点、线、面或立体图形将统计数据形象化表达,更有利于反映数据分布特征、变化趋势以及相互关系的一种工具。

(一) 基本结构

统计图一般由标题、标目、刻度、图域及图例 5 个部分构成。见图 5-29。

(二) 常用统计图

常用的统计图有直方图、条图、饼图、折线图、散点图、箱式图等,需根据研究目的、数据资料等信息选择合适的统计图。现将常用统计图的适用条件及主要用途整理如表 5-15 所示。

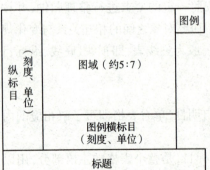

图 5-29　统计图的基本构成

表 5-15 常用统计图

类别	资料性质	用途
直方图	连续性定量资料	用于表示连续性定量资料的分布特征
条图	定性资料或离散性定量资料	用于无连续性关系的各个独立资料,用以表示各相互独立事物之间的数量对比关系
饼图	构成比	用于表示事物内部各组成部分的比重或分布
线图	连续性定量资料	用于表示事物随时间变化的趋势
半对数线图	连续性定量资料	用于表示事物随时间变化的速度
散点图	双变量定量资料	描述双变量间的相互关系、密切程度以及方向
箱式图	连续性定量资料	用于描述2组或2组以上连续性资料的集中趋势与离散趋势的比较

统计图表的注意事项:

1. 统计表强调的是研究最终结果的具体数值,而统计图强调的是数据的分布特征以及变化趋势,因此,图表的选择应根据需求而定。

2. 统计表的编制中最常见的问题是表格过大,表达内容过多,条理不清楚;主谓倒置,表意不明。

3. 条图的绘制,纵轴刻度必须从"0"开始,否则会改变各对比组之间的关系;而折线图的绘制纵轴刻度可不从"0"开始。

第四节 样本含量估算

一、样本含量概述

一般来说,不同的设计方案,不同的研究目的,不同的统计分析方法所要求的样本含量都有一定的区别。总体来讲,所需的样本含量基本都取决于以下4个因素:检验水准、检验效能、容许误差以及总体变异度。

1. 检验水准 α α 即假设检验中事先规定好的检验水准,也是Ⅰ类错误(即假阳性错误)的概率。其大小须依据研究目的而定,同时要考虑是单侧检验或双侧检验。一般而言,α 越小,所需样本含量越多;对于同一 α,双侧检验相较于单侧检验所需样本含量越多。通常情况下,α 默认为 0.05。

2. 检验效能 $1-\beta$ β 为假设检验中Ⅱ类错误(即假阴性错误)的概率,$1-\beta$ 称为统计学功效或检验效能或把握度,即在不同总体间确实具备差异的情况下,有多大的把握能够将这种差别检验出来。检验效能越大,所需样本含量越多。一般而言,检验效能取80%以上,β 通常取 0.20、0.10 或 0.05。

3. 容许误差 δ 容许误差 δ 即研究者欲比较的两不同总体参数间的差值,如欲比较总体均数的话,$\delta = |\mu_1 - \mu_2|$;如欲比较两总体概率的话,$\delta = |\pi_1 - \pi_2|$。δ 越小,所需

样本含量越大。一般情况下,δ通过先验知识作出估计,即根据专业知识,文献查阅或预实验等途径获得。

4. 总体变异度 σ 总体变异度即总体标准差 σ,反映了资料的变异性,σ 越大,说明不同个体间的变异度越大,此时所需的样本含量就越多,如果样本含量不足,则可能导致研究结果的稳定性差,甚至会影响到研究结论的代表性及外推性。一般情况下,σ 通常根据预实验或文献查阅来获得。

二、常用样本含量估算软件

不同的研究设计方案所涉及的样本含量计算的公式都是不同的,即便是同一种研究方案,不同的教材或参考书给出的计算公式或工具表也会有所出入。因为样本含量的复杂性,在实际工作中,建议考虑采用样本含量估算软件,方便初学统计者掌握并提高工作效率。现将常用的样本含量估算软件简要介绍如下:

1. SPSS 公司研发的 SamplePower 软件 本软件内容丰富,专业性较强,操作界面友好,可在统计功效、置信度以及样本大小间取得最佳平衡点。

2. SASA(Sample Size Adviser)软件 本软件是一款医学研究样本含量估算的专业软件,专业性强,操作简单,人性化设计,是样本含量估算时的得力助手。SASA 要求的语言环境为英语。

3. SAS(Statistical Analysis System)软件 本软件是功能最为全面的统计分析系统,通过编程,可以实现多种设计模块下的样本含量计算以及统计学功效的评估,但其操作较为复杂,且需要有一定统计学与编程的知识背景,因此不适用于初学者。

4. PASS(Power Analysis and Sample Size)软件 由美国 NCSS 公司出品,是用于样本含量估算以及统计学功效评估的统计软件包。它能针对不同的研究设计,在数十种统计学检验条件下对统计学功效以及样本含量进行评估。操作界面友好,功能齐全,用户不需要精通统计学相关知识,只需确定医学研究设计方案,提供样本含量估计时所需相关信息就可操作,因此适用于广大临床工作者。

下面以完全随机设计两独立样本均数检验为例,采用 NCSS PASS V11.0 进行简要介绍:

例 5-9: 某医院对新研发的降压药甲与标准降压药乙的疗效进行比较。已知乙药能使血压平均水平下降 10kPa(1kPa≈7.5mmHg),期望 A 药能平均下降 15kPa,若降压值的标准差为 6.5kPa,试问在 $\alpha=0.05$、检验效能 $1-\beta=0.8$ 的条件下,需要多少病人进行临床试验?

(1) 进入 PASS 11.0 以后的主界面(图 5-30),最左侧一栏为内容类别菜单栏,从这里可以进入不同研究目的,不同统计学方法的选择。

(2) 选择 Means(均数)类别(图 5-31),下拉菜单选择 Two Independent Means 中的 Test(Inequality),在右侧窗口框内选择 Test for Two Means(Two-Sample T-Test)[Differences]:

(3) 在各条件对话框中输入所需的基础参数(图 5-32)

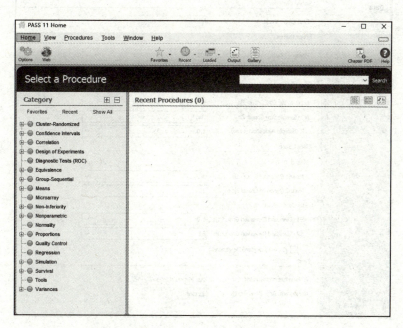

图 5-30　PASS11.0 主界面

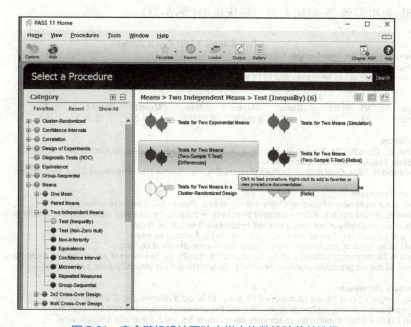

图 5-31　完全随机设计两独立样本均数检验菜单选择

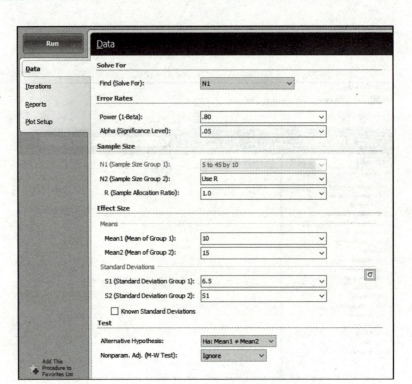

图 5-32　完全随机设计两独立样本均数检验基础参数设置

（4）结果输出：基础参数设置完毕后，点击绿色按钮"Run"。

结果：每组需要 28 例病人进行临床试验（图 5-33）。

Two-Sample T-Test Power Analysis
Numeric Results for Two-Sample T-Test
Null Hypothesis: Mean1=Mean2. Alternative Hypothesis: Mean1≠Mean2
The standard deviations were assumed to be unknown and equal.

Power	N1	N2	Allocation Ratio	Alpha	Beta	Mean1	Mean2	S1	S2
0.80695	28	28	1.000	0.05000	0.19305	10.0	15.0	6.5	6.5

References
Machin, D., Campbell, M., Fayers, P., and Pinol, A. 1997. Sample Size Tables for Clinical Studies, 2nd Edition. Malden, MA. Blackwell Science. Malden, MA.
Zar, Jerrold H. 1984. Biostatistical Analysis (Second Edition). Prentice-Hall. Englewood Cliffs, New Jersey.

Report Definitions
Power is the probability of rejecting a false null hypothesis. Power should be close to one.
N1 and N2 are the number of items sampled from each population. To conserve resources, they should be small.
Alpha is the probability of rejecting a true null hypothesis. It should be small.
Beta is the probability of accepting a false null hypothesis. It should be small.
Mean1 is the mean of populations 1 and 2 under the null hypothesis of equality.
Mean2 is the mean of population 2 under the alternative hypothesis. The mean of population 1 is unchanged.
S1 and S2 are the population standard deviations. They represent the variability in the populations.

Summary Statements
Group sample sizes of 28 and 28 achieve 81% power to detect a difference of -5.0 between the null hypothesis that both group means are 10.0 and the alternative hypothesis that the mean of group 2 is 15.0 with estimated group standard deviations of 6.5 and 6.5 and with a significance level (alpha) of 0.05000 using a two-sided two-sample t-test.

图 5-33　完全随机设计两独立样本均数检验样本含量估算结果

第五节 常用的研究资料管理及分析软件简介

一、常用的数据管理软件

软件是建立数据库的基础,因此根据需求选择合适的数据管理软件,可以为数据库的建立与使用提供各种便利条件。下面就常用的数据管理软件给予简单介绍:

1. EpiData 软件　EpiData 软件是一款免费的数据录入和数据管理软件,由丹麦学者于 1999 年开发。本软件可以方便地设计调查表,处理简单的表格以及识别错误,功能主要集中在数据库的界面设计、数据的双录、核查、导出及管理。内置的 EpiData Analysis 模块可以用于一般的统计分析、图表的制作等。

2. Clintrial 软件　Clintrial 软件是美国 Phase Forward 公司开发研制的临床试验数据管理软件。本软件以 Oracle 数据库系统为支撑,由管理设置(admin)、病例报告表(case report form,CRF)设计(design)、数据录入(entry)、数据管理(manage)和数据提取(retrieve)5 个功能模块组成。

除此之外,国外的许多临床数据管理软件系统不断管理和更新,已日趋完善,StudyBuilder、ClinstReport 等专业数据管理软件在技术上已比较成熟,且已通过实际应用的检测。

二、常用的统计分析软件

目前,对于医学科学研究中的数据资料的处理与分析,常借助于统计分析软件来实现。现将常用的统计分析软件给予简单介绍。

1. SPSS(Statistical Product and Service Solutions)　即"统计产品与服务解决方案"软件,原名社会科学统计软件包(Statistical Package for the Social Science),1968 年由美国斯坦福大学的三位研究生 Norman H.Nie、C.Hadlai Hull 和 Dale H.Bent 开发,最初用于解决社会调查数据的分析问题。2010 年 SPSS 公司被 IBM 公司并购,名称前统一冠之 IBM SPSS。截至 2016 年 1 月,SPSS 软件已经更新至 24.0 版本。SPSS 软件操作界面友好,数据接口与 Excel 等常用数据录入软件通用,与其他数据库对接方便,是最常用的一款数据管理与统计分析软件。

2. SAS(Statistical Analysis System)　SAS 统计分析系统,由美国 North Carolina 州立大学的两位生物统计学研究生于 1966 年开发设计。在数据处理和统计分析领域,SAS 一直被公认为国际上标准的统计分析软件系统。SAS 包含了众多不同的功能模块,以完成不同的研究任务。医学科学研究中最常用到的主要有 SAS/BASE(基础模块)以及 SAS/STAT(统计模块)。

3. R　R 是一个自由免费源代码开放的软件,于 1980 年,由新西兰奥克兰大学的 Ross Ihaka 和 Robert Gentleman 开发,现在由 R 开发核心团队负责开发,功能包括数据存储和处理系统、数组运算工具、完整连贯的统计分析工具、统计制图功能。

4. JMP　JMP 是 SAS 公司推出的一种交互式可视化统计发现软件系列,主要用于实现统计分析。JMP 的算法源于 SAS,特别强调以统计分析的实际应用为导向,交互性、可视化能力强,使用方便,尤其适合非统计专业背景的数据分析人员适用。

5. Stata　Stata 统计分析软件是由美国 Stata 公司出产,从 1985 年起,已连续推出了 13 个主要版本,通过不断的更新与扩充,软件功能已经日趋完善。本软件易操作,速度快,包括一套预先编辑好的分析与数据管理功能,同时用户也可以根据自己的需求,创建自己的程序,添加更多的功能。Stata 是一款集数据管理、统计分析、绘图、矩阵计算以及程序语言于一体的统计软件。共分为 4 个版本:适用于教学的学生版(small 版);标准版(InterCooled,IC 版本);特别版(Special Edition,SE 版本);多核处理器版(MultiProcessor,MP 版本)。与其他软件相比,Stata 占用硬盘空间很小。

学习小结

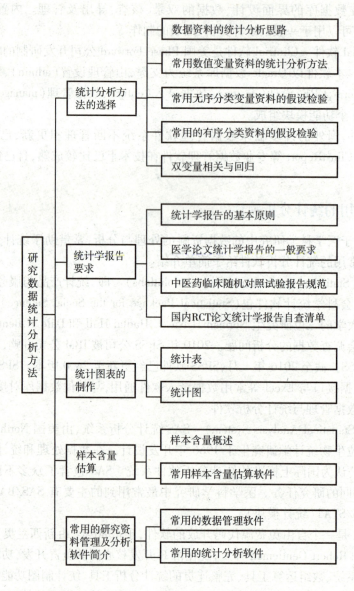

(王瑾瑾)

复习思考题

1. 数据资料可分为哪两类?
2. 假设检验的两类错误指什么?
3. 假设检验的具体步骤有哪些?
4. 统计学报告的基本原则有哪些?
5. 统计图表有哪些类别?
6. 样本量估算的常用软件有哪些?

第六章

中医药科学研究的主要内容

> **学习目的**
>
> 通过学习中医药文献研究、中医基础理论的现代研究、证候研究、中医疗效评价、病证结合研究、中药复方药效物质基础研究、针灸作用机制研究等中医药领域科学研究的内容,了解中医药科研现状,进一步加深对中医药科研方法和过程的理解和认识。
>
> **学习要点**
>
> 掌握中医药文献研究的主要内容及研究中继承与创新的关系,了解中医基础理论、中药基本理论现代研究的思路与方法,常见证候规范化、标准化以及病证结合研究方案的基本要求;掌握中医临床疗效评价研究的特点,了解中药复方药效物质基础与作用机制相关性研究的重要性,多学科理论与技术在针灸作用原理和效应机制研究中的应用。

第一节 中医药文献研究

中医学不但有着浩如烟海的古籍,同时随着学科的发展以及学术交流日益频繁,新产生的文献资料也以惊人的速度迅速地在增长。中医药文献研究是丰富和发展中医药学术理论的重要途径,是提高中医临床水平的必要条件,也是中医科研决策的重要依据。总之,中医药文献研究的过程,就是对中医学术继承发扬的过程,是中医药研究工作的重要内容,必须予以高度重视。

一、设计思路

中医药文献研究的内容极其广泛,既包括中医药文献的整理研究,如古籍影印校注、类书丛书汇编、通检编制、古籍辑佚及文献数据库建设等,也包括中医药文献的学术研究,如中医药史文献研究、中医医案文献研究、中医各家学说和学派文献研究及中医基础理论专题文献研究等。

(一) 中医药文献整理研究

从可以考察的文献史料来看,中医药文献整理研究至少应从西汉开始。在汉民族历史中,官方组织中医文献整理就有几次大的举措:西汉与北宋曾由官方组织校书工作,其中涉及医药书籍。据史籍所载,北宋政府先后3次组织编修、校正的医药学文献有数十种之多。从20世纪80年代开始,国家也组织人员进行研究,编著出版《中医古籍整理丛书》。此外,其他中医药文献整理研究课题也广泛开展,包括影印、点校、注译、提要等,取得了一定的成绩。下面择其要者,分别加以说明。

1. 古籍影印与校注　古籍影印与校注的主要对象应是善本、稿本与抄本。有关善本的概念,张之洞《輶轩语·语学篇》指出:"善本之义有三:一、足本,无阙卷,未删削。二、精本,一精校,一精注。三、旧本,一旧刻,一旧钞。"归纳起来,就是"足""精""旧"三个字。其中的"旧",今通常指清代乾隆以前。符合这一要求的中医药善本目前存世有限,并且由于人为或自然的原因,将会日益稀少。据《全国中医图书联合目录》载,目前存世的稿本、抄本尚有1000余种,上海中医药大学图书馆约有其半,其中有一些已经属于孤本,濒临绝亡。可以选择未曾加以整理的、理论或临床学术价值较高的善本与具有理论或临床价值的稿本、抄本加以影印或校注。

2. 类书、丛书汇编　类书是辑录汇编相关门类或某一门类资料的工具书,如《古今图书集成·医部全录》《名医类案》《医方类聚》等。丛书是在一个总的书名下,将原来单独的2部或2部以上的书籍汇编在一起的工具书,如《医宗金鉴》《张介宾医学全书》《中国医学大成》等。这方面的整理研究尚可从纵横两个方面深入与拓展。如从时期、地域、学派、学科、版本、收藏等方面拓展,从某一理论、脏腑、诊法、病证、治则、治法、方药、穴位、书篇等方面深入。

3. 通检编制　通检也称引得,即索引。通检可给读者查阅古书中的文句带来极大的方便,因而编制通检也是中医药文献整理中的一项重要课题。中华人民共和国成立前燕京学社曾对诸多文书、子书编制过引得,1986年上海古籍出版社也曾出版过《论语引得》《孟子引得》等。此项工作通常的做法是:首先选择善本,全文照录,不作任何校注;其次以单句(即诵读时的停顿处)或词语为单位,按照它在原文中出现的顺序排列,标明所在原文中的篇名、页数与行数(均以首出为准);再次按照首字的笔画、笔顺编个目录;最后据此目录调整索引的编排次序。

4. 古籍辑佚　辑佚亦称辑逸,即通过搜集、考校、整理、核实现存文献中的古书佚文,使已亡佚古书全部复原或部分复原。上下几千年,诸多中医药古籍得以保存流传,但是由于自然与人为的原因,更多的中医药古籍已经亡佚。追寻已亡佚的中医药古籍,便是辑佚的任务。

5. 文献数据库建设　利用现代信息技术,将大量的古代中医药文献和现代研究成果文献资料数据化,并研制检索系统,以供文献研究利用,是当今时代从事文献整理工作的重要任务之一。中医药文献数据库(中国中医科学院中医药信息研究所编制)是我国最大的中医药文献检索系统,收录1984年以来国内公开出版的生物医学期刊中有关中医、中药、中西医结合、针灸针麻、气功按摩、养生保健等内容。此外,许多中医药院校还研制开发了一些专题文献电脑检索系统。如天津中医药大学的舌诊医学文摘电脑检索系统等。

中医药文献数据库建设,虽然国家中医药管理局已组织进行,但是我们还可以拾遗补缺,充实提高。这方面可待进行的工作甚多,如可以研制中医药经典古籍文句词语数据库、古代医案验方数据库以及治疗某一病证的验方数据库等。

(二) 中医药文献学术研究

中医药文献学术研究主要是指通过文献资料(包括医书、方书、医案等)的收集整理,进行中医药史、医学人物等考证研究,中医学派、医家学术思想和临床经验的探讨研究,中医基础理论的概念、渊源及发展应用专题研究等,侧重于学术理论和学术经验的探讨研究。

1. 中医药史文献研究　中医药史文献研究包括中国医药通史(包括古代、近代、现代)、中外医学交流史、药学史、专科史、疾病史、地方医学史、少数民族医学史、医学人物、医学教育史等研究。

有关祖国医史文献研究的题材虽然很多,但概括起来,不外乎"人""物""事"三方面内容。所谓"人",即著名医家,通过古代有关文献来研究医家的生卒年代、籍贯、生平事迹、医著和学术思想等。所谓"物",即医学文物,包括医籍及与医有关的图画、石刻和各种器具等,其中属于文献的主要指医籍,研究内容包括考证和介绍它的版本,以及撰写、发行、流传的时间和经过;还包括某些医籍所载的一些重要内容,如某一病证、治法方药的最早发现、发明或命名。所谓"事",即历史上某一学术流派、地方医学、民族医学、医学组织和药业的创始、演变、沿革的过程以及重要医家之间的师承传授关系等。以上三方面内容是相互关联的,研究人必然涉及医著或流派介绍,研究医籍也必然涉及人与事,而研究事则必然涉及人与医著。

从事医药史文献研究,不仅要具有中医药学的知识,而且要有一定的文史素养。考证的对象与目的要与医学有关,但引证的依据不能局限于医学范围,因此要多读文史书籍。文史知识的运用,在考证方法上十分重要。此外,通晓音韵、训诂等文献学知识,对考证某些文献更为有利。

2. 中医医案文献研究　医案,古称"诊籍",是医家进行医疗活动的忠实记录。上乘的医案体现了医家丰富的实践经验和深厚的理论造诣,对后学有着重要的指导价值。中医医案的记载,文献中常见的有3种类型:一是在医著中载录的验案,有详细的治疗经过和结果,为医论提供实例。如《脾胃论》《格致余论》等都收载了一些医案。二是纯医案专著,对四诊病候、病因病机、治疗用药等记录甚详,理法方药一目了然,充分体现了医家的学术经验。如清代叶天士的《临证指南医案》。三是医案类书,是集各时代医案之大成者。如明代江瓘的《名医类案》。

古今医案文献有很大的应用价值和学术价值。正如秦伯未谓:"卓然成一家言,为后世法者,阙惟医案。"整理研究、开发利用古今医案文献,是发展中医学术,提高临床水平的一条重要途径。医案文献的研究要注重以下内容:

(1) 探析前辈医家的临床思维和学术思想:历代医家在其防病治病的实践中,逐渐形成和完善的其独特的临床思维和学术思想,蕴藏在医案著作中。

(2) 探讨前辈医家的学术渊源:历代医家临证遣方用药往往各有特色,从中也可窥见其学术渊源。

(3) 发现前辈医家辨证分型、立法论治的规律:古今医案文献中蕴含着诸多医学规律,发现并研究这些规律,有助于临床水平的提高和医学理论的不断完善。

(4) 总结前辈医家制方遣药的学术经验:医案中所蕴藏的相当丰富的诊疗方法和用药经验,可资临床学习和借鉴。

整理研究医案文献,除了必须具备中医专业知识和文献研究知识以外,还应该具备一定的统计学和计算机知识及其运用能力。这对全面系统地对某一方面古今医案进行整体研究,发现规律,尤其是开展"古今医案文献数据库"建设等工作,是大有帮助的。

3. 中医各家学说和学派文献研究　在中国古代医学史形成发展过程中,医学流派占据着举足轻重的地位,它是医学理论产生的土壤和发展的动力,也是医学理论传播的重要途径。

医家和学派的学术研究,除了对医家原著的整理编次、校勘注释等研究之外,还应重点研究中医各个流派的演变发展及医家学术成就和学术特点。研究应注重以下几方面:

(1) 了解学术思想源流:首先要弄清其开门医家和师承传授关系及分支学派情况,然后要抓住其理论核心、学术特点及发展演变过程。如有研究认为李时珍的思想体系与张洁古、李东垣学说一脉相承,故以"宗易水学说,立脏腑病机为纲""信东垣之学,一脾胃元气为本"为其主要学术思想。

(2) 把握学术理论核心:探讨各家学说或医家学术经验的专题专著的学术研究,要以学术理论为中心,以便突出其学术思想和经验特色。如朱丹溪的学术思想核心是"阳常有余,阴常不足"。

(3) 辨析学术观点异同:对中医理论中颇多歧义的问题,如命门、三焦、相火等,则需在彻底了解每位医家学术观点的基础上对比分析,区别异同,才能获得较为明确的结论。

(4) 总结临床证治特色:在把握学派医家学术理论核心的前提下,要善于发现和总结医家临床辨证论治、理法方药的特色和经验。如许多学者对《伤寒论》用药配伍规律进行探析,有利于后人借鉴与发展。

(5) 以继承发展观点探讨前人学说:一门学说所以能够站住脚,经得起检验,一定具有继承和发展两个方面。对医家、学派学术上这种密切联系加以探讨,目的在于启发来者。如叶天士提出的卫、气、营、血辨证,就是在吴又可气血分治的基础上发展的;吴鞠通创三焦辨证,又补充了叶天士卫气营血辨证之不足。

必须指出,学派和医家学术文献研究,除了传统的研究方法,还要运用文、史、哲的知识,而且还可结合数学、计算机技术、方法论等其他学科知识来研究。如有学者运用模糊数学理论探析了《伤寒论》辨证思维方法等。

4. 中医基础理论专题文献研究　中医基础理论的形成和发展过程与古代哲学思想的渗透、长期的实践观察和医疗经验的积累是密切相关的。所以注重深化对中医基础理论学术源流的研究、系统整理、科学界定中医理论基本概念的学术内涵和外延,探讨该理论的临床指导意义,为中医基础理论的规范化、系统化研究提供文献理论依据,是中医基础理论研究工作中的重要任务。

中医基础理论文献研究的专题很多,一般来说,主要是针对中医基础理论中在学术上尚有争议的某一理论的理论渊源、形成发展、含义界定与衍生、临床应用与发展等进行深入研讨。

中医基础理论专题文献研究要注意以下几点:

(1) 善于在系统收集文献资料的基础上进行归纳和提炼:中医基础理论中还存在一些尚未定论的学术问题,前人对有的问题已作了文献考证与探讨,我们必须在原文文献资料的基础上进行归纳,加以提炼,提出确凿而公认的见解。

(2) 在前人认识的基础上,结合临床和现代研究文献资料,在理论上要有所创新,对临床实践无指导意义的理论,就应淘汰和修正。

(3) 要从多学科的途径对现有文献进行研究,尽可能阐明其科学内涵:中医学是多学科交叉互相渗透的产物,除古代的哲学思想对中医学理论体系的构建起过重要作用以外,古代的天文学、地理学、气象学、数学、生物学等都对中医学理论体系的形成和发展起到重要促进作用。如结合天文、气象、物候等理论探讨中医运气学说、六淫病因学说等。

二、方法应用

(一) 中医药文献资料的收集

发掘整理中医药学遗产,进行中医药文献学术研究,首先要收集资料。收集资料的目的是为了发现问题,提出问题,掌握第一手资料,为整理和利用文献资料,开展学术研究做好物质准备。

1. 文献收集的原则　收集文献资料时,应遵循学术性、针对性、系统性、全面性、客观性、科学性的原则。在中医文献中收集有关资料,还必须掌握古典文献检索技巧和常用的检索工具及参考工具书,尤其是注意运用先进的设备和现代信息技术。

2. 文献检索　文献检索是通过运用检索工具(图书目录、辞典等)或电子计算机检索系统(期刊索引、数据库等)查出相关文献的出处,从而获取原始文献的方法。

(二) 中医药文献资料的整理

收集的资料不能停留在保存、堆砌资料的初级阶段,而必须对资料进行整理,为深入开展研究打下基础。在当今计算机应用普及以及文献信息已有一部分实现数据化的情况下,可下载数据库或网上浏览的文献资料。对尚未编入数据库的医书文献,则可先将有关资料输入电脑,然后根据整理分类原则将收集的资料数据化。

1. 分类要求　中医古文献研究自编资料数据库,一般可分为两类:

(1) 研究考证数据库:是为了考证探索某一方面专题的需要而编制,可分为标题(主题词)、提要、原文摘录3种类型。

(2) 文献整理数据库:是根据中医文献研究的具体题目与要求(如编制辞书、索引、文献汇编等)而有不同的设计。

2. 记录内容　编制文献研究数据库记录的内容应包括文献的出处、所引的文字、标点、按语、中心内容或小标题等,内容尽可能完整精确,严禁擅改原文。

3. 归类方法　将收集的文献按主题词或关键词的内容逐级分类编序。主题词一般可选用《中医药主题词表》,主题词下还可设若干副主题词、二级副主题词。如肝的文献分类有"结构""功能""病理""治则""治法""方药"等;其中"肝的病理"则又可分类为"肝郁""肝火""肝血虚"等;其中"肝郁"又可分为"主症""病因""病机"等。

(三) 中医药文献资料的利用和研究

从利用和研究中医文献的方法角度来说,有发现法、溯源法、证实法、辨正法、关联法。下述以研究中医文献的方法为主,同时涉及研究中医文献的要求。

1. 发现法　所谓发现法,就是发现前人所未曾论述的珍贵资料,并根据这些资料,对某一问题的认识提出新的学术见解。

例如有关《素问》版本的问题,一般认为,除了问世时的原本外,只有南朝齐梁时期的全元起本、唐代王冰本与宋代林亿的校正本。有学者阅读分析《素问》王冰的4500多条注文与林亿等的1300多条校正,发现其实并非只有这几个本子。

2. 溯源法 所谓溯源法,就是要求本溯源,探讨所述文献的源头,说明有关文献的来龙去脉。

例如孙思邈在《备急千金要方·妇人方上》"养胎第三"引录"徐之才逐月养胎方"。徐之才是南北朝时北齐人。在此之前西汉的《胎产书》(马王堆三号汉墓出土帛书)就记载了逐月养胎方。可知逐月养胎的最早文献不是出自孙思邈所引的北齐徐之才,而是西汉的《胎产书》。

3. 证实法 所谓证实法,即通过文献资料的进一步发掘,证实前人研究的成果或论点,体现文献研究工作继承发展的过程。由于证实法展示了新的资料,提供了新的史实,因而这也是文献研究先进性的一种表现。

例如:林亿发现王冰所引《脉度》同一句话,一称《针经》,一称《灵枢》,可见王冰认为《灵枢》《针经》系一书而异名,但是由于北宋时期《灵枢》不全,林亿等只能举出一条例证,而学术界一向有孤证不立的说法,那么事实证明完全有必要也有可能进一步予以证实。

4. 辨正法 所谓辨正法,即利用一切可以利用的文献资料,来辨别古代文献资料的讹误,纠正前人文献研究的结果或论点,以体现文献研究工作的创新性,这也是文献研究先进性的表现。

辨正讹字的,如"痉"作"痓"。通行本《素问·厥论》:"手阳明少阳厥逆,发喉痹,嗌肿,痉,治主病者。"明代赵开美刻本《伤寒论》、明代汪济川校正成无己《注解伤寒论》中的"痉"全都讹为"痓",连篇名"辨痓湿暍脉证"也不例外。

辨正文献归属的,如《苏沈良方》一书系后人将苏轼的《苏学士方》与沈括的《灵苑方》两书混编而成。已经难以完全辨识哪些方子属于苏轼,哪些方子属于沈括,但还是可以通过一定的方法来分清部分内容的所属。

5. 关联法 所谓关联法,即将文献资料中的有关信息,根据其内在逻辑,建立关联,形成知识网络,实现文献内容的可视、系统、多维、动态的展示。由于关联法使大量文献中的知识得以汇交,因而在继承文献述及理论的同时,有助于知识的发现和理论的创新。

例如:国家重点基础研究发展计划"脾主运化、统血"等脾藏象理论的继承创新研究基于本体,以术语和术语间的语义关系关联了古籍中脾藏象理论知识,构建了脾藏象理论知识体系本体图谱,有助于全面继承脾藏象理论;深入挖掘图谱中脾相关"病证-症状-病机"本体图内容,发现脾相关病证均伴有脾运化水谷失常的表现,进而推断脾失运化水谷可能是脾相关疾病的共同病机,提示临床诊疗各类脾相关疾病应重视益气健脾、健运水谷;深入挖掘图谱内容,对比"脾""胃""脾胃"3个领域概念的路径,发现"脾胃"并不是单纯"脾"和"胃"的复合,进而提出了"脾胃"应作为一个独立的中医名词术语存在。

(四)中医药文献资料的开发

中医作为一门学科,随着医疗实践的发展而发展,其科研方法,亦不断发展。而这种发展,往往借助于文献研究方式进行。

1. 历代医家对中医药文献资料的开发与研究 如汉代,对热病的治疗有了突破,张仲景根据《素问·热论》六经的理论,加以充实发展,著《伤寒杂病论》,成为当时发展性研究的主要例证。

宋元时期,社会动荡。一方面是政治改革的愿望十分强烈,另一方面是战火频作,疾病谱的变化,这些都直接影响着医药界,"古方今病不相能"的见解已成为医家们的舆论,他们在文献研究中不泥古执旧,而勇于探索,终于开创了医学发展的新局面。

明清时期这方面的研究,主要表现在温病学派的兴起和发展过程中。其他如张介宾、赵献可等人的命门学说等,他们都使用发挥文献注释的方法来阐发各自的临床体会,开创了新的学说。

民国时期,由于新文化运动的冲击,人们可直截了当地阐述自己的思想和学术观点,这种用注释来阐发学术思想和学术观点的方法相对较少,但从总体来说,人们的思想和经验主要是靠文献的形式来传播的,任何开创性的活动都必须借助于文献研究来寻找课题、探索思路,才能顺利进行,从这一点来说,中医文献的开发研究尚有其广阔的前景。

2. 现代中医药文献资料的开发与研究 近年来,随着中医科研事业的振兴,中医文献研究有较迅速地发展,说明古籍文献的研究和开发已得到国家的高度重视。

随着现代各门自然学科的发展,现代文献研究发展也很快,文献加工整理方法已得到普及,资源数量增长和更新越来越快,迫使中医药文献研究工作者不得不创新研究方法。如控制论、信息论、系统论等新的横断科学理论。特别是计算机广泛应用以来,数学方法在中医药文献研究中的应用于对有关文献进行统计处理,从而揭示临床、科研中各种数量关系及其规律,并根据统计结果提出有价值的判断和预测,发现问题,提出问题。目前,数学方法已经在中医药文献检索、名老中医经验专家系统等方面普遍采用。相信这种方法在中医药文献研究领域会有更为广泛的应用前景。

三、特色与启示

为了促进中医药文献资料在现代临床的应用与开发,需在以下几方面开展相关研究:

1. 中医药古籍文献数字化研究和数据库建设 在中医药古籍文献数字化的基础上,对古籍文献进行整理研究,归纳总结古方在记载和流传中所反映的价值特征,制订出符合实际、较为客观并可操作的筛选方案,据此筛选古方,系统收集、归纳、整理入选古方的效验证据,建立精选古方资料库,为明确证方相关、方药配伍应用规律提供客观依据。系统挖掘古代方剂学遗产,建立古代方剂数据库管理系统,为开发新药提供有价值的线索。

2. 重大疾病防治的文献研究 以中医临床文献为基础,在对历代医家临证思维、用药经验及现代研究文献进行系统整理的基础上,运用计算机数据挖掘技术,针对目前严重危害人民健康的重大疾病,如心血管疾病、慢性肝病、肿瘤、艾滋病、糖尿病等的证治状况、方药证治规律进行研究,建立理论假说,探寻有效方剂与药物,为中医临床辨证、治法及方药的确立提供有证据的文献依据。

3. 中医药文献方法学研究　中医药文献研究除了要运用文献学研究的基本方法,更需要借助现代信息技术、临床流行病学、循证医学等多学科交叉进行研究,以探索适合中医药临床与中药新药开发需要的中医药文献研究新方法、新途径。

4. 中医名医名家经验总结　对于全国中医名医名家的经验总结与整理研究还待加强。有必要对这些名医名家的电子病历、医案进行系统整理研究,并进行数据挖掘,对名医名家的临床有效经验进行归纳总结。

总之,作为中医药研究工作者,必须学习和掌握一定的文献研究的思路与方法。在科技迅猛发展的21世纪,中医药事业发展面临着挑战和机遇,中医药文献研究工作也要跟上时代步伐。为了使中医药文献研究工作取得进一步成果,我们应该认真学习文献学知识,在继承的基础上有所创新,并积极借鉴现代科学思维和现代信息技术,多学科结合进行研究。中医药文献研究的继承与不断创新,必将促进中医药科学研究的繁荣与发展。

第二节　中医基础理论的现代研究

在现代生命科学为主导学科的时代背景下,应加强中医学基础理论的现代研究,但其研究思维方法当以坚持中医学的主体性,同时借助现代多学科的手段与方法,对中医的核心理论,如藏象理论、气血理论、经络理论和中药基本理论等进行现代研究,努力实现中医学研究与多学科研究相结合、宏观研究与微观研究相结合、传统研究与现代研究相结合。

一、主要内容

(一) 藏象理论的现代研究

藏象学说是中医理论体系的核心内容,体现了中医学的宏观性、整体性、动态性、综合性的特点。现代科学技术的发展给中医藏象的现代研究提供了机遇,在中医藏象学说理论特色的基础上,将宏观与微观研究相结合、临床与基础研究相结合,使藏象研究实现质的飞跃。

1. 脏腑生理功能的内涵研究　中医学的脏腑不单纯是一个解剖学的概念,更重要的是指生理功能和病理变化的单位。藏象学说中某一脏腑的功能,涵盖了西医学中几个脏器的功能,而西医学中一个脏器的功能分散在中医学的几个脏腑的功能之中,因此,中医藏象理论的现代研究重点是研究脏腑的功能内涵。如肾主生殖理论的研究,在临床研究中,可观察补肾法对肾虚不孕、闭经等疾病的治疗,对照治疗前后排卵情况、激素水平的改变,从临床疗效证实肾虚与生殖发育的关系。

2. 脏腑生理功能的外在表征研究　"藏"与"象"有内在的联系,五脏皆有其外象,以脏腑外象为基础进而研究内在的脏腑的生理功能。如肺开窍于鼻,生理上肺气通于鼻,病理上鼻病多源于肺,肺病可因于鼻。诊断上察鼻部的形态、色泽等,可测知肺脏的病变及性质。治疗上鼻病多从肺论治。基于此,近年来对鼻肺反射进行了一系列研究,如:①化学物质刺激鼻黏膜可引起窒息、喉梗阻、支气管平滑肌收缩、心率改变、完全性呼吸抑制、血压升高、颈动脉搏动变慢而力度增强;②机械刺激鼻黏膜可引起皮神经、迷走神经、副神经及舌下神经发生冲动,出现呼吸抑制、心率减慢、喉痉挛、支气管收缩。

3. 脏腑之间生理关系的机制研究　中医的藏象学说的特点是以五脏为核心的整体观,脏腑之间的密切联系主要是在生理上存在着相互依存和相互协调的关系,突出表现在五脏系统分属关系、五脏的生克制化、五脏的气血阴阳等关系方面。从脏腑之间相互作用、相互影响的角度出发,从整体水平解释人体生理、病理及其联系,体现出中医学的特色和优势。如"肺与大肠相表里"的理论经长期的临床实践验证。消化道与呼吸道的上皮组织大多来源于原始消化管的内胚层,这种胚胎学上的共同来源被认为是"肺与大肠相表里"的生理结构基础,尤其是在结肠和小肠表面发现有肺表面活性相关蛋白 A 基因存在和蛋白表达,且结肠和肺中蛋白 A 基因序列完全相同。

4. 脏腑与形体官窍内在联系的研究　五脏与形体官窍的关系,是中医理论的特色之一,也是探索黑箱理论的窗口。五脏与孔窍关系的研究是目前研究的热点,给西医学耳目一新的启示,也是容易取得成果的研究领域。如根据"肾气通于耳,肾和则耳能闻五音",以及临床观察肾虚患者有耳鸣、耳聋症状,同时联系抑制肾功能的依他尼酸可造成人和动物耳聋,利用内耳生物电为指标,在实验动物中发现注射醛固酮后,可使依他尼酸对耳生物电的抑制作用明显减弱,从而认为醛固酮是中医"肾开窍于耳"的物质基础之一,揭示了"肾开窍于耳"的部分机制。

5. 脏腑生理功能与自然环境关系的研究　根据"天人合一"的思想,自然环境的变化直接影响人体生命活动,尤其是节气的变换影响着人体脏腑的生理功能节律。现代生物学认为生物在进化过程中,根据昼夜、季节等的变化而产生的相应生物节律,决定了生物的生理功能特点。这与中医"人与天地相应"理论的一致性,为研究脏腑生理功能与自然环境的关系提供了思路。如研究二十四节气对大鼠肾上腺及睾丸 $^3\beta$-HSD 活性变化与大鼠胚胎及幼鼠肾上腺皮质 $^3\beta$-HSD 活性增龄变化的二十四节气的定量研究,试图从形态学角度探索节气对机体活动的影响。结果发现,从立春以后表现为上扬趋势,这与春生万物,生机盎然相应,肾上腺皮质为适应节气变化,其功能也随之活跃。

6. 脏腑生理功能与社会心理因素关系的研究　中医的整体观念十分重视社会心理因素对脏腑生理功能的影响,突出表现在对肝主疏泄功能的研究。肝主疏泄与精神情志活动密切相关,肝气郁结证、肝阳上亢证、肝郁脾虚证的共性结论是神经功能活动紊乱,不良情志的应激引起大脑功能改变,继之使神经功能活动紊乱。例如:①在机体应激过程中,肝主疏泄在调节神经递质、神经肽、激素等合成与释放中的机制研究;②肝主疏泄在神经内分泌对免疫功能调控中的机制研究;③从肝脾相关探讨物质能量代谢对神经内分泌的作用等。

(二) 气血理论的现代研究

1. 关于气本质的研究　近年来,随着研究手段的现代化,国内外很多学者已经从边缘学科,如分子生物学、量子生物学、生物物理学、量子力学等对中医气的实质进行了深入探讨。

(1) 气的物质性探索:从现代物理学角度看,自然界不仅有空间上的基本粒子、原子、分子以及由它们构成的基本物质形态,而且还有在空间上连续分布的电场、磁场、引力场之类不是由原子、分子组成的物质形态。前者有一定的几何形体，并且有一定的空间把它们隔断开来，这类物质现代物理学一般称为非连续性或粒子性的物质（实物）；后者存在于整个空间，连续无间，这类物质现代物理学一般称为非粒子性或连续性物质（场）。近年来，对气的本质研究认为：①气是一种带电的胶体微粒集合体，在研究气功外气的物质基础时已被证明；②内气是生命的场，认为辐射场摄影显示的是"生命之光"，是气与活体生命过程直接联系的能量场的表现，它可反映气的变化和转移；③气相当于三磷酸腺苷（ATP），供应机体能源，其来源是由肺所吸入空气中的氧与肠胃消化吸收的小分子物质，随血液循环输入周身的组织细胞内线粒体部位，通过三羧酸循环产生高能物质，这与人体气的生成过程相似；④气是细胞外液，从循经感传等事实，提出"气到处存在着流动着，以滋养整个身体，与细胞外液相似"；⑤气是体内所必需的物质，认为气与蛋白质、糖、脂肪以及一些必需的元素和维生素等有关。

（2）气的功能性探索：气与人体的功能修复、防病治病、养生保健、非定向器官的特殊感觉和适应环境变化等方面的潜能有关，是在一定物质基础上的生命功能。气的功能性与人体内的物质转化和能量代谢密切相关。关于气与能量之间的关系大体有以下几种认识：①气是微循环功能：气作为血行的动力，其实质就是血液循环，能够反映脏腑功能、血管舒缩功能的改变。②气为人体活动提供生物能量：如"阳气"维持体温，实质上是热能；"卫气"司汗液分泌；"脾气"主四肢运动，实质是机械能等。③气是神经功能：从气是生命能的角度来看，人体脏腑经络的功能，全靠气的统摄、主持和气的升降出入有序的运动，才能实现协调统一的活动，而西医学认为神经系统对机体内复杂的调节机构起主导作用。④气与免疫功能密切相关：气虚证时主要表现为机体的免疫功能低下，经健脾中药治疗后多数患者均有改善。

2. 关于血的研究

（1）血瘀证的研究：目前多从微循环和血液流变学等方面进行研究。经大量的观察研究发现，各类血瘀证患者的血液流变学指标，包括血液黏度、红细胞电泳时间、血细胞比容、血细胞沉降率、血浆及血清黏度等变化明显，其血液处于高度的浓、黏、聚状态，从而导致微循环障碍，并容易形成微血栓。血瘀证患者的外周微循环中常有明显的血细胞聚集现象，呈絮状、粒状、虚线状，严重时发生微血管内血流"淤泥化"和血管内凝血，导致微血管闭塞。

（2）血虚证的研究：目前对血虚证的病理改变研究主要集中在临床表现、血液流变学、微循环、红细胞功能、免疫功能、骨髓造血功能及体液因子的研究，为今后研究中医证型提供了一定的模式、方法和思路。但目前血虚证的病理研究尚缺乏客观性、特异性、定量性，临床诊断、疗效判断、新药开发与评价尚缺乏一个较全面、定量的客观标准，今后应在多种水平上深入研究并探讨各种变化之间的相互关系。

（三）经络理论的现代研究

直到目前为止，经络研究的核心仍是经络循行路线的客观检测和经络实质的探讨。这些研究一般都是沿着下述的思路进行：从经络现象入手，通过感官现象调查并证实经络存在的客观性；然后对客观存在的感传现象进行定位、定性、定量的客观化研究；进而用现代的感觉生理学方法研究与解释感传现象，为揭示经络实质提供依据。

1. 关于经络的实质研究 近年来,关于经络的现代研究逐渐深入,已涉及细胞、分子水平。关于经络的实质、经络活动的物质基础等问题,许多研究认为经络与神经系统、内分泌调节系统、免疫系统、信息系统等有密切关系。

(1) 经络与神经系统：经络与神经系统,特别是中枢神经、周围神经、自主神经均有密切关系,其中与中枢神经系统的关系尤其密切,而神经递质则起到了关键性的作用。经络与中枢神经的关系主要表现在经络感传现象中。

(2) 经络与内分泌系统：经络是独立于神经、血管、淋巴管等已知结构之外,但又与之密切相关的另一功能调节系统,如有学者提出了"经络-皮质-内脏相关"假说。研究表明,经络与内分泌的关系主要表现在针刺影响内分泌激素的释放,其中枢神经系统在这一过程中起到了主导作用。

(3) 经络与免疫系统：经络与免疫系统有直接关系的证据是其与淋巴系统的联系。经络通过其腧穴与淋巴管的相互位置关系,使经络与免疫系统的联系在形态学上有了基础。临床和实验资料已经充分证实针刺能增强机体免疫功能,并将针刺免疫调节机制分为细胞免疫功能和阿片肽介导机制的调节。

(4) 第三平衡系统说：经络可能是既包括已知结构,也包括未知结构的综合功能调节系统。有研究在循经感传现象研究的基础上,提出经络是不同于目前已知的调节系统,而是另一种新的人体功能调节系统。

(5) 经络信息论：经络是信息的传输通道,腧穴是信息的输入或输出端口,经气则是信息的载体运行于经络系统之中。

2. 关于经络现象的研究 经络现象的形成机制目前尚无肯定的结论,但大体上可能概括为两种观点——"中枢兴奋扩散"和"外周动因激发"。中枢兴奋扩散说认为循经感传的本质是兴奋在中枢神经系统(特别是大脑皮质)内的定向扩散；外周动因激发说则认为循经感传可能是由于体表的神经相继传入中枢神经系统,从而产生了主观上感受的感传。

近年来,有研究认为经络现象的产生,既有其外周的物质基础,也有中枢过程。有人认为,经络通路是机械刺激体表引起大脑感知跨体节双向部位循行现象,是由细胞间膜结构连接成的低阻通路；在细胞层次的功能是通过整体低阻贯通调节实现的。从运动神经元角度来探讨循经感传形成的机制,也有认为经络现象的产生与"骨骼肌链"有一定关系。

(四) 中药理论的现代研究

中药理论的核心是药性理论,主要内容包括四气、五味、归经、毒性及功效等,是中医临床组方用药的依据,也是中药学最重要的学术特征。中药强调对药物的基本性能及组方的研究。运用现代研究手段,研究中药的基本药性,可使中药理论更好地指导中医临床。

1. 关于中药"四性"的现代研究 研究表明,多数寒(凉)性质的药物有退热、抗菌、抑制作用；热(温)性质的药物具有兴奋作用。温热药有提高交感神经-肾上腺(皮质、髓质)系统功能活动的作用,并能使代谢过程加强；寒凉药使该系统功能活动减弱,代谢降低。

2. 关于中药"五味"的现代研究 现代研究认为,五味与其药物所含化学成分有关。辛味药含挥发油成分最多,其次是含苷类和生物碱；苦味药中甘寒药以生物碱或苷类成分为主,苦温药多含挥发油;甘味药大部分含氨基酸、糖类及其他活性物质;咸味药多含钠、钾、钙、镁等无机盐;酸味药大多含酸性成分。升浮药大多为辛、甘味,属温热性;沉降药大多为酸、苦、咸味,属寒凉性。

3. 关于中药归经的现代研究　"归经"的实质是归经络还是归脏腑。研究认为,归经是中药有效成分吸收后在体内选择性分布的趋势。通过标记23种中药有效成分,观察吸收后的分布情况,对这些中药有效成分在人体脏器的分布与归经关系进行比较,发现药效成分分布与归经所属脏腑大体一致,对中药药效成分在经络循行线上分布的研究尚未见有报道。因此,经络实质的研究多偏向于"归脏腑"的归经实验,主要从有效成分、微量元素、受体和环核苷酸等方面进行研究。

4. 关于中药毒性的现代研究　关于中药毒性研究,目前主要从以下几方面进行:①药物所含有毒成分及其毒性机制研究;②中药材中重金属安全性研究;③中药配伍的毒理研究;④中药毒代动力学研究;⑤急性毒性、亚急性毒性和长期毒性研究。

中药毒副作用引起不良反应的原因主要有:①药不对证;②使用伪劣药材、炮制不规范或未炮制;③煎煮失法;④剂量过大或长时间用药毒性积蓄;⑤给药途径不正确;⑥违反配伍禁忌和使用禁忌;⑦变态反应、特异质反应等。

5. 关于中药功效的现代研究　临床中药学的现代研究重视中药功效的临床应用,目前可分类别研究和单味药功效的研究。中药功效的现代研究中的关键问题包括以下几个方面:①对中药功效概念的内涵和外延应作界定;②加强中医病证模型的研究和使用,深化对中药功效、作用机制的认识;③一味中药往往有几种功效,可进行多层次、多靶点、多指标的研究;④有的功效概念内涵丰富,故结合主治证候,选择相应指标进行研究;⑤对新发现的作用,以中医药理论为指导,进行"功效"的归纳和表述,充实和拓展中药的功效系统。

二、常用方法

(一) 现代生理学的研究方法

中医生理学与现代生理学都是以人体生理功能为研究对象,探索生命活动规律。中医生理学的"司外揣内"方法在临床实践中行之有效,有一定的实践及科学基础,但主观性较强。现代生理学是以现代生物学、物理和化学等科学技术方法对生命活动进行客观观察和科学实验,严格控制实验条件,多层次地阐明生命规律。

常用的实验方法有离体实验和整体实验。

1. 离体实验　离体实验是在体外进行观察的方法,包括对各种动物离体器官、离体组织、体外培养的细胞等的实验。在中药作用的研究中,为了避免中药粗制剂中的杂质和理化特性对实验结果的影响,近年来开始采用"含药血清"的方法。如给家兔或大鼠灌服实验的方药,一定时间后取其血清,加至细胞培养基中进行实验。这种方法可排除中药pH、电解质等的干扰,比较接近药物体内环境中产生药效的真实过程,还可以避免有效成分没有从胃肠道吸收或经体内代谢后失活等出现的假象。

2. 整体实验　由于中医理论体现了机体的宏观性和整体性,因此,进行动物实验研究适宜采用整体实验,在中医理论的指导下,对完整的正常动物进行某种生理功能现象的观察研究。在生命现象上,动物与人体有共性的一面,可资借鉴。现代中医理论的研究力求从宏观与微观相结合、分析与综合相结合,以及系统科学的方法进行研究。

(二)现代病理学的研究方法

中医病理学的理论与实践主要来源于对人体疾病过程的直观领悟与描述,经历代医家反复验证与发展,其经验丰富,观察细致入微,因此,中医病理学从临床观察获得的感性认识比较深刻。现代中医病理学是探讨疾病发生、发展的原因和规律,阐明不同疾病、不同病理过程中各种变化的生物学意义,揭示中医病证的发病基础和原理。

1. 以"证"测"脏"的方法　"证"是中医认识脏腑生理病理的途径,也是辨证论治的基础。同一个"证"必然有其内在的共同机制,因此,借助"证"的客观研究以推出"脏"的内涵是藏象研究的重要途径。如对肾本质的研究,根据异病同治,发现肾阳虚证患者普遍存在尿17-羟值低下,再从肾上腺皮质功能向上追溯,研究得出肾阳虚证具有下丘脑-垂体-肾上腺轴功能紊乱的结论,使中医学的研究进入了可测量性(定量)和可重复性(定性)阶段。其后对肾阳虚证设立了同病异证组,在性腺轴和甲状腺轴上的对比研究都显示肾阳虚证者的功能紊乱,故可推论肾阳虚证的主要发病环节在下丘脑,开辟了中医藏象研究的新局面。

2. 临床病理与实验模型相结合　临床研究和实验研究相结合是中医理论研究的重要方法和途径。中医的理论来源于临床,故应以临床研究为基础,在动物实验研究中进行补充和验证,最后回归临床,并以方药反证。如"肺与大肠相表里"是中医的基础理论之一,临床上发现肺部重症感染常合并肠道功能异常,而严重的肠道功能异常,又可以导致肺脏损害,如重症脓毒症临床上表现为急性肺损伤、呼吸窘迫综合征等。用实验动物初试,采取钳夹肠系膜上动脉的方法,制作动物模型,观察实验性肠道功能紊乱,能否致肺脏及其他脏损害,结果发现结扎大肠的肠系膜上动脉致肺内充血水肿,而其他脏器未见异常。

3. 微观辨证与宏观辨证相结合　微观辨证是应用现代科学技术将传统经典辨证提高到细胞、亚细胞直至分子水平,以阐明脏腑证候的实质及其规律。通过观察微量化学反应来确定和测量人体细胞内各种微量和超量化学物质研究脏腑的生理病理,为探索中医藏象实质提供了新的思路。如肝郁脾虚证的特点:自主神经功能紊乱,其特征主要是交感、副交感神经均亢进,其次是副交感神经偏亢,用舒肝健脾汤治疗后有显著改善;血液流变学改变,出现血液黏度增高,红细胞电泳时间延长等。

(三)现代药理学的研究方法

运用现代药理学的方法研究中药的基本理论及作用规律,揭示中药药理作用产生的机制和物质基础,为指导中医临床用药提供理论依据。

1. 中药基础药理学与临床药理学相结合　中药理论的基础药理学研究是以健康动物和动物正常器官、组织、细胞等为实验对象,进行中药效应的研究;以病、证模型动物为实验对象,观察药物治疗作用,整体实验与离体实验相结合,以整体实验为主。临床药理学以健康志愿者或临床患者为对象,研究中药的药效和作用机制、毒副作用的性质与程度等,并根据研究结果制订合理的给药方案,以指导中药的临床合理安全用药。基础药理研究是临床药理研究的基础和前提,其结果运用到临床药理研究中进行更加深入的验证和评价。

2. 中药活性物质和药理活性的筛选方法　中药活性物质和药理活性的筛选分为广筛法和定向筛选法两种。广筛法是设定明确的实验指标,从大量的药物、有效部位中筛选出具有某种特殊作用的药物。定向筛选法是以中药及其复方的功效、主治为线索,设计药理实验,验证药理作用。

3. 综合集成的中药药性理论研究方法　中药有四性、五味、归经、作用趋向、配伍关系等。现代中药理论研究是中药药性理论现代化、科学化、标准化、规范化的过程。但中药成分的复杂性、中药药性理论的模糊性,决定其需要综合多学科的知识和方法来进行深入研究。

(四) 分子生物学的研究方法

分子生物学是从分子水平研究生命内在物质基础及其运动规律的科学。现代中医药分子生物学的特点是在基因和分子水平研究中医药学现象,因此,可以说中医药学的分子生物学研究是中医药系统研究的一个重要层次。

1. RT-PCR 技术　RT-PCR(反转录 PCR)技术在判断、比较不同组织的某一 mRNA 转录与否或转录多少等方面广泛地应用于中医药理论的研究中。如用 RT-PCR 技术发现肾阳虚证与下丘脑室旁核促肾上腺皮质激素释放激素的 mRNA 转录受抑制有关,从而将肾阳虚证定位到下丘脑。

2. DNA 检测技术　用同位素 ^{3}H-TdR 掺入细胞 DNA 的方法,发现"肾阳虚"动物骨髓细胞 DNA 合成率下降,推测中医肾主骨、生髓理论与促进核酸蛋白质代谢有关,同时证明了补肾类与活血类中药有提高 DNA 稳定性的作用。从分子水平上证明衰老与"虚""瘀"有关的中医理论。

3. 基因转录表达技术　研究发现,老年肾精亏虚时,下丘脑促性腺激素释放激素、内源性阿片肽等基因转录与表达水平下降,而补肾益精治法可以提高以上基因的转录与表达水平,提示老年肾精亏虚与下丘脑若干基因转录及表达水平下降有关。

第三节　证候研究

一、概述

证(证候)的辨识是中医诊疗的关键与实质所在,但临床很多疾病的中医证候诊断却缺乏统一的标准。规范化是一门学科成熟的特征。中医规范化的前提是证候的规范化,只有通过一定的规范,建立相对统一的标准才能真正推动中医现代化、科学化的发展。

辨证论治是中医学理论的基本特点,也是中医学的特色和精髓。辨证是论治的前提,辨证准确,才能得到良好的疗效。"辨证"包含了两个最基本的任务:其一是望、闻、问、切四诊资料的收集,其二是对资料的分析与诊断,而这两个任务由医生的思辨贯穿其中。这一思辨过程不可避免地具有一定的模糊性和不稳定性,极易发生偏倚。这就导致学生在学习中难以掌握;临床中辨证难以规范统一;科学研究中则因诊断的差异导致结论难以重复。证候(证)的规范化、标准化已经成为中医诊疗的关键与实质所在,成为中医药现代化、国际化发展不可回避的瓶颈问题。

二、内容与方法

（一）主要内容

证是对疾病过程中所处一定（当前）阶段的病位、病因、病性及病势等所作的病理性概况，是对致病因素与机体反应两方面情况的综合概括，是对疾病当前本质所作的结论。而证候是证的外候，是证的诊断的主要依据，是每个证所表现的一组具有内在联系的症状与体征的组合。从这个意义上说证候的规范与标准就是证的规范与标准，包含症状、体征的规范，证候的规范，证候诊断标准的规范等多个方面。

1. 症状、体征的规范

（1）症状、体征名称的规范：由于中医理论承袭沿革及发展历史的悠久，中医学理论知识与实践认识的不断深化，加之中国文字蕴意的丰富性和一词多义、一义多词现象，使得中医症状在用文字表述时，存在有一种症状用多种词汇表达及某些术语概念模糊的现象，造成表述上的混乱和把握上的困难，不利于中医药的研究。如畏寒、怕冷、发冷都是与寒相关的描述，略有差异。畏寒除了有怕冷的感觉，还有加衣近火不解其寒之义；怕冷在语义上更强调身心对寒冷的适应不良；发冷则着重身体的寒冷感。三词意思相近，没有必要采用多种描述方法，更不用重复描述为畏寒怕冷、畏寒发冷等，畏寒就是最准确的描述，且畏寒能与恶寒清晰地鉴别开来。故需要对中医症状、体征用词的实际使用情况作全面的调查研究，根据症状词汇在各个不同时期的含义和使用频率，客观地展示其内涵和使用状况，提出规范的方案，按照一定的原则，来规范中医的症状名称、概念、内容，对每一症状名、体征名作出明确的定义，诠释其内涵、外延，做到症状、体征各自独立，从而更适于反映病情本质。

（2）症状、体征轻重程度的规范：临床上同一个症状、体征，往往有轻重程度的差异，如发热，仅就体温升高而言，有微热、壮热的不同，微热根据其兼症又有气虚、血虚、阴虚、气郁的差异，壮热则主里实热证，直接反映了不同的病因、病机，因此有必要对症状、体征进行程度分级。在症状术语规范基础上，对症状量化标准的规范化是实现病、证诊断标准和疗效判定标准规范化和客观化的先决条件。为了反映病情的轻重，在充分体现中医临床实际的基础上，常将症状以轻、中、重程度为纲进行分级量化。但量化的依据需要组织临床专家通过讨论来确定，并将初步方案在临床检验，经数理方法分析、修订，然后进行规范与统一，这样的中医证候诊断量化才能切实服务于临床。如我们参照国家颁布的《中医临床诊疗术语证候部分》《中药新药临床指导原则》等文献资料，对肾阳虚证诊断标准进行半定量化研究，根据症状、体征的轻重程度、性质特征、出现频率、持续时间、诱发条件等来制订轻、中、重等级量化的评分细则。以腰膝酸痛为例，隐隐约约感到腰膝酸痛，可自然消失，痛苦不大，约定为"轻"；劳累后腰膝酸痛，休息、按压后可好转，活动自如，约定为"中"；经常腰膝酸痛，休息、按压后不能减轻，弯曲转侧困难，约定为"重"。

（3）症状、体征信息采集的规范：症状、体征是通过中医望、闻、问、切四种诊法收集的临床资料。四诊信息采集和提取的规范是证候规范化、标准化研究的重要内容。而目前除了对信息采集者（医生或研究者）进行规范化培训的研究之外，专家学者还在四诊客观化研究方面开展了大量工作。

望诊方面，出现了不同类型的舌诊仪和面色诊仪，通过对人体颜面和舌的颜色、光泽进行观察和分析,提取典型特征,运用光学、色彩学、计算机等多种信息和技术开展望面色和望舌的客观化、规范化诊断。如张伯礼等应用色差式舌象检查仪对常见舌色进行色度学检查,总结了各种舌色的色度学特征,以色度学参数反映舌象。

闻诊方面,声诊采集和分析系统应运而生,包括电子鼻技术也尝试被引入中医嗅气味的诊断中来。如王亿勤等根据声诊原理制订了声诊判读量表,构建了采集的硬件平台,开发了声诊的采集软件。

问诊在临床信息采集中占了较大比重,但临床问诊信息的客观化、规范化却受到医患双方各种主客观因素的影响,是很难客观化的信息。目前最常用来规范医患双方问诊信息采集与反馈行为的是诊断量表及计算机问诊系统,发挥了一定的规范作用,但离真正的客观化尚有距离。除此之外,中医问诊信息采集人员的素质和业务培养在证候的规范化中也具有重要意义,一般都会在中医问诊中要求信息采集人员客观、规范地掌握症状的询问方法,对问诊的每一个变量的含义能准确理解,最后研究者还应对问诊所采集的信息的分析方法进行规范和统一。

切诊方面,主要表现在脉诊的客观化研究。早期的脉诊仪主要用来模拟生理、病理脉象,近年脉诊仪已实现了人工智能切脉、分析、诊断一体化,如上海的 Z-BOX 型脉象数字化分析仪等。但现阶段脉诊仪诊断的基本原理都是基于计算机学习后再判断,因此计算机的学习对象——脉象数据库的建立至关重要,且还是一个耗费时日的工程。上述不尽完善之处也提示了证候规范化、标准化研究的方向。

2. 证候的规范

(1) 证候概念的规范:证候(简称为证)在 20 世纪 50 年代以前,有 3 种含义:疾病、症状(征象)和证候。20 世纪 50 年代以后,中医界逐渐对证、症、病进行了厘定,即证指证候,症是症状,病为疾病,在中医理论和临床中都已被规范使用。1986 年在全国中医证候规范研究会议上,初步对"证"的概念作了明确界定:证候是疾病发生和演变过程中某阶段本质的反映,它以某些相关的脉症,不同程度地揭示病因、病位、病机、病势等,为治疗提供依据。2002 年,朱文峰主编的第 7 版《中医诊断学》教材中对"证候"的定义一直沿用至今。

(2) 证候名称的规范:虽然在高等中医教育确立的早期,中医教材已经对证候的名称进行了初步的规范,但由于中医存在八纲辨证、脏腑辨证、六经辨证等不同的辨证体系,汉语言文字又极为丰富多彩,目前一证多名的现象屡见不鲜,如表寒证又叫风寒束表证、外感风寒证、表实证等,造成研究中的困惑和歧义,因此证候名称必须进行新的规范。首先应从古代、近代文献研究入手,收集、分析、归纳中医的证名。在文献整理的基础上,结合数据挖掘等数理学方法,筛选出科学合理而又被临床沿用的证名作为规范的通用名,废弃那些不尽科学或生僻难见的证名,逐步淘汰别名的使用。规范后的证候名称,应在最大限度内界定它的内涵与外延,明晰病位、病因、病性、病势、病机等,避免重复、模糊,如一证多义、多证一义或一证中包含其他证等现象,应有中医基础理论知识所支持的治法、方药,并有较好的治疗效果。

(3) 证候分类的规范:证候的分类,实际上是对辨证方法的研究,也是对辨证体系的分类。中医在长期的发展过程中,形成了八纲辨证、脏腑辨证、经络辨证、气血津液辨证、六经辨证、病因辨证、卫气营血辨证和三焦辨证等多种辨证方法。但是在目前所有颁布的标准中都还处于没有完全统一的状态。如《中医病证诊断疗效标准》中分为中医内科病证、中医外科病证、中医妇科病证、中医儿科病证、中医眼科病证等,所有的证候名都被归入具体的病名下。《中医证候鉴别诊断学》中分全身证候、脏腑证候、温病证候、伤寒证候、专科证候5大类。《中医证候规范》中又分为基础证候、脏腑证候、外感证候3大类。中医虽有异病同证、同病异证的理论,但也必须看到病在整体发展趋势上限定和影响着证,而证从动态时空上体现了病的发展变化。无论以病统证,还是以证统病都有失偏颇。任何定理的成立都有其前提条件,证候分类的规范就是证候标准确立的前提。而证候分类的规范是一个宏大的工程,需要充分依靠临床数据的提炼和检验来规范证候的分类。

3. 证候诊断标准的规范

(1) 证候构成要素的研究:要建立证候诊断的标准,必须根据中医理论与临床实践,对每个证候的症状、体征进行分析与归纳,提取出一个有机联系包括病因、病位、病性、病势等构成要素的症状群。这一症状群就是被规范的确定诊断的最小单位。证候构成要素的规范常从文献着手,通过查阅大量的古今文献资料的相关证候记载,挖掘、归纳出中医的基本证候,从中筛选出相对客观、集中的症状条目,分析各症状、体征的构成情况。在此基础上,应用临床流行病学的方法,开展多中心、大样本、前瞻性的临床研究,对获取的证候资料进行数理统计分析,以了解证候诊断标准中的各症状、体征间的相关性。通过反复修正,最终确定证候的诊断标准。

(2) 证候构成要素诊断贡献率的研究:四诊合参是中医诊断的基本原则,证候是由四诊合参的多个指标(症状、体征群)组合而成,各指标的诊断价值的大小是不等的,故临床有主症状和次症状之别。主症状是反映证候本质的临床表现,具有相对的稳定性和特征性,是反映证的本质的主要诊断依据,所谓"但见一症便是,不必悉具"。次症状则是证候的一般相关症状,是对主症状必要的补充和完善。因此要建立证候诊断标准,就应找出影响辨证诊断的主要因素——即以诊断贡献率为基础进行定量(或计量)诊断。此外,在中医计算机诊疗系统的研制中,无论是应用模糊数学、人工神经网络,还是数据挖掘理论进行证候判定的计算,都必须进行辨证变量(症状、体征)的量化,每一个症状变量对应某个证均需赋予一定的权值。因此,必须明确每一症状对相关病、证的诊断贡献度,才能达到诊断的规范与标准。

(二) 常用方法

证候的规范与标准,首先需要掌握一批已经明确了中医辨证的临床资料作为研究的基础,其中文献调研法、专家咨询法、临床流行病学方法、循证医学方法,运用较为广泛。

1. 文献调研 文献调研是指在研究证候规范与标准的过程中,通过系统地搜集、鉴别、整理、分析历代中医典籍文献,对症状、体征、证候的概念及其内涵、外延、发展等形成清晰的、科学的认识,对证候的构成要素及其主症、次症、诊断标准、辨证原则等有明确的了解,不仅为研究提供极其丰富的资源和研究对象,而且也是中医正本清源的有效途径。目前,部分古代中医典籍文献已出版了电子图书,成为便捷的工具,而对近现代中国中医药期刊文献数据库的检索,并参阅相关教材、专著、出版物及相关国家标准、学会标准,能了解目前该研究所发展的水平。如为了厘清肾阳虚证的症状、体征,我们查阅了秦汉至近代的中医文献650余篇,对肾阳虚证候在各个历史时期的症状表现进行了挖掘和归纳整理,从症状、体征的角度归纳了肾阳虚14个类别36个项目的辨识因子,为肾阳虚证症状、体征术语的规范和定量描述提供了依据。

2. **专家咨询**　专家咨询法,是采用匿名的方式广泛征求专家的意见,经过反复多次的信息交流和反馈修正,使专家的意见逐渐趋向一致,最后根据专家的综合意见,从而对评价对象作出评价的一种定量与定性相结合的预测、评价方法。采用恰当的方法将专家群体中的经验精华提取出来,尤其是中医临床经验在中医理论发展与科研研究中具有重要价值。目前,结合中医临床实际进行专家问卷调查是提取专家经验的一种简洁、实用、高效、科学的方法,可充分发挥专家的集体效应,并消除个别专家的局限性和片面性。在症状、体征的规范,证候的规范,证候诊断标准的规范等多个方面均有不同程度的应用。如在肾阳虚证辨证诊断标准研究中,向全国23所中医药院校的中医诊断学专家发出专家咨询函,请专家对2004年已公开发表的肾阳虚证诊断标准的40个辨证因子的权重进行排序,经统计、分析重新确认肾阳虚证在临床最常见的腰膝酸痛、畏寒、肢冷等33个症状、体征作为辨证诊断指标。

3. **临床流行病学方法**　临床流行病学是把特定人群作为研究对象,按照确定的一系列设计、衡量、评价的准则,运用调查、统计、分析的方法,研究疾病、健康状况的分布及其决定因素,能最大限度减少研究过程中由于偏倚而导致的结论不真实性。将临床流行病学随机、对照、双盲的设计思想贯穿于证候的规范化研究之中,对中医证候构成要素的确认、证候诊断标准的制订、证候的鉴别诊断等方面都提供了相对客观、可靠的证据。如赖世隆等应用临床流行病学的方法对血瘀证宏观辨证计量进行研究,调查了203例内科疾病患者的148个症状、体征,筛选得出21个症状、体征对于非血瘀证患者有显著性差异,提示其具有鉴别诊断意义。

4. **循证医学方法**　循证医学的核心思想是在医疗决策中将临床证据、个人经验与患者的实际状况和意愿三者相结合。其临床证据主要来自大样本的随机对照临床试验、系统性评价或荟萃分析。在证候规范化与标准化基础上,中医药治疗前后的疗效评价,除了西医学的检查手段外,症状、体征是主要指标,即主要的临床证据,因此循证医学思想的引入对中医辨证和中医药的疗效评价有特殊意义。目前,中医研究中常采用量表进行临床证据的采集,除国际上通用的量表外,还依中医特点编制与中医证候有关的量表,以期对某种证候的诊断与严重程度作出评定,用以诊断及疗效评定。

5. **数理统计分析方法**　中医药学理论中充满了数学语言和思维,证的分类、组成和演变中包含着多元模糊的数学思想,将数理统计引入证候规范与标准研究,不但是可行的而且是科学的。目前,在证候诊断与标准研究中最常用的统计方法包括半定量方法、多元统计分析(包括判别分析、回归分析、聚类分析、主成分分析、多元 Logistic 回归分析等)、最大似然法模型、卡方检验法、Ridit 分析法、条件概率法、决策树、熵等。而数理统计方法应用的关键是统计方法选择的合理性,要求分析资料符合统计要求、研究结果能从中医理论中得到合理解释。

6. **计算机模拟法**　计算机人工智能模拟是目前证候规范化、客观化的新热点。计算机模拟辨证技术主要包括概率计算辨证技术、模糊计算辨证技术、机器学习计算辨证技术以及数据挖掘辨证技术。而中医计算机诊疗系统主要包括专家系统和标准化辨证论治系统两大类。中医诊疗专家系统是指将某中医专家的知识和经验输入计算机系统,利用神经网络等智能计算理论,通过知识库和推理系统进行疾病的诊断与治疗。标准化辨证论治系统是指根据标准化的公认的中医知识体系,利用一定的数学模型或计算理论,进行疾病的诊断与治疗。

7. 以方测证 张仲景提出了"有是证,用是方"的理论,即"方证相应",是指一首方剂内的药味及其配伍关系与其针对的病证病机之间具有高度的对应性。证的病机决定了方药的选择,而方中的药物配伍关系总是对应于病证的病机,"方证相应"是中医辨证论治中的重要特征。正由于方药与证之间的内在关系,在证候规范化、标准化研究中,有学者提出了"以方测证"的证候诊断评价方法。常采用"基于疗效、以方测证、验证诊断"的思路,首先制订某证候诊断标准,然后采用此诊断标准纳入符合该证候的病例样本,应用该证对应的经典方药进行干预治疗,对疗效进行评价,从疗效判断证候诊断的正确性,经数理统计评价证候诊断标准的准确性。但由于诊断决策执行过程中干扰因素过多,单纯采用以方测证法还不能对证候诊断标准的制订作出全面、客观的评价,目前以方测证法在中医证候动物模型的研究中应用最为广泛,在证候规范化研究中的应用还需要更客观、细致的设计。

8. 本体诠释 本体是概念化的明确的规范说明,其作为一种信息领域的知识构建方法,可以多维度、可视化、动态地表示和组织中医知识和相关的信息资源,有效构建基于领域的知识体系。本体自被提出以来就得到了国内外众多科研人员的广泛关注。在中医药领域,目前,本体已被初步用于知识库和知识体系的构建。然而,知识库和知识体系容纳的信息量十分巨大,如何对本体进行诠释,挖掘其隐含的信息,发展、创新中医理论,才是重中之重,这也正是本体诠释的核心问题。基于本体诠释,建立中医证候与相关疾病、病因、病机、症状、治法、方药间的关联,进而构建中医证候本体图谱,将发现本质不同的证候所对应的关联差异很大,本质相同的证候所对应的关联趋于一致,将关联趋于一致的证候规范为同一证候,可为证候的规范与标准确立提供有力佐证。

三、应用与实践

临床流行病学、循证医学与数理统计等交叉学科的引入,已经成为证候规范和标准研究的必由途径和手段,将中医思辨性的经验描述和宏观性概括过渡到高层次的分析与综合,使得中医能够从宏观症状学的角度重新审视证的规范化研究,并按着自身理论特有的科学模式进行现代化的研究。

(一)流行病学在证候规范与标准研究中的应用示例

以《北京地区亚健康人群中医基本证候特征的流行病学研究》为例阐述流行病学在证候规范与标准研究中应用,技术路线见图6-1。

1. 通过文献查阅与各领域专家反复论证,拟定亚健康诊断标准、纳入标准、排除标准。

2. 参照《中医及临床诊疗术语证候部分》(GB/T 16751.2—1997)(国家技术监督局发布,以下简称国标)的标准,设计自评和访谈两种形式的亚健康调查问卷。问卷中代表临床症状的条目共有54个,由轻到重分为5级,形成调查量表。

3. 通过预调查与专家咨询,确定以北京各城区不同行业工作单位为单元,将年龄限制在35~55岁,采取整群抽样的方法选取被调查者。同时对亚健康高发单位的评定制订参考标准,以提高调查合格率。经多方面专家的咨询,根据揭示中医基本证候分布特征的研究目的,样本量确定为3600例,计划调查4000例,涉及抽样总体1万余人。

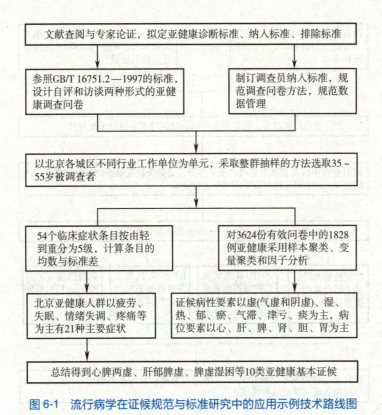

图 6-1　流行病学在证候规范与标准研究中的应用示例技术路线图

4. 制订调查员纳入标准,规范调查方式、问卷填写方法、数据录入方法、统计方法,并对合格问卷制订评判标准。

5. 利用样本聚类、变量聚类和因子分析相结合的方法对 3624 份有效问卷中的 1828 例亚健康进行分析,揭示了北京地区亚健康人群以疲劳、失眠、情绪失调、疼痛等为主的 21 种临床主要症状表现;以虚(气虚和阴虚)、湿、热、郁、瘀、气滞、津亏、痰为主的证候要素,以及心、肝、脾、肾、胆、胃为主脏腑功能失调的定位;总结出心脾两虚、肝郁脾虚、脾虚湿困等 10 类亚健康基本证候。

(二)数据挖掘技术在证候规范与标准研究中的应用示例

以《基于数据挖掘技术建立的儿童肺炎中医辨证规范量表的信度和效度研究》为例阐述数据挖掘技术在证候规范与标准研究中的应用,技术路线见图 6-2。

1. 制订儿童肺炎西医诊断标准、中医辨证标准,病例纳入标准、排除标准,儿童非肺炎病例的诊断和纳入标准。

2. 通过对既往儿童肺炎中医研究文献的研究,汇总 216 项对儿童肺炎病证诊断有临床意义的证候变量,覆盖与儿童肺炎有关的 30 个方面,作为辨证规范条目筛选的范围。

3. 计算样本量,进行分组设计,选择 6 家中医院和 1 家西医院作为儿童肺炎中医辨证规范研究的参研单位,将同时符合中医儿童肺炎喘嗽常证、西医儿童肺炎轻症诊断标准的 1063 例患儿纳入研究组,辽宁中医药大学附属医院诊断的 2000 例儿童非肺炎病例作为验证组。

4. 制订质量控制标准,确定观察指标、观察时点、收集数据和整理规范。

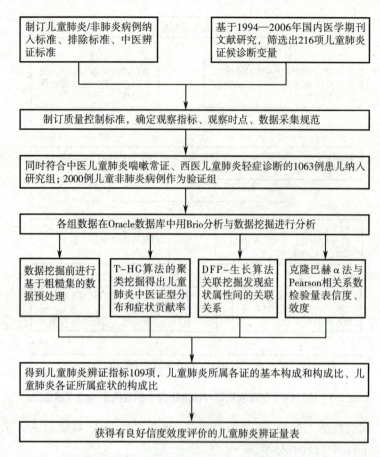

图6-2 数据挖掘技术在证候规范与标准研究中的应用示例技术路线图

5. 对所采集的儿童肺炎临床证候所有数据在 Oracle 数据库中用 Brio 分析工具及数据挖掘工具进行分析。数据挖掘前进行基于粗糙集的数据预处理,即对症状属性进行约简、保留与挖掘有关的症状属性;采用 T-HG 算法的聚类挖掘用以得出儿童肺炎中医辨证规范中证的分布和症状贡献率;采用 DFP-生长算法关联挖掘用以发现症状属性间的关联关系;采用克隆巴赫 α 法对量表信度进行考察;采用 Pearson 相关系数对量表的内容效度进行考察。

6. 通过数据挖掘技术得到儿童肺炎有临床意义与统计学意义的辨证指标109项,生成儿童肺炎所属各证的基本构成和构成比、儿童肺炎各证所属症状的构成比,在证候组成模型和证间证候贡献模型的基础上构建儿童肺炎辨证量表,并对量表的信度和效度进行评价,确证研究所形成的儿童肺炎辨证量表是有效的辨证标准化的评估方法。

(三)证候诊断量表的研制示例

证候诊断量表研制在证候规范和标准化研究中具有重要意义,是临床调研的前提和基础。诊断量表的研制在《基于数据挖掘技术建立的儿童肺炎中医辨证规范量表的信度和效度研究》中已有涉及,但由于临床病证都涉及诊断量表的制订,为了更全面介绍量表制订的流程,试以疲劳自评量表的研制为例予以说明,技术路线见图6-3。

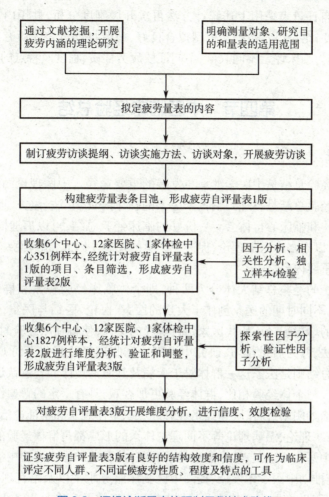

图 6-3 证候诊断量表的研制示例技术路线

1. 通过中华医典、教材、参考书、字典、CNKI 数据库、Medline 数据库中对疲劳的阐述总结疲劳的内涵与范畴，根据 Medline 数据库常用量表的现代英文文献的结构、功能总结疲劳的维度，开展疲劳内涵的理论研究。

2. 在明确测量对象为疾病人群与亚健康人群，研究目的是评定不同人群的疲劳类型、程度及特征的基础上，根据理论研究，拟定疲劳量表的内容。

3. 制订疲劳访谈提纲、访谈实施方法、访谈对象，对拟定的疲劳量表内容进行访谈，对访谈结果进行统计分析。

4. 在 40 例访谈基础上，构建疲劳量表条目池，形成疲劳自评量表 1 版。

5. 收集 6 个中心、12 家医院、1 家体检中心 351 例临床调查的有效资料，采用因子分析、相关性分析、独立样本 t 检验对疲劳自评量表 1 版的项目、条目进行分析和筛选，形成疲劳自评量表 2 版。

6. 收集 6 个中心、12 家医院、1 家体检中心 1827 例临床调查的有效资料，采用探索性因子分析、验证性因子分析对疲劳自评量表 2 版进行维度分析和验证，筛除和调整了疲劳自评量表 2 版维度下某些不能很好解释维度的条目，形成疲劳自评量表 3 版。

7. 对疲劳自评量表采用上述统计方法再次开展维度分析，并用内部一致性系数估计量表的信度，结果显示数据与模型拟合良好，疲劳自评量表3版有良好的结构效度和信度，可作为临床评定不同人群、不同证候疲劳性质、程度及特点的工具。

第四节　中医临床经验总结

一、概述

中医临床经验总结是中医学继承与发展的重要途径。中医理论的形成来源于临床实践。临床经验总结是整理归纳古今医家的临床辨证、立法、组方、遣药规律，以分析临证思维方法和临床心得体会。一份好的临床经验总结，可以启迪同仁，提高治疗效果，同时还可以丰富中医学理论，促进中医学的发展。因此，系统总结中医临床经验是医学科研的重要内容之一。

中医学传统的经验总结大体分为两种，即个体临床经验积累和群体临床经验总结。从古至今，不同时期的医家创作了大量的医案、医论、医话与医集，这些都是他们临床经验总结的珍贵记录。历代医家崇古尊经的医风，使得临床经验的总结著述成为传承的重要方法，并为后世学习、研究中医理论和临床经验提供了可观的书面资料。群体临床经验总结则是医家这一群体对于疾病及其防治规律的普遍认识，具有认知意义上的共同性。与个体经验相比，群体经验更加客观，具有一定的普遍性，是中医理论的重要基础。诸如阴阳五行、脏腑经络、四诊八纲、整体观念和辨证论治等中医学的核心内容，以及伤寒理论、温病理论等不同理论体系的形成都是群体经验的总结和升华。

开展名老中医临床经验、学术思想传承研究，从鲜活的临床经验中汲取营养，丰富发展中医学，是推动中医学术发展、提高中医临床服务水平以及培育现代名医的重大举措。"十五"后期，在国家科技攻关计划"中医药疗效及安全性基本问题研究"项目中设立了"名老中医学术思想、经验传承研究"重点课题。这是第一次以国家科研立项形式开展的名老中医"研究型继承"工作，是第一次大规模开展的全国范围名老中医研究，对名老中医临床经验进行系统采集与保存，第一次构建符合中医特色的中医药传承研究平台。"十一五"期间在国家科技部支撑计划中设立"名老中医临床经验、学术思想传承研究"重点项目，扩大了研究对象，拓展了研究范围，增加了研究经费。中华中医药学会"十二五"规划明确提出"扎实做好中医药学术继承"，弘扬名老中医学术经验，加强对历代医家及中医学术流派研究，对其学术源流、学术特点、特色疗法，组织宣传推广；整理和研究当代名老中医学术思想、临证经验、技术专长；加强名中医工作室建设，5年内建立50个名中医工作传承基地；筹办国医大师学术论坛，评选"优秀基层青年中医"；组织优秀基层青年中医向名老中医拜师，促进中医药专家学术经验传承。

随着中医临床经验总结方法和分析方法的改变，中医临床经验的总结在数量和质量都将迈上一个新台阶，中医理论将得到进一步的发展。尊重中医临床经验，改进中医临床经验总结和分析方法，是中医理论现代化发展的重要途径。

名老中医的独到之处，就是善于把中医理论与临床实践相结合，在长期的临床实践中形成自己独特的观察问题、分析问题的视角和思维，于细微处抓事物的本质，思维严谨，构思巧妙，使得理法用药精确，这些宝贵的经验成为中医理论科学内涵的重要组成部分。

二、研究内容

（一）历代医家临床经验总结

1. 个体临床经验　中国古代医家行医，主要是以个体行医为主，其临床经验的获得也是依靠历代医家通过自身临床实践逐步积累。古代医家对疾病的认识主要来源于临床观察，而对于疾病的防治则来自于不断的切身体验，每位医家都有其自己独到的见解和独特的经验。这种个体经验的流传方法，一方面，凭借传统的师徒间口传身授；另一方面，则依赖医家们笔墨耕耘，著书立说以传世。历代医家创作的大量医学著作，都是历代医家临床经验总结的珍贵记录，值得挖掘整理。

2. 群体临床经验　随着中医学的发展，医学行为逐渐成为群体或组织的形式，因此，形成了各种流派和理论的传承。如：伤寒学派是以研究、阐发张仲景《伤寒论》的理、法、方、药为主的历代医家形成的一大医学流派。伤寒学派的诸多医家是从收集《伤寒论》散在旧论，订正校勘，继而在学习过程中阐发学习心得和学习方法；并同时通过医疗临床实践的过程，各自从不同的角度用不同的方法进行研究和发挥，形成了具有系统理论、丰富的临床经验的伤寒学派。研究伤寒学派的学术思想和沿革，不同时期的学术特点和临证经验，对中医学的学术研究具有重要意义。

（二）现代中医临床经验的总结

1. "名老中医临床经验、学术思想传承研究"有利于优秀临床人才的培养和临床水平的提高，研究人员从研究的角度审视既往的经验，并加以分析提炼，更能抓住事物本质，理解其深刻内涵，指导临床实践中分析问题和解决问题能力的提高。

名老中医临床经验是研究工作最基础、最可靠、最生动的原始证据。这些经验的形式多样，诸如病例诊疗原始记录、临床工作日记、典型医案、临床病例总结、个人临证或用药心得体会、临床研究论文、临床操作技巧等等。名老中医临床经验研究工作中最基本的任务就是进一步规范名老中医临床经验的表现形式以及最佳载体，用科学的方法加以采集、储存，保证内容的完整、真实。在此基础上进行整理、分类，便于查阅。积累的点滴经验，经过思想认识的升华，形成一种观点、一种视角、一种方法或一种规律性的认知。这种认知来源于实践，又高于实践，并在实践中逐步深化、完善，使之成为医家特有的、能够反映事物内在规律的一种理性认识。名老中医学术思想研究的目标，就是在全面采集名老中医临床经验的基础上，进行整理、归纳、分析、提炼各医家独特的学术观点或思想，以简明扼要的理性语言概括出来。这种分析提炼一定要以原始证据为基础，从细微之处发现问题，着眼于创新，抓住其与众不同之处，体现其个体化的特征。

2. 临床流行病学与循证医学产生于 20 世纪，经过不断发展与完善，已被医学界认为是指导临床实践、进行临床疗效评定和临床决策的重要方法和手段。临床流行病学与循证医学在一定程度上打破了西医传统的以基础医学为衡量标准的模式，对那些虽然未被实验室证实、但在临床实践中确实有效的"经验"给予了更多关注。强调医疗决策的制订应将个人的临床经验与现有的最可靠的临床研究证据及病人的价值和期望进行完善结合。只要医生的经验经得起科学、合理设计的临床试验的检验，便会被认可并进行推广，成为公认的、合理合法的治疗准则。临床流行病学与循证医学的方法为中医临床经验分析、总结提供了有用工具。

中医临床经验积累过程中采用科学、合理设计的随机对照试验（RCT），将能获得更加真实、客观的临床信息，并能确保经验积累的质量。中医临床经验的收集，可利用现代众多的医学文献及数据库进行系统检索，广泛了解相关临床问题的研究进展，确保中医临床经验收集的全面性。中医临床经验的总结可应采用系统评价等诸多分析方法，对收集到的信息进行总结分析与验证，确保结果的客观、有效。此外，科学、合理地利用专家经验，结合临床研究证据制定出的中医临床诊疗指南将更具有推广价值。

三、研究方法

中医临床经验的研究方法包含选题方法、科研设计方法、逻辑思维方法、评价方法、成果推广方法、数据采集技术、数据存储与传输技术、统计分析技术等。这些方法和技术可广泛应用于中医临床经验总结中，为建立临床经验研究方法学体系提供技术支撑。以下为常用到的研究方法。

（一）从思维方法着手

临床思维方法的研究已成为中医临床理论研究的热门课题，这种研究多运用文献追溯法、调查法、内省法和实验法等，对古、现代名家著作、医案、医论医话等文献资料及多位专家本人的思维，应用系统论、控制论、信息论及模糊数学、黑箱方法、哲学方法等现代科学方法进行剖析、总结。如《近代名老中医临床思维方法》一书即以辩证唯物主义原理的思维方法为线索，以医案为依据，透过治疗过程探索名老中医诊治疾病的科学思维方法和内在规律。

（二）从学术思想着手

独特的学术思想是医者长期读书、临证、思考的结晶，应当努力挖掘整理。如颜德馨根据《黄帝内经》"人之所有者，血与气耳"之说，从其长期的临床经验出发，提出"气为百病之长，血为百病之胎"的学术观点，认为"久病必有瘀，怪病必有瘀"，因而，许多疑难病从瘀论治取得了很好的疗效。

（三）从诊法的特点着手

同一种诊法，不同人有不同的体会。如赵绍琴在临证中善于诊脉，提出诊脉八纲（表脉、里脉、寒脉、热脉、虚脉、实脉、气脉、血脉）及浮、中、按、沉四部诊脉法。察舌方面，认为舌苔主要反映脏腑功能变化，病苔为浊邪受胃气熏蒸而成，主有形之邪；舌质反映脏腑实质情况，据以判断病的性质，认为舌质及口腔黏膜连属于内脏，故观察舌质色泽和口腔黏膜情况可得知内脏异常变化等。

（四）从辨证规律着手

在辨证论治体系中，治法作为病证和方药的中介，一方面，蕴含病证、病因、病机和组方配伍规律的内容，包含着方与证相关的内在逻辑性；另一方面，治法对证、方、药具有提纲挈领和逻辑分类的重要作用。通过对不同治法的横向比较和纵向分析，不仅可以证实方药在某些功效方面程度上的差别，还有望发现不同治法的某些特殊功效。例如，董建华擅长治疗脾胃病，着眼于"通降"，总结出理气通降、化瘀通降、通腑泄热、降胃导滞、滋阴通降、辛甘通阳、升清降浊、辛开苦降、平肝通降、散寒通阳等通降十法，具有良好的临床疗效。而张镜人治疗脾胃病时，主张"贵乎平衡"，用清热和胃、疏肝和胃、益气养胃、养阴益胃、清化瘀热、调气活血、寒温相配、升降并调、化湿和中、消导悦胃等治胃炎十法,疗效卓著。

(五) 从用药特点着手

中医的遣方用药,能够体现医家的独特思想。如金元四大家中的刘河间在《素问》病机十九条的启示下,提出"六气皆能化火"之说,改变了当时多用温燥药的习惯,并根据祛风泻火、清热燥湿等治法,创用天水散、凉膈散等以寒凉为主的方剂,形成寒凉学派。张从正根据"先论攻邪,邪去而元气自复"的理论,提出"汗、吐、下"祛邪三法,开拓了临床思路,丰富了有关方药的临床应用。李东垣以升降为枢纽,进一步发展了脾胃学说,并创制了补中益气汤、升阳散火汤等与其理论合为一体的方剂,丰富了黄芪、升麻、柴胡、葛根等药物的临床应用。朱丹溪以"阳常有余,阴常不足"立论,以滋阴降火为原则,加深了后世对黄柏、知母、山栀子等药的认识,创立了"滋阴学派"。

(六) 从总结医论医案着手

从古今医家的临床体会、研究心得或是诊治疾病的典型案例的记载中,汲取前人的经验,很有学术价值。医家有的著书立说,也有忙于诊治而无暇写作,多数是学生将其医案整理成书。如清代叶天士的学生整理了一部《临证指南医案》,对后世影响很大。研读医案,方法在于抓住三个环节:如何辨证、立法、用药变化。从中分析理、法、方、药的内在联系,总结临床经验并升华为理论。

(七) 以临床流行病学的方法进行临床观察和总结

临床流行病学的方法主要包括试验性研究(随机对照试验、自身前后对照试验、交叉对照试验)和观察性研究(描述性研究、横断面研究、病例对照研究、队列研究)。试验性研究能人为控制条件,随机分组,有目的地设置各种对照,直接探讨某些被研究因素(常见的是名中医治法理论或经验方)与疾病或事件之间的联系,如随机对照试验;另外,还有观察性研究,如描述性研究。观察性研究不能人为控制条件,只能在自然情况下,模拟试验性研究,尽量控制非研究因素的干扰,以得到真实结果。

从临床研究的时间点角度,可分为前瞻性研究和回顾性研究。前瞻性研究是根据选题和设计的要求,严格按照科学研究的基本程序,对临床病例进行观察,最后对临床资料进行整理加工、归纳总结、统计分析,得出相应结论。回顾性研究是从临床工作积累的病例中,选出某一时期的同类临床资料进行整理归纳、分析总结经验,从中找出一般性的规律。最常见的是用某方、某法治疗某病,或者某一临床现象的观察等。其特点是不需要事先严格的设计,只是对已有的临床资料按照统一的标准进行整理、分析。

四、需要注意的几个问题

(一) 远期效应的观察

中医临床经验总结常以观察近期疗效者为多,而对远期疗效重视不够。无论是药物还是针灸,对机体的作用不仅仅是近期的,往往会出现后效应期反应。因此,在进行临床经验总结时,应该重视远期疗效的观察,特别是一些有缓解期、间歇期、季节性发作性疾患,更应以远期疗效作为统计判断疗效的根据。

(二) 心理因素的影响

情绪的变化可以通过神经内分泌的调节和免疫系统功能影响整个机体。临床常有这种情况,同一患者,名老医生与青年医生在短期内投用相似的处方,收到的效果往往不同。这种情况则很难以技术水平、用药效果来解释。因此,在总结临床经验用药效果时,还须考虑心理因素的影响。特别对于一些身心性疾病,如神经症、神经衰弱、高血压等病的总结,更应重视排除治疗药物的心理作用。

(三) 无效病例的统计

在一些门诊观察病例的统计中,通过主观选择和自然淘汰将一些有效病例纳入了统计范围,而一些无效病例则被排斥。统计基数的偏差会影响统计结果的正确性,造成有效率偏高,无效率偏低。因此,在总结临床经验时,对于资料不完整的病例应查明原因,属于用药无效而停诊者也应按无效病例进行统计。

(四) 多种治疗方法的交互

随着人民生活水平的提高,医疗方法的增多以及医学知识的普及,很多患者常常会同时或先后接受多种方法的治疗。诸如体育疗法、气功疗法、秘方单方等等,或是中药、西药并用。尤其是一些慢性、疑难疾病的患者。比如咳喘患者是否掺服了止咳平喘类化学药,高血压患者是否加用了降压灵,糖尿病患者是否控制了饮食、加服了降糖药……此类情况患者多半不会主动告知医生。加之中医临床经验总结多以门诊观察为主,难于避免其他药物干扰观察用药的疗效判定。往往有些临床经验总结中对此没有引起足够的重视。因此,临床经验总结应以观察统计住院病例为主。即使在门诊观察,也应尽可能告诫患者停用其他药物或方法,以减少非观察因素的干扰。

第五节 中医临床疗效评价

一、概述

在对疾病作出正确诊断之后,摆在临床医师面前的任务是如何给病人有效、正确的治疗。医师应该从病人的利益出发,重视医学证据,给病人选择那些经过科学验证、确实有效的治疗方案,这就给临床工作者提出了进行临床疗效评价的任务。近些年来,随着临床流行病学知识的普及及推广,越来越多的临床工作者认识到进行临床疗效评价的重要性。

目前,临床疗效评价模式已从单纯的生物医学评价模式转向生物-心理-社会-环境评价模式,评价指标亦从仅注重客观指标转为同时关注患者的自我报告、患者的偏好等主观指标,临床疗效评价的内容可包括药物、疗法和许多预防措施的效果。随着临床流行病学与循证医学等临床研究与评价方法学的不断发展、完善,也为这类研究提供了适用于各类不同需求的多种临床疗效评价方法。

(一) 概念

凡是医学领域评价临床疗效相关的研究都应该属于临床疗效评价的范畴。其核心是指如何客观地判定干预措施,是否具有改变某一个体和(或)人群特定病证、或非健康状态的自然进程、结局或预后的能力。对中医临床疗效评价而言,也就是判断中医药干预措施与临床结局之间是否具有因果关联的研究。此外,一些临床疗效评价的关键环节,如方法、评价指标和标准等,从广义上讲,也是中医临床疗效评价研究所关注的。综上,中医临床疗效评价是指遵循一定的科学原则,应用相应的科学方法对中医药防治疾病、维持健康、促进健康的效力(efficacy)、效能(effectiveness)或效率(efficiency)进行探索或证实的研究过程,其中与中医相关的临床疗效评价方法、指标和标准的应用基础研究也属于这个范畴。

(二)特点

1. 传承基础上的创新 中医学临床是在其自身的理论体系及其指导下的实践活动。对中医干预措施进行临床疗效评价也必须立足于中医理论与临床治疗学的基本特点与优势,在对原有古籍文献进行整理和挖掘的基础上,结合医学及其他相关学科的研究进展,建立和形成科学假说,恰当地选择治疗方药或非药物疗法及相对应的效应指标,通过科学方法加以验证。

2. 重视治疗效果的多维性 中医学基于对机体生命活动规律和疾病发生发展过程的整体观,通过对脏腑、经络、气血等的整体功能调节达到治疗疾病的目的,以建立机体内环境的稳态,维持气机升降出入、功能活动的有序性为目的,并使机体的外环境(自然环境与社会环境)适应能力得到提高。因此,评价某干预措施的有效性时,不应只着眼于微观改变或局部征象,而应从多个层次整体水平上选择包括重要临床实践、证候相关症征、功能状态、主观报告等在内的多维效应指标进行疗效评价,只有这样才能较为确切和真实地反映中医复杂干预的效力或效果。

3. 注重主观指标的评价 主观指标的评价是中医临床的重要组成部分。从近年中医疗法相关的 Cochrane 系统评价数据库中收录的系统评价结论可以看出,对于相当数量中医有优势或潜在优势的病种而言,主观指标是其唯一的评价标准。中医临床疗效评价一方面在效应指标选择时不应忽视主观指标,另一方面,主观指标的评价必须符合其作为效应指标在临床研究设计及实施过程中的基本原则与要求。

二、中医临床疗效评价的研究方法

(一)实验类研究的相关统计原则与方法

一般而言,一项良好的实验类临床疗效评价研究应该具有如下特征,即设计方案遵循公认的统计原则、合理选择随机和盲法、恰当设置对照、主要效应指标灵敏、严格执行试验过程、正确运用统计分析方法。这些因素关系到能否对治疗效果给出科学、公正的评价及合理的解释。相关的环节和因素已在其他章节中有论述,这里仅从基线比较、意向分析原则、样本量估算等统计学原则的角度予以介绍。

1. 基线值比较 基线值是指研究方案定义的基线期(通常是随机后治疗前的阶段)所收集的数据。基线数据分析有 3 个方面的目的,第一,评估组间均衡性,通过分析,对不同分组样本间在可能影响治疗结果或预后指标方面是否具有可比性作出判断;第二,作为与其他时点相比较的参考值;第三,统计分析组间可比性。中医临床疗效评价研究中的基线数据通常包括几个方面:①人口社会学资料,如年龄、性别、种族;②疾病相关资料:纳入标准、病程、病情严重程度及临床分类和疾病亚组,包括中医证候分类诊断等、合并疾病、既往史、所用的治疗方法等;③其他可能影响疗效的因素,如特殊嗜好或饮食、女性月经情况等。由于临床可采集的信息很多,没有必要也不可能全部收集,故研究者必须依据研究目的,选择重要的有可能影响疗效或预后的指标。

2. 意向分析原则 临床研究中难免出现与设计方案相违背的情况,包括受试者随机后发现不符合纳入标准;或随机过程出现混淆,受试者被分配到错误的分组;出现意外情况,受试者不能继续执行原治疗方案,提前退出试验;或受试者依从性欠佳,接受的治疗与原方案不符等。为满足合理、无偏倚的统计推断条件,使随机后受试者的缺失数据对组间的无偏比较影响不严重,需要采用意向分析(intention to treat,ITT)原则,是指以受试者按计划的治疗方案(即意向治疗)为依据,比以实际治疗为依据能更好地对治疗效果作出评价。也就是说,所有受试者均按照分配的分组情况进行随访、评价和分析,而不考虑依从性。

效应指标缺失值的估计方法是执行意向分析的关键,这类方法有多种,最常用的是结转法(carry forward),即以最接近一次的观测数据来代替缺失值。意向分析的原则及缺失值的估计方法必须在研究设计阶段就事先写明,尤其对于疗效评价研究而言,并在实际分析阶段要与设计方案保持一致。

3. 样本量估算 样本量多大才合理,对于中医临床疗效评价实验性研究而言,需要结合专业要求并遵循统计学原则而确定。其研究目的、试验设计类型不同,样本量的估算方法也不同。

首先需要确定5个方面的因素:①确定评价目的:疗效评价研究可分为非劣效(noninferiority)/等效(equivalence)和优效(superiority)评价,非劣效/等效评价的研究目的是显示新方法不劣于或相当于比较方法(阳性或安慰剂对照),优效评价是显示新方法优于对比方法(阳性或安慰剂对照)的试验。②确定Ⅰ型错误α:Ⅰ型错误是指统计推断拒绝了实际上成立的无效假设(null hypothesis,H_0)。Ⅰ型错误的概率用α表示,也称α错误。在这里,Ⅰ型错误指的是,组间差异实际上是不存在,统计推断的结果却错误地判断组间存在差异,又称假阳性。确定犯Ⅰ型错误的概率,即显著性水平,一般取$\alpha=0.05$,同时还应明确是单侧检验或是双侧检验,α越小,估计出的样本量越大。③确定Ⅱ型错误或检验效能:Ⅱ型错误是指统计推断的结果不拒绝实际上是不成立的H_0,其出现的概率用β表示,故也称β错误;也就是说当组间差异确实存在时,统计推断却没有给出差异存在的判断,故也称假阴性。一般取$\beta=0.10$。当组间确实存在差异时,按所规定的β水平,能发现组间差异的能力称为检验效能(power)或把握度。检验效能与Ⅱ型错误互补,两者的概率之和为1。若$\beta=0.20$,则把握度$=1-0.20=0.80$,表示若组间确有差别时,通过100次的试验,有80次能得出组间有差别的结论。检验效能越高,则其所需样本量越大。④确定效应指标估计值:即确定各组间差异达到多大时有显著性意义。一般是依据研究目的,通过已完成了的类似研究对两总体均数μ_1、μ_2,或者两总体率π_1、π_2作出推断或估计,对于以主观指标为效应指标时,应依据从临床意义出发确定的最小重要性差值(minimal important difference,MID)加以估算。⑤确定指标的数据类型:一般而言,在其他条件相同的情况下,效应指标是计量资料时,样本例数相对要少些,如为计数资料则样本例数相对要多些。

(1)计量资料样本含量的估算:以下主要介绍成组设计两样本和完全随机设计多样本时的样本估算,实际应用时可根据不同的分组及数据情况作出选择。

a. 成组设计两样本均数比较的样本含量估计,见公式(6-1):

$$n = 2\sigma^2[u_{(\alpha/2)} + u_{(\beta)}]^2/\delta^2 \qquad 公式(6-1)$$

公式中 σ 为两总体标准差的估计值，一般取两者中大的一个。$u_{(\alpha/2)}$、$u_{(\beta)}$ 是所选择的 α、β 水平下的 u 值，$u_{(\alpha/2)}$ 有单双侧之分，$u_{(\beta)}$ 只取单侧。通常 α 取 0.05，β 取 0.2，此时对于双侧检验 $u_{0.025} = 1.96$，$u_{0.2} = 0.842$。其他 α、β 水平下的 u_α、u_β 值可查表得到（可参考有关统计学论著）。

例 6-1：某临床研究拟对中药治疗焦虑症和安慰剂相比，以汉密顿焦虑量表（HAM-A）评分作为效应指标进行疗效评价。根据前期研究结果，预计该中药可使 HAM-A 平均下降 4 分，标准差为 7.0。试对该研究的样本量进行估算。

取 $\alpha = 0.05$，$\beta = 0.2$（检验效能 power $= 1 - 0.2 = 0.80$），双侧检验，$u_{(\alpha/2)} = u_{(0.025)} = 1.96$，$u_{(\beta)} = u_{0.2} = 0.842$，$\delta = 4$，标准差 $\sigma = 7$，代入公式：$n_1 = n_2 = 2 \times 7^2 \times (1.96 + 1.28)^2/4^2 = 48.1 \approx 49$。因此，双侧检验，$\alpha = 0.05$，把握度 = 80%，中药与安慰剂组 HAM-A 评分差值为 4，每组所需病例数至少为 49 例，两组共需 98 例。

b. 完全随机设计多个样本均数比较样本含量估计，见公式(6-2)：

$$n = \varphi^2 \left(\sum_{i=1}^{k} \sigma_i^2/k \right) \bigg/ \left(\sum_{i=1}^{k} (\mu_i - \mu)^2/(k-1) \right) \qquad 公式(6-2)$$

式中 n 为各组样本所需的例数，σ_i 为各总体的标准差，μ_i 为各总体均数，$\mu = \sum\mu_i/k$，k 为所比较的样本组数，φ 值是由 α、β、$\nu_1 = k-1$、$\nu_2 = \infty$ 查 φ 值表得出。

例 6-2：拟开展一项感染后咳嗽的研究，采用药物 A、药物 B 及药物 C 3 种治疗方案治疗感染后咳嗽，以咳嗽天数为效应指标观察疗效。根据该医生以往的临床经验，药物 A 治疗感染后咳嗽的平均咳嗽天数为 2.79 ± 0.26（均数±标准差，下同），药物 B 的平均咳嗽天数为 4.01 ± 0.27，药物 C 为 3.84 ± 1.11。试问：该项临床研究估计至少需要观察多少病例？

取 $\alpha = 0.05$，$\beta = 0.1$，将各组的 μ_i 的估计值 2.79、4.01、3.84，及各组 σ_i 为 0.26、0.27、1.11 代入公式，计算 $\mu = \sum\mu_i/k = (2.79+4.01+3.84)/3 = 3.55$，查表 $\alpha = 0.05$，$\beta = 0.1$，$\nu_1 = 3-1 = 2$，$\nu_2 = \infty$，查表得 $\varphi = 2.52$，代入公式，$n = 2.52^2[(0.26^2 + 0.27^2 + 1.11^2)/3]/[(2.79-3.55)^2 + (4.01-3.55)^2 + (3.84-3.55)^2]/2 = 7$。因此，$\alpha = 0.05$，把握度 = 90%，每组所需病例数至少为 7 例，3 组共需 21 例。如果进行各组两两比较，则需对 α 进行调整，以控制做完所有比较后的 I 型错误（也称实验误差率），常用的方法为令调整后的 $\alpha' = \alpha/C$（C 为比较的总次数），假使比较次数为 6，则 $\alpha' = 0.05/6 = 0.0083$。考虑各组两两比较时，样本含量应以 α' 代替 α 进行估算。

（2）计数资料样本含量的估算：计数资料样本含量的估计也有多种公式可用，在估计样本例数时也必须根据研究设计的类型选择适合的计算公式。

a. 成组设计两样本率比较样本含量估计，见公式(6-3)：

$$n_1 = n_2 = 1641.6 \left(\frac{u_\alpha + u_{2\beta}}{\sin^{-1}\sqrt{p_1} - \sin^{-1}\sqrt{p_2}} \right)^2 \qquad 公式(6-3)$$

取 $\alpha = 0.05$，$\beta = 0.1$，双侧检验，P_1、P_2 分别为治疗组与对照组的样本率的估计值。

例 6-3：某项有关特应性皮炎的临床试验，假设：中药的复发率为 15%，对照西药的复发率为 45%，问该项临床研究至少需要多少病例数？双侧检验，取 $\alpha = 0.05$，$\beta = $

0.1,将试验组估计样本复发率 $P_1=15\%$ 及对照组估计样本复发率 $P_2=45\%$,代入公式(6-4):

$$n_1=n_2=1641.6\left(\frac{1.96+1.282}{\sin^{-1}\sqrt{0.15}-\sin^{-1}\sqrt{0.45}}\right)^2=46 \qquad 公式(6-4)$$

每组 46 例,两组至少共需观察 92 例。

b. 完全随机设计多个样本率比较样本含量的估计,见公式(6-5):

$$n=1641.6\lambda/(\sin^{-1}\sqrt{\pi_{max}}-\sin^{-1}\sqrt{\pi_{min}})^2 \qquad 公式(6-5)$$

式中,n 为各样本所需的例数,π_{max} 和 π_{min} 分别为最大和最小的总体率。λ 值是以 α、β、$\nu=k-1$,由 λ 值表查得,k 为组数。

例 6-4: 依据既往中药治疗小儿甲型流感的经验,两种制剂的有效率分别为 47% 和 54%。现拟进行临床研究,比较这两种中药制剂和对照药(有效率为 38%)的疗效,问每组至少需要多少病例?取 $\alpha=0.05$,$\beta=0.10$,$\nu=3-1$,查 λ 值表,$\lambda=12.65$,双侧检验,将有效率的最大值和最小值代入公式(6-6):

$$n=1641.6\times12.65/(\sin^{-1}\sqrt{0.54}-\sin^{-1}\sqrt{0.38})^2\approx244 \qquad 公式(6-6)$$

得每组样本含量为 244,三组至少共需观察病例 732。同样,如果需要进行两两比较,则样本含量应以 α' 代替 α 进行估算。

对于非劣效性或等效性评价类的研究,估算样本量时如何合理地确定界值(margin),用 δ 表示,至关重要。δ 值由临床和统计专业人员商讨后给出,而不能只由统计专家或临床医生单独决定。这一数值不应大于安慰剂对照的优效性试验确认有效的效应差值 Δ。δ 界值必须在设计阶段决定,一旦确定,试验开始后不得随意更改。

通常,采用阳性对照的非劣效性试验、等效性试验、优效性试验所需的样本含量均比安慰剂对照试验要大。估算所得的样本含量由少到多可依次排列为:安慰剂对照优效试验、非劣效性试验、等效性试验和阳性对照优效试验。此外,样本含量的估计还应考虑到病例脱落而需适当增加例数等问题,在此就不作详述。

(二)应用基础类研究的模式与方法

中医临床疗效研究的基础研究主要包括文献、方法、指标及标准等方面。与西医不同的是,中医临床疗效评价相关的文献研究不仅包括现代文献的系统评价或 meta 分析,还包括古籍文献的研究,可通过内容分析等方法提炼出其中对提高中医临床疗效有价值的信息。方法方面包括评价及分类方法的研究;指标则以患者、医生、照顾者报告等主观指标及一些中医相关客观指标为主要内容,如四诊数字化指标;标准是指中医学与治疗措施的选择及与评价密切相关的分类标准,如证候诊断标准、证候相关症评价标准等,亦属于应用基础研究的内容。

1. 古籍文献研究模式和方法 中医学有其独特的思维模式和实践方法,并在其传承发展过程中发挥了重要的作用,不可否认的是古籍中记载了中医学术发展的主要成果。古籍研究的目的和方法有多样,而中医临床疗效评价方面的古籍研究其主要目的是为临床证实性研究中的中医诊断、治疗及评价等方面提供有价值的依据。

(1)研究范围:主要是指 1911 年以前的中医相关书目。

1)研究方式:电子检索与手工检索相结合。检索范围可包括医经类、临床医术类、综合医籍类及养生类书目。其中电子检索可采用自由词或关键词的检索方式。

2）研究内容及一般过程：一般而言，研究包括以下步骤：确定文献检索对象及主题，研究主题可以包括诊断要点、治则治法、方药、单方验方、其他疗法、预后转归、预防调护等与疗效评价研究相关的内容；制订检索策略，包括确定检索的自由词或关键词及其相互间的逻辑关系、检索的数据库及纸质书目的范围等；筛选文献、确定分析单元；制订内容分析工具，如古籍文献信息采集表；中医相关认识的内容分析；结果的解释与比较。通过上述工作，从而获得某病种在中医古籍文献中的相关认识，并通过这些认识的系统化分析，形成研究结果与结论。

（2）应用：如何科学地建立假说，是中医临床疗效评价成败的关键。而科学的假说建立在客观证据的基础上。有针对性的古籍文献研究结果，可以应用于中医疗效评价的各类临床研究中，有助于在研究对象筛选和分类、干预措施的选择、样本含量估算及效应指标评价等方面提供宝贵的信息，从而增加了在临床研究中获得能影响临床实践有价值的结果的机会。

2. 效应指标研究模式与方法　效应指标研究一般包括两个方面，一方面是已有中医相关效应指标的构建研究；另一方面是效应指标的应用研究。鉴于中医临床疗效评价多注重主观指标的特点，这里只对主观效应指标作重点介绍。

（1）效应指标的构建研究

1）构建的原则：首先，密切结合专业的需求，力图做到"从临床中来，到临床中去"；其次，中医相关效应指标必须以中医理论为基础；再次，构建过程遵循科学原则和方法，如经典和（或）现代测验理论。

2）构建的一般过程：首先是设定理论框架。例如，如果需要构建一个可以较准确测量"怕冷"症状的指标，首先必须明确这个指标对于某类患者而言是否有意义，需要回答的问题为"怕冷症状与主要结局之间是否有因果关系？"即使其与结局之间没有因果关系，但如果改善怕冷症状对患者而言是有价值，如可以提高患者的生存质量，那么也是有意义的。其二，调整理论框架并初拟效应指标。在明确对患者有意义的概念和维度及适用人群和应用范围等信息后，可对理论框架做适当的调整，并对概念间的相互关系作出假设，并形成效应指标，含条目的产生、确定应答方式、测量的时间范围和应答选项、拟订封面信和指导语、拟订计分和应答流程等过程。其三，确定理论框架及测量特性评价，对初步拟订的效应指标进行预测试，对效应指标可操作性及其测量特性的初步评估，包括评估实施和应答的负担、条目的修改、确定有意义的界值以及测量的可靠性、有效性和敏感度及信度、效度、反应度分析等。其四，采集、分析和解释数据。其五，修改并完善测量工具，最终形成效应指标的一套完整资料，包括内容、计分方法、实施流程和培训内容等。

3）应用：已构建的效应指标在变换了应用对象、环境、形式等方面后，需要进行相应的应用研究拓展或完善。包括更换被测概念、变换适用人群、变换条目内容或测量形式、变换应答方式或变换应用环境，用于不同文化背景或语言环境的人群等情况。

（2）应用研究

1）主观效应指标的分类：主观效应指标可以从不同的角度加以分类：从用途可

分为诊断、评价效力/效果及评价不良反应的指标；从测量内容可分为测量整体健康状态、症状、功能状态、健康相关态度、满意度或依从性的指标；从条目的数量可分为单条目、一维多条目、多维多条目；从适用人群或适用条件分为普适、特定状况、特定人群；按资料采集方式分为访谈、自评、计算机访谈/协评、基于语音交互系统或网络的评测；按频率分为事件相关、固定间隔、基线及研究结束两个时点；按计分类型有单等级、指数、量表/问卷（维度相关）、模块（维度独立）、多类别综合；按条目或维度的权重有权重项、基于条目赋值、基于维度赋值；此外，还有按应答选项分为视觉模拟刻度（VAS）、有刻度的 VAS、李克特刻度、等级刻度、事件日志、图片分级、清单类。

2）效应指标的测量特性评价：效应指标的测量特性评价既是其构建过程中的一个关键环节也是其应用研究中一个不可缺少的部分。

a. 信度（reliability）：即可靠性，指的是效应指标对同一对象进行重复测量时，其结果的一致性程度。也就是说，信度是对效应指标可靠性的反映，考察该效应指标能否稳定地测量所测的事物或态度。其基本类型有以下 3 种：①重测信度（test retest reliability）。对同一群对象在不同的时间或地点进行相同的两次测量，根据测量结果计算出相关系数，这种相关系数就成为重测信度的结果。这是一种最常用、最普遍的信度检查方法。为了计算效应指标是否受时间或地点的影响，需要使每次测量所采用的方法和流程都完全一样，并尽可能保证其他影响因素不变。不过，重测信度的缺点就是容易受时间因素的影响，即在前后两次测量之间的某些事件、活动的影响可能会导致后一次测量的结果客观上发生改变。例如测量患者肛门术后疼痛，由于这类疼痛往往与排便或起床等事件相关，排便的时候疼痛较容易诱发或加重，如早上 8 点测量的时候患者有疼痛但不剧烈，可中午 12 点再测量时，患者由于刚刚有过排便的动作而加重了疼痛，这类由于一些事件的发生而出现的改变当然不能归咎于效应指标本身，而是在时间因素外，有另一些客观的影响因素使结果发生了变化。故应在实际操作过程中，可通过采用某事件过后的同一个间隔时段或远离该事件的某个时段进行测量的方法，以尽量避免类似情况的发生。②复本信度（parallel forms reliability）。复本信度是指一套效应指标有 2 个以上的复本，可根据其对同一群研究对象同时接受这 2 个复本测量所得的结果来计算其相关系数，从而对其复本信度进行评价。尽管这种信度测量方法可以避免重测信度中需要测量 2 次的缺点，但却由于其要求使用真正的复本，两者在形式、内容等方面完全一致，实际研究时往往很难做到。③折半信度（split half reliability）。研究对象在一次测量中所得结果按照单双号或者其他方式分为两组，计算这两个分组之间的相关系数，这种相关系数就是折半信度。通常，折半信度的检测是需要以 2 倍的条目数量为基础的，也就是说，研究者需要在研发时就将效应指标中增加 1 倍的条目，这些条目在内容上是重复的，只是表达形式不同而已，这种情况与复本信度类似，其不足之处也相同。

b. 效度：效应指标的效度多从 3 个不同的角度进行评价：①表面效度（face validity）。表面效度也称为内容效度或逻辑效度，它指的是测量内容或测量指标与目标之间的适合性或符合程度。即评估该效应指标所选择的条目能否符合测量的目的和要求。评价表面效度时首先必须明确该被测概念是如何被定义的，其次是在效应指标构建的过程中搜集的信息（条目、指标等）是否和这个概念密切相关，其后才能对其表面效度进行判断。大部分情况下,对表面效度的判断都是以主观判断为主的,故这种效度相对而言缺乏标准的、可重复的评价结果保障。②准则效度(criterion validity)。准则效度,或称实用效度、经验效度,是指将原有的测量目的类似的已被公认的效应指标作为准则,将新研发的效应指标与之比较,看两者的相关程度,并用这种特定的相关系数(称为效度系数)来反映效应指标的效度。如果新的效应指标与原有的相比具有相同的测量效果,那么其效度系数就高,反之,则效度系数低。一般认为,准则效度不宜过低也不宜过高,介于 $0.2 \sim 0.9$。③结构效度(construct validity)。结构效度是一个涉及量表层次和结构的评价问题,通过收集数据,利用数据的多元分析结果,对效应指标的实测结构与构想结构之间的类似程度进行比较,越接近构想结构则表示该效应指标的结构效度越好。通常会采用主成分分析、因子分析或其他结构方程模型的方法进行计算。

3)应用:对主观效应指标的信度、效度评测,都是一种相对的测量,而不是绝对的。一个效应指标是否具有可靠性和有效性,可以从不同的方面、不同的层次以及多个指标和角度加以评估,其结果往往都是在和其他类似效应指标的比较中得到体现的。这类评价也为我们选择合适的效应指标提供了一个较为客观的依据。

中医学从整体观出发,十分重视患者的主观体验。从生存质量测评产生的理论基础及其具有的特征性来看,都在不同程度上与中医学的观点及治疗的宗旨具有共同之处,将生存质量测评的基本思路与方法引入中医临床疗效评价中,紧密结合中医学的临床特点进行研究与应用,有助于提高中医临床治疗效应的评价水平。

(三)中医临床疗效评价的临床研究

按研究目的可以把中医临床疗效评价研究分为两大类,即探索性研究与证实性研究,如果将临床研究与临床疗效评价研究的分类相对应的话,则探索性临床疗效评价研究多采用分析性和描述性的临床研究方法,证实性研究则多采用实验性研究方法,但也不是没有例外,如Ⅰ、Ⅱ期新药临床试验应多属探索性研究。证实性研究还包括以文献的系统评价及荟萃分析为代表的评价性研究。临床疗效评价方法、指标和标准的研究,包括基于中医特点的疗效比较方法的创新性研究、文献研究、中医相关的疗效评价指标及标准的开发和构建研究等,亦可归入探索性研究范畴。

1. 临床研究的常用设计类型 常用的中医临床疗效评价的临床研究方法包括两个大的类别——实验性研究(experimental study)和观察性研究(observational study)。实验性临床研究,按是否随机分为随机对照研究和非随机对照研究。而观察性研究则是根据有无对照组分为描述性研究和分析性研究。其中,描述性研究包括单个病例报告、病例系列研究等无对照组的研究;分析性研究是指队列研究、病例对照研究及横断面调查等一类有对照组的观察性研究方法。不同的方法有其相应的适用范围,中医临床疗效评价中不同类别的问题可以通过相应的方法加以解决。这里介绍中医临床疗效评价研究常用的4种类型。

(1)队列研究:队列研究是从暴露到结局的研究,研究对象是已经被确定暴露于某个因素的暴露组和未暴露于某个因素的对照组,然后进行追踪随访其结局。如果两组结局的发生率有较大的差异,就可以确定结局与暴露因素相关。

队列研究没有回忆偏倚,可用于单一暴露因素下可能发生的多种结局的研究。但是,队列研究容易出现选择偏倚。另外,队列研究的结局指标大多是发生率等,如果是很长时间才能发生的结局,则随访周期长,研究成本大,研究对象易失访。

(2) 病例-对照研究:病例-对照研究是一种回顾性研究,是从结局追溯到暴露因素,这类研究的观察对象是已发生某种结局如发生某种疾病与其未发生该结局的对照组。

病例-对照研究可以在比较短的时间内报告重大发现,耗用的时间、成本较小。和队列研究相比,本研究比较适用于发病率比较低、结局出现需要很长时间的疾病。但是,病例-对照研究是回顾性研究,容易产生回忆偏倚。

(3) 随机对照试验:随机对照试验(randomized controlled trail, RCT)是指按照正规随机方法,使每位研究对象有同等机会被分入实验组或对照组,实验组实施治疗措施(intervention),对照组给予对照措施或仅给予安慰剂(placebo),在相同条件下,应用客观效应指标,经过一段时间随访观察后,比较两组的差别。随机的意义在于控制研究的选择性偏倚和混杂偏倚,增加组间的可比性,经统计学处理,可以获得可靠真实的结果。RCT 的基本原则是随机、对照和盲法。

随机对照试验的优点是:研究结果的真实性强;可以有效地控制偏倚;资料统计分析容易实施;结果的外推性强。缺点有:存在潜在的伦理学影响;实施难度大;样本代表性受限;选择对照有局限性。

(4) 非随机对照试验:非随机对照试验(non-randomized controlled trial, NRCT)是指未按照随机化原则将研究对象分组,而是由临床医师确定研究对象的分组,一组作为实验组,另一组作为对照组。经过一段时间观察后,比较两组的疗效。NRCT 设计属于试验性研究类型,但是由于缺乏随机的原则,因此属于类试验研究。NRCT 的设计模式与 RCT 比较,除了没有随机分组外,其他完全相同。

优点:临床医师和患者均容易接受,研究工作较容易进行。这主要是根据临床适应证或一些条件的限定而自然地形成实验组和对照组;在一定程度上避免了伦理学的限制;与 RCT 相比较,NRCT 方案所需样本较少。缺点:两组基本的临床特点和主要预后因素可能分布不均衡,缺乏严格的可比性,可使两组的结果产生偏差。研究者为了获得阳性结果,可能将轻症的、预后好的患者分在试验组,结果往往夸大了试验的疗效,人为地导致了结果的差异,致使临床试验的结果出现偏差,导致错误结论。

2. 设计原则　①确定研究问题;②明确研究目的和检验假设;③确定疗效考核指标及具有临床意义的最小疗效;④确定研究对象的入选标准和排除标准;⑤正确设立对照组和进行随机化分组;⑥制订干预措施、步骤、时间、中止治疗原则;⑦采用盲法。

3. 影响影响中医临床疗效评价研究质量的常见因素及控制

(1) 选择性偏倚:是指被选入到研究中的研究对象,与没有被选入者特征上的差异所致的系统误差,因此使得研究结果缺乏真实性及代表性,从而使研究结果缺乏临床价值。避免选择性偏倚的方法是采用随机抽样与随机分组。

(2) 测量偏倚:是指研究者对研究所需数据进行测量时所产生的系统误差。如在获取研究所需实验室分析数据时,所用仪器、设备校正不准确,试剂不符合要求,测定方法的标准或程序不统一,以及操作人员的技术水平较差等,均可导致不正确的测量结果,使测量结果偏离真值。控制方法是盲法测试、标准化方法及测试一致率等。

(3) 失访偏倚:在队列或实验性研究时,由于观察时间长,研究对象因各种原因导致的流失,使研究者无法继续随访及获得结局,这种因研究对象的流失或退出导致的偏倚称失访偏倚。控制方法是在研究对象的招募阶段应尽量招募依从性好的研究对象,说明研究目的以获得研究对象的理解,必要时采取一定补偿以提高研究对象的依从性,减少流失。

（4）霍桑效应：霍桑效应是指在研究过程中,研究者对自己感兴趣的研究对象往往更为观照和仔细；而被观照的患者对研究人员又极可能报以过分的热情,更多地向医生报告好的结果,这种人为夸大客观效果的现象叫霍桑效应。控制的最好方法是严格实施盲法。

（5）干扰：当试验组除接受研究措施以外,单独接受了有类似效果的附加措施治疗时,称为干扰。干扰会扩大试验组和对照组之间的疗效差异,甚至会得出假阳性结果。

（6）沾染：当对照组接受了试验组特有的治疗措施或有类似效果的治疗措施时,称为沾染。沾染会使试验组和对照组间的疗效差异缩小,甚至出现假阴性结果。

（7）向均数回归现象：有些测试指标如血压或某些生化指标在初期时有些患者可以在异常水平,然而,在未干预或无效治疗的条件下复测,可能有些回复到正常水平。这种现象表明两次测试值都在向着均值的上或下波动,这或许属于生理性波动,而非干预的结果,但这种情况可造成误以为治疗有效的假象。克服的方法是可以采用对同一个体的有关测试指标在相同条件下,不同时间内多次测定,取均值以排除其干扰。

（8）研究对象的依从性：是指患者执行医嘱的程度。在评价疗效时尽管某治疗药物的效果很好,但医嘱得不到执行,如有的患者拒绝服药,或不按规定服用,其试验结果会不真实。因此,低依从性是影响疗效评价的重要原因之一。

4. 中医临床疗效研究的评价原则

（1）研究对象是否有明确的限定：研究对象应有严格的诊断标准、纳入标准和排除标准。如果诊断标准不一,疗效评定就无从谈起。研究对象还要有严格的纳入排除标准。一般情况下,老人、儿童、妊娠期妇女的特殊人群要除外,以免这些特殊人群的特殊生理病理因素对疗效产生影响。

（2）疗效判定指标客观、真实：只有客观指标,才能有效避免主观心理因素造成偏倚。中医药是具有比较系统的理论体系和独特诊疗方法的稳态医学。在数千年的医疗活动中,医家朴素地根据患者的主观症状和一些很少的体征来判定疾病的向愈与否,而这些经验在当时的历史条件往往被视为疗效判定的重要部分。在临床研究过程中,对一些证型的主要症状进行半定量化分级,运用症状的半定量化方法降低医生主观因素的影响和部分规范病例的随意性,然后进行加和分析,确立一些"证"的诊断标准,这无疑对中医药疗效评价有积极的促进作用。

（3）样本量是否足够：由于生物个体间存在差异,来自样本的研究结果总是存在抽样误差。单纯以一个观察单位的观察或实验结果来说明问题带有很大的偶然性,因此,在实验前必须估计适当的样本含量,才能得出有意义的结论。

（4）结果是否从随机对照中获得：随机对照试验能真正实现试验组与对照组间已知和未知的影响疗效的因素均衡分布,确保两组的可比性。其论证强度高,其结果最具有重复性和合理性。如果研究的设计方案不是随机对照试验,就应该进行具体分析,如看他的对照组是如何选择的,对照组与试验组可比性如何。一般来说,非随机对照研究因其组间变异较大,难以确定组间均衡可比,易产生各种偏倚。在研究设计时是否采用限制配对的方法来选择和分配研究对象,在资料分析时,是否采用分层和标准化方法来保证试验组和对照组间均衡可比,以尽可能消除各种偏倚。

(5) 下结论时是否包括全部研究对象:要考察研究的结论是否纳入了符合诊断标准及纳入标准的全部入组时的病例,而且全部病例是否均按设计要求接受了全程的试验治疗。病人的失访情况直接影响到研究结果的真实性。一般临床疗效研究要求失访率不得超过10%。如果失访人数过多,或不依从的人数过多,超过观察总人数的20%,则难以取得真实可靠的研究结果。对于失访的病人应有所说明。在数据统计分析时,对被剔除者、自动退出者、缺乏依从性者,以及治疗中发生组间交叉者,需要做适当处理。

(6) 是否采用了盲法:在试验实施过程,有无采用盲法观察以排除可能的信息偏倚,对于保证研究结果的客观性、可靠性和真实性至关重要。

(7) 防治措施的实用性:对于试验治疗的方法或措施,要作详细的交代。如有无详细介绍药物的剂型、剂量、用法、适应证、禁忌证,在哪些情况下应增减剂量或终止治疗及是否需要维持剂量等;剂量、给药途径和疗程是否与已知的药代动力学知识相一致;是否安全、无害、简便、易行,是否经济,能否为病人所接受。只有试验治疗方法和措施交代清楚,才能给他人良好的参考和借鉴。

第六节　病证结合研究

一、概述

"病"与"证"是中医与西医不同医学体系中的两个概念,是分别从不同角度对疾病的认识,"辨证"体现出中医的优势,"辨病"展现出西医的特长。随着科技的进步和发展,病证结合的临床诊疗和研究模式,逐渐体现出中医药的活力,基于病证结合研究已成为中医基础理论与研究的重点和核心。病证结合研究模式主要为以下3种:一是中医病名诊断结合中医辨证模式;二是西医病名结合中医辨病和辨证的诊病模式;三是西医病名结合中医辨证模式。在当前的临床与科研工作中,第三种模式已经成为中西医结合临床主要采用的诊断新模式,对提高临床诊断和疗效具有重要的意义。

病证结合在中医发展历程中有着悠久的历史,是传统中医学临床诊治疾病的重要方法,早在《黄帝内经》中就有"石瘕""疔""痹"的记载。《五十二病方》记载了103种疾病名并进行论治,形成了病证结合的雏形。东汉张仲景《伤寒杂病论》,篇章以"某病脉证并治"为篇名,提出了"肠痈""肺痈""百合病"等病名,奠定了辨病基础上的辨证论治的理论基础。魏晋南北朝以来,越来越多的医家开始关注病证结合的诊疗模式,如葛洪的《肘后备急方》对"脚气病""天花病"提出了辨病施治的方法。隋唐时期《诸病源候论》和《备急千金要方》等著作均对疾病进行分类后再进行辨证论治,初步形成病证结合模式。宋金元时期的医家形成了以辨证为主的病证结合模式,如《素问玄机原病式》中记载了大量"病证相依"和"证方相存"的条文。明清时期,温病学派医家更强调病证结合的诊疗模式,创立了以卫气营血和三焦辨证为核心的温病病证结合模式,充实和完善了病证结合理论。近代以来,随着西方医学传入中国,汇通医派开创了西法断病结合中医辨证的模式,为现代病证结合理论奠定了基础。

病证结合是目前中医和中西医结合临床采用的主要诊疗模式,以获得临床疗效最大化为目标,充分体现了中医、西医优势互补的特点,对促进中医药现代化和中医药的发展具有重要意义和价值。"病证结合"是中西医两种医学体系交叉融合的切入点,将为整体医学发展探索一条可行途径。病证结合体现了中医对疾病状态(证)的判断和西医对疾病的实证性认识,以病统证,病证结合,宏观与微观相结合,辨病与辨证相结合,其临床诊疗模式涵盖了从中医、西医病理、生理学到中西医诊疗学的全部内容,体现了疾病共性规律与患病个体个性特征的有机结合,为充分发挥中医药临床疗效提供了有利途径。从中医药临床诊疗的角度来讲,病证结合的模式实现了临床诊断清晰化,治疗靶向化以及预后精确化。从医学科学与文化的意义角度来讲,病证结合将辨识疾病本质与全面了解征象表现有机结合,首先体现了东西方医学科学与文化的优势互补;其次,中医证候描述高度凝练,叙症简略,结合西医学对疾病的病理、诊断、药理的认识,从"症征-病机-病理-药理"角度衷中参西,全面了解、深刻把握病证特征,体现了经典理论与经验的传承。病证结合是临床服务能力与临床水平不断提高的体现,是科学认识和治疗疾病及疗效评价的体现,是临床治疗和诊断方面原始性创新的体现,同时也是多学科之间的交流、合作、不断发展进步的体现。"病证结合"的诊疗模式是中医临床的自然选择,"病"与"证"在研究中的碰撞,不仅为进一步优化疾病辨识方法、提高临床疗效奠定了基础,并且对中西两种医学的互补融合、乃至新医学体系的创建也具有重要意义。病证结合研究目前已经成为中医药科研的一个基本思路和方法。

二、研究实践

近年来,中医研究工作者针对"病证结合"开展了大量研究,积累了丰富的经验,对中医证候的基础研究和临床研究具有重要意义,为中医走向现代化打开了一个突破口。目前研究热点主要为疾病证候分类及诊断标准研究、疾病证候分布特点研究、疾病证候演变规律研究、病证双重诊断下的中医临床研究、明确疾病前提下的中医证候差异性比较、病证结合临床疗效评价研究、"病证结合"的动物模型及实验研究、中西病证理论相关性探讨等。

(一)病证结合基础研究

1. 病证结合动物模型研究　病证结合动物模型,是指在中医药理论指导下,适当结合西医学理论与实验动物科学知识,分别(或同时)采用传统中医学病因复制证候动物模型和采用西医学病因复制疾病动物模型,令动物模型同时具有疾病与证候特征。

中医证候动物模型的研制始于20世纪60年代,但到目前为止研制的的证候模型远未能达到模拟人类证候的程度。中医证候模型的制备方法还需要进一步完善。目前存在的证候模型研制思路主要有5种:病因造模、药物造模、直接病理造模、病因病理结合模型和病证结合模型。

证候是疾病发展不同阶段病理生理的概括,有动态性、阶段性、个体性的特征。制作证候动物模型的同时,要复制证候动态性、阶段性、个体性的特征,这也是未来病证结合动物模型研究的重点。

(1) 证候模型的动态性、阶段性:"证"是中医学认知疾病特有的概念,是对一组症状经过模式分析、逻辑推理后提出的,是对疾病演变过程中某个阶段病因、病位、病性、发展趋势等疾病本质的集中概括。一种疾病不同的发展阶段中可出现不同的证候。证候是一个动态的概念,是变化的而不是静止的,是相对的而不是绝对的。同一动物在疾病的不同阶段可能表现出不同的证候。通过对实验动物的动态观察,可以界定动物在某一阶段所属的证候,从而实现对中医"证"动态性、阶段性的模拟。

(2) 证候模型的种属性:动物各个种属之间存在着极大的差异性,甚至同一种属的不同品系之间也存在着很大差异。不同种属动物在同种造模方法下,可能会产生这类疾病的不同证候,不同种属动物可能易于表现不同证候,在制作动物模型时必须考虑动物的种属差异。

(3) 证候模型的个体性:如同人类个体差异一样,同一种属动物的不同个体由于体质不一样,对外界的同一刺激可能作出不同的反应。因此,同一种动物在相同造模条件、相同环境下,也可能体现出不同证候。制作动物证候模型必须考虑到动物的个体差异。

(4) 证候模型动物的选择:人和动物宏观和微观的疾病变化规律不完全一致。我们要找与人体相似的动物来复制证候模型,或者是某个系统,甚至是某个器官相似的动物都可以用来做模型。最好是找宏观、微观变化规律都相似的动物,这种动物是复制证候模型的最佳选择。比如制作冠心病血瘀证动物模型,考虑到猪的心血管系统与人类的心血管系统相似度高,可以选用小型猪作为模型动物。

另外,由于上述动物的种属性和个体性差异原因,一方面可以选择不同种动物制作同一疾病模型,可能观察到这种疾病的不同证候;另一方面,也可以对动物进行体质的分类或筛选,有利于发现合适的模型。

(5) 证候模型病证结合点及制作方法的选择:"病证结合"动物模型的建立,首先要通过临床调查研究,选择具有密切联系的疾病与证候,也就是病与证在临床上结合较好的疾病,以及病与证在临床上能够同步的疾病,找出两者在临床上的结合点,比如发现冠心病与血瘀证的密切联系。其次,制作动物证候模型要采用一些公认的、可以造成疾病病理变化及中医相应体征的造模方法。在此基础上观察动物出现的中医证候,并注意观察西医病理及中医证候的动态变化。此外,不同条件、不同环境,也可能造成同种动物体现不同的证候,在制作动物证候模型中应当严格控制。

(6) 证候动物模型的评价:从模型动物宏观表现判定或多个理化指标综合判定、以方测证以及根据造模因素推测认定是病证结合证候动物模型目前使用的几种判定方法。应当依据临床病证结合的证候诊断标准,通过将临床四诊信息替代以具有相同或相似病理生理意义的动物表征来实现。

(7) 病证结合证候动物模型的意义及不足:病证结合动物模型的建立对于在深层次研究探讨中西医理论的内在联系有重要意义。病证结合动物模型有助于中药、方剂作用机制的研究并满足新药开发的需要,对推动中医药走向世界起到了积极作用。总之,只有建立证病结合的动物模型,才能既保留中医传统理论体系的精髓,又可用科学的实验方法去证实,而且能够促进中医药临床的发展。建立病证结合的动物模型,将成为实现中医药现代化的前提。

但是,目前动物模型评价标准缺乏中医特色,评价指标特异性差,中医强调"辨证论治"，其中"证"的判定是基于中医"四诊"资料的采集，这些信息采集在动物模型有一定困难，所以，对动物模型的评价很少，也很难对症状、体征进行辨证诊断。但是，若仅以实验室指标为依据，又不符合中医理论。而且，在实践操作中，实验室检查指标虽然较多，但客观性、特异性、重现性较差。没有公认的、规范化的标准是中医动物实验研究道路上的最大障碍。

2. 生物学基础研究　中医药学既具备自然科学的特性，也同时兼容人文科学的特征。当代生物医学也正向着整体医学方向发展，强调人体的整体性和系统性，病证结合给中医证候的生物学基础研究提供了一条有效的途径，证候研究也从以症状、体征为主，逐渐发展至病理生理层面的生物学指标。

近几十年来，中医学界众多学者针对证候本质问题开展研究，提出了不同的思路和方法，并取得了一系列的阶段性成果。1977年黄柄山在总结440例临床病例的基础上，对肝郁气滞证做了粗浅的现代生理病理学探讨，尝试用理论知识来解释肝郁气滞证的临床表现，开启了中医人思考证候的生物学基础的大门。此后的数十年间，随着现代科学技术的迅速发展与引入，研究者从组织、器官、细胞、蛋白、基因等多角度、多层面进行探索，对证候的本质进行了深入挖掘。特别是以蛋白质组学、基因组学、代谢组学为基础的系统生物学的应用更为探明证候本质提供了新的思路和方向。中医证候的现代化研究应该立足于中医基本理论及思维之上，把握证候表征与实质的关系，尤其是对中医基本病机的辨识，是开展中医证候研究的前提。目前，中医证候研究已经深入到以下4个层面：第一，基因表达、转录层面：主要利用PCR和基因芯片技术，探索某病证下特异表达的基因多态性及同病异治下的基因组是否具备类似的功能表达。主要涉及证候相关基因及其多态性研究、证候相关基因差异表达谱研究、基因突变型与中医证型的相关性研究及以方测证、反证实质研究等。第二，蛋白、代谢层面：主要采用二维凝胶电泳、质谱仪及磁共振波谱仪、代谢组指纹谱寻找病证结合下表达特异的功能蛋白、探索方药对证的药理机制以及获取动态的病证相关的标志性代谢产物。蛋白质组学是从整体水平上反映了疾病过程中蛋白质表达的动态演变过程，与中医的辨证论治的认识方法相似甚或相通。代谢组学可以对机体总的功能状态提供客观的依据，既可以在大量来自不同个体样本信息中建立数据模型，得出同一证型的客观判别标准；也可以就同一个体样本随时间变化了解病程中证的演变。通过这样的比较分析，找到具有诊断意义的生物标志物，从这一角度阐发证的科学内涵。第三，细胞层面：研究的热点主要是疾病病理生理进程相关的细胞因子、细胞外基质代谢及细胞表面标志物等在不同证候下的特异性表达。第四，组织器官层面：主要是借助心电图、影像学、超声、CT、核磁等物理仪器无创方法或腹腔镜、动脉造影等有创方法寻找证候分型的形态学客观依据。

当前，从基础和临床两个角度，证候的生物学基础研究主要有两种模式：一种是以复合证候（如气虚血瘀、气阴两虚等）为核心的，假设生物学指标蕴含于临床上最多见的证候中；另外一种以证候要素（如阴虚，气虚，阳虚）为主，它的特点是不可再分割，并且其组合就是复合证，这种观点的假设是生物学基础蕴藏于证候要素当中，复合证的生物学基础就是证候要素生物学基础的叠加。事实上，这两种模式都是对疾病的再分类，先前的证候生物学基础研究大部分集中于前者，而后者则引起越来越多的关注。从对照研究的角度，后者有着独特的优势，复合证的特点是对照组难以穷尽，如气虚血瘀证的对照组既包括非气虚血瘀证(气阴两虚、痰瘀互阻等),还包括单纯的气虚证和血瘀证。而按照证候要素进行生物学基础探讨,对照组却相对容易穷尽,以缺血性中风和冠心病为例,前者证候要素主要有5个(风火痰瘀虚),后者是8个,远远小于复合证的个数,适合找到各个证候要素在疾病下特征性甚至特异性的内在生物学基础。当然,另一方面,证候要素的模式也有其难点——兼夹证问题,如气虚血瘀证在冠心病中频次相当高,若研究气虚的生物学基础,对照组里面的血瘀数量与气虚组的差异有显著性,导致得到的生物学基础与血瘀关联,无法真正得到气虚特异性的生物学基础。这个困难可以通过样本抽样解决,但是需要大样本。事实上,不管是哪种模式,证候生物学基础的探讨都需要大样本,否则通过统计挖掘得到的结论存在一定的偏差。而在大样本的前提下,如何运用适宜的统计挖掘方法将成为关键。

(二) 病证结合临床研究

1. "病证结合"证候临床研究的病种选择　病证结合临床治疗针对目标疾病、目标证候,或从整体调节入手,或从局部问题入手,达到治疗目的。其病种选择应为国际关注的适应当代国家社会的需求,严重危害人民健康的常见病、多发病和重大疾病如骨质疏松症、糖尿病、心脑血管疾病及中医药疗效突出的病种。结合临床实际,中医药疗效突出病种如功能性疾病、情志病、病毒性疾病等应作为中医证候临床研究的目标。对于一些西医有确切疗效但中医在疾病的某个阶段或某个环节中医药仍具有优势的疾病也是我们研究的对象。

2. 证候诊断标准研究　证候诊断标准研究是证候研究的前提与基础,也是中医药现代化的关键问题之一。对患者证候的判别是中医诊治疾病的重要环节,而证候判断的准确性是影响辨证论治效果的关键因素。因此,建立客观的证的诊断标准,对于提高中医临床诊疗水平具有重要的意义。在病证结合基础上的证候诊断标准的研究具有以下特点:证候是建立在西医疾病诊断明确的前提下,是体现人体在疾病某一阶段的机体反应状态的概念;证候具有时空、动态性特征。

目前,基于证候要素及病证结合建立证候诊断标准的思路较为公认。以证候要素为基础和核心,在明确构成证候的组成要素(证候要素)的特征及判定标准的基础上,进一步建立证候诊断标准,既符合简约、便于运用和传承的目的,又能解决辨证时的复杂性和灵活性。近年来,从文献、临床、数理分析、专家问卷等多种途径,以证候要素(单证)为核心,对多种疾病开展了证候的规范化和标准化研究,初步显示了从病证结合角度,以证候要素为核心进行证候诊断标准研究具有较明显的优势和可操作性。

3. "病证结合"的临床疗效评价研究　病证结合证候临床研究的最终目的是提高临床疗效,因此疗效评价指标应作为证候临床研究的重点。中医证候虽不能直接、准确地进行测量,但可以根据症状的一些外显指标来间接测量。早期证候量度诊断多采用等级定量和半定量方法,近现代研究则多在中医理论指导下自制量表、专家问卷或大样本流行病学调查进行疾病证候的定量研究。证候计分能较好地反映中医药的疗效优势,但多是人为制订,主观性较强。因此,证候计分量表的研发应注意与疾病的相关性,并需要经过信度、效度评价以获得国际认可,也可以选择能够在一定程度上体现中医优势的国际上公认的量表如生活质量量表等,以便于与国际同行进行交流。另外,在证候计分的同时应根据研究目标选择应用其他评价指标如终点指标、替代指标、症状体征、生活质量和患者报告的结局指标。终点指标如生存率、病死率、复发率等，需要长期随访的试验来测量。替代指标如血压、血脂、血糖等易于测量，也是世界公认的指标。

三、研究思路

（一）疾病证候诊断标准和生物学基础研究

目前，中医证候的诊断标准和生物学基础研究不仅体现在从以症状、体征为主，逐渐发展至病理生理层面的客观化生物学指标，更重要的是体现于系统生物学技术的介入。可以说，系统生物学技术的发展为中医证候研究的"实证"化提供了全新的技术平台。已经在中医证候研究过程中显示出以往任何技术所不能比拟的优越性和先进性。

随着中医证候研究的广泛深入开展，我们逐渐看到单系统、单层次的研究难以全面揭示证候的科学内涵。中医学的证候不同于西医学的疾病，而是一种独立存在的病理生理整体反应状态。以单一的所谓"金指标"代替整体上的中医"证"，必将会导致"证"的泛化。面对"证"这一复杂系统，复杂性科学研究、非线性科学研究方法的引入将有效解决"证"的模糊性、不确定性。

同时，在宏观层面上，中医药理论蕴含了对机体系统的规律性认识，形成了以众多相互关系为连接的复杂网络状结构（如证候的"病-证-症"关联和方剂的"证-方-药"联系），呈现出非线性程度高、信息量巨大等特征。网络生物学及网络药理学的兴起提供了一条从系统层面揭示中药对机体调控网络作用的新路，可望成为联系传统中药与现代药理学和药物设计学的桥梁。

（二）临床疗效评价的研究

病证结合对临床研究具有重要的指导作用，是中西医两种医学在理论层面结合的范例，也是构建中西医结合医学理论体系的重要组成之一，其在中西医结合研究中的作用已初见端倪并日渐成熟。以往的研究显示如何在全面总结疾病证候规律的基础上，建立统一、规范的中医证候分类与诊断标准，如何形成高级别证据支持的病证结合模式的最佳临床诊疗方案仍然是亟须解决的问题。

在病证结合临床研究方面，随机化和对照观察是很重要的原则。进一步引入循证医学和转化医学对于病证结合研究都很重要。还有多元模式临床医疗的研究设计和疗效评价，包括双重的目标病种选择（社会需求+中医优势）、双重的研究方法思考（疾病+证候、症状）、双重的评价标准的整体复合（定量+定性），以及进一步的循证医学引入，建立增强式的病证结合、宏微观和整体局部统一的循证医学模式等都是病证结合研究的发展方向。

此外，借鉴循证医学和统计学方法进行文献分析，总结病证结合的临床诊疗特点，完善研究假说；初步分析疾病基础证的分布规律，探讨基础证和临床常见证的临床特征及其关系；系统评述目前有关中西医临床疗效评价方法、体系及评价指标，初步筛选相关评价指标，为进一步研究提供客观依据，也是病证结合研究的发展方向之一。

（三）病证结合动物模型

病证结合动物模型比较公认的方向是：不给模型预设证候，而是在确定疾病病理模型的基础上，动态地观察它可能出现的证候。所以，这个病证结合动物模型的证候预先是不确定的,要以实际观察到的证候为准。传统中医病因多为非特异的、单一病因,可能造成多种不同证候,一种证候可由多种不同病因引起,因此采用多病因共同作用,从理论上讲应该更有可能复制出目标证候模型。总之,造模因素的选取以既符合多因素又符合自然致病为原则。

在对病证结合动物模型的证候评价方面,必须要在中医理论指导下,结合实验动物自身病理生理特点、实际情况或结合长期实验观察动物的症状和体征;同时,通过实验室指标,揭示指标与病证结合模型评价之间的关系动物模型复制后,药物的反证治疗成为衡量模型是否成功的一个必要的、普遍的标准,否则很难说明模型是成功的。目前,已经有不同证候动物模型的部分证候诊断标准,使造模评定标准体系趋于规范化。

第七节 中药复方药效物质基础与作用机制

中药复方是中药防治疾病的主要形式,是在中医辨证施治的理论指导下,根据病机和药性理论等,按照君臣佐使等原则配伍组成的具有特定主治功效的方药,是中医疗效的主要物质手段。弄清楚中药复方的药效与复方化学成分之间的关系,是中药复方药效物质基础研究的目的,也是中药现代化基础研究的切入点和突破口。中药复方药效物质基础是指中药复方针对某一病症发挥药效作用的全部活性药效物质总和,也是中药的化学成分,如无机元素、小分子化合物(苷类、生物碱、有机酸、黄酮、皂苷等)及生物大分子物质(多肽、蛋白质、多糖等)。中药复方产生的效应不是全方成分简单的机械组合,而是多种活性物质协同作用的结果。

中药现代化是时代发展的需要,是中医药走向世界的必然要求。中药现代化的提出,已经有数十年的时间,这段时期也是生命科学迅猛发展的时期:各种理论法如生物信息学、基因组学、蛋白质组学、代谢组学、系统生物学等此起彼伏;各种高新技术如高通量筛选技术、组合化学、RNAi、基因芯片、蛋白质芯片、基因工程等竞相争艳。中药(复方)要现代化,首要的一点是要揭示中药(复方)发挥作用的药效物质基础。目前,越来越多的研究者针对中药复方药效物质多成分、多途径、多靶点发挥药效的特点,提出了一些新的研究思路和方法,随着现代化技术的不断成熟,各学科研究方法和手段都能在中药药效物质基础研究中找到切入点,其中多学科交叉整合发挥着举足轻重的作用,必将成为中药研究的趋势。本节以中医药传统理论结合现代药理研究,从药效物质基础、体内过程、作用机制、中药组分配伍研究等方面,探讨中药复方研究的基本思路。

一、质量控制

(一)复方药材的质量控制

1. 基于源头的中药质量控制　中药现代化的主要目标是中药的安全、有效和质量稳定、可控。中药的安全性不仅要求中药本身所含有的成分无毒或低毒,而且要求外来有害物质如残留农药、有害元素(重金属等)和致病微生物等不得检出或不超过安全限量。中药质量控制是药效物质基础系统药理学评价的先决条件。中药质量直接影响到药物的疗效与毒性。中药质量既应控制药效物质基础,也应控制毒性成分,因为控制了药效物质基础,就保证了药物的有效性;控制了毒性成分,就保证了药物的安全性。

中药质量控制的重点不仅仅在于在实验室里对收集到的药材中多成分的同时分离、分析、测定以及指纹图谱的建立等,更重要的在于从源头控制药材质量,因为药材的一致性是实验室标准建立的基础。因此,有必要在中药材质量控制中引入地理标志制度。中药材的地理标志可以道地药材为参照,按照不同的种属门类,严格执行我国中药材生产质量管理规模(GAP),对中药材生产进行产业化经营和规范化管理,对中药材的基源、栽培、采收、保管、运输、炮制等生产环节,实行全面的质量和标准化监管。只有这样得到的样品才有可能得到比较稳定的结果,实验室里的结果才有实践意义。在控制中药材质量的前提下,对药材中的多成分定量是目前中药质量控制较为可行的方法。

2. 复方中成药真伪鉴别的方法学研究　目前,药典针对部分名优中成药只规定了少数几种主要药材的薄层色谱鉴别和显微鉴别方法,未能实现对复方药材真伪进行全面的鉴别控制。继续丰富真伪鉴别的分析方法,通过研究专属性鉴别等方法,建立更科学、有效、稳定的名优中成药质量真伪鉴别质量控制体系。

例如:针对京万红软膏原有的专属性质量控制中鉴别试验只有了没药的 TLC 鉴别,对复方中多个药物进行 TLC 鉴别的研究后,显示血竭、乳香的薄层鉴别具有很好的专属性,对血竭素含量测定的 HPLC 研究也显示其具有很好的可靠性,最终确定了 TCL、HPLC 法均可作为京万红软膏的质量控制方法以保证产品质量,为京万红在同类产品的市场竞争中占优势提供技术保证,从而达到严格控制复方中成药产品质量、杜绝假冒伪劣产品进入市场的作用。

(二) 复方及单味药的指纹图谱研究

复方中化学成分种类繁多,由成千上百种化合物组成,它们各自发挥不同或相同的药理作用,在疾病治疗过程中起着协同作用,因此测定少数几种有效成分或指标成分,此法尚不能系统、确切地反映复方的内在质量。目前,指纹图谱已成为国内外公认的鉴别中药品种和评价中药复方质量的最有效手段。中药指纹图谱是一种综合的、可量化的鉴别模式,能有效地检测和控制复方及单味药的真实性、质量的一致性及稳定性。中药指纹图谱包括色谱指纹图谱和生物指纹图谱。其中生物指纹图谱进行中药鉴别可以确保中药材的基原真实,然而不能反映中药的整体化学特征及药材质量,而色谱指纹图谱主要利用光谱或色谱等现代分析技术得到中药样品中化学成分的质和量的特征,所表征的均是化学信息,不能反映药物的有效性。罗国安等指出要确定指纹图谱中微量的活性成分和未知的活性成分,解决化学成分和药效的相关性,才可建立一个高水平的中成药质量控制标准,并采用多维多息特征谱和有效部分的概念尝试解决这个问题。

近年来,有些学者首先建立中药色谱指纹图谱,然后进行整个样品的药效活性测定,并利用化学计量学的方法,建立有效成分与活性的联系,进行质量控制,并取得了令人满意的成果。采用了类似的方法,周立艳等找出了与药效呈正相关的色谱峰并制订出能代表牡丹皮有效性的 HPLC 指纹图谱,顾英等研究了芍药、甘草效应组分血清指纹图谱与药效的相关性。这些探索研究为探讨复杂中药的药效物质基础及质量控制提供了有意义的尝试。但这种模式主要通过药材整体、有效部位活性测定,很难快速明确中药中的各种有效成分活性贡献率,原因在于需要对中药进行系统分离得到单体化学成分,再运用药理学的方法测定相关活性,具有周期长、成本高、工作量大等缺点,并且有时在分离与纯化过程中由于降解和稀释等原因会导致活性成分的丢失;同时中药本身化学成分复杂,很难做到其中微量活性成分的结构鉴定,给中药质量控制带来了极大的挑战。目前,这种研究模式逐渐被在线活性测定技术所取代。利用色谱分离与活性检测方法联用技术,可更直观地建立中药有效成分与药效之间的相关性。如采用毛细管电泳-间接化学发光的联用技术,即可建立黄芪的抗氧化药效指纹。近年来,色谱分离活性在线分析技术得到学者的极大关注,并在活性筛选方面取得一定成绩。因此,在线活性分析技术有望为复杂体系的中药质量评价提供新方法,把活性测定与指纹图谱相结合进行中药质量控制,使指纹图谱技术朝着整合活性(效应)指纹图谱发展。

(三)复方主要化学成分的含量测定

指标成分的含量测定被普遍认为是控制中药质量的一种方法,目前标准中仅采用一个指标进行含量测定,对于由多味药材组成的大复方,仅一个成分的含量测定,不能全面反映其质量的均一和稳定性,有必要对其质量标准进行提升,制订一套系统而完善的质量控制方法,进而全面控制其质量。

为了将测定指标规定得更趋合理,有必要增加新的检测指标和标准对照品的应用,提高方法的专属性和有效性。如在藿香正气软胶囊的研究中增加橙皮苷含量测定分析方法,制订了成品中挥发油总量限度;在补肾通淋颗粒品种和京万红品种分别增加了芍药苷、血竭素的含量测定项目;选择了通脉养心丸中君药甘草中甘草酸为指标成分,制订含量测定方法及标准,为指标性成分选择提供了借鉴。

强调中医药理论的整体观念,突破单一成分控制质量的模式,采用多成分综合控制质量的方法。如建立了抗病毒片有机酸和腺苷成分质量控制方法,制订了用高效液相色谱法测定降压避风片中黄芩苷、氢氯噻嗪和盐酸甲基丙炔苄胺的含量,使全方中多种有效成分全面得到控制,以确保药品质量。

(四)复方中有毒物质限量检测

有研究表明,重金属和农药残留问题是影响中药(名优中成药)现代化和影响出口的重要问题,建立灵敏、可靠、规范的检测标准已势在必行。在复方研究中注重对全方及原料药材的重金属及农药残留标准的研究,建立适合各复方的分析检测方法,可大大提高名优质量控制水平。例如对降压避风片各项指标的研究证实其符合药典标准和药用植物及制剂外经贸绿色行业标准(WM/T2-2004)。农药残留量总六六六、总滴滴涕、五氯硝基苯低于日本汉方协会的规定量,重金属铜、汞、砷、铅、镉含量低于韩国食品医药安全厅的规定含量。研究结果证明,在长期使用降压避风片的情况下可以保证安全性。这样的研究数据提高了中药复方产品的可信任度和在同类产品中的竞争力。

二、体内过程

中药复方化学成分往往十分复杂,相当于一个天然的化学成分组合库,到目前为止还有许多中药及其复方制剂因化学结构不明,无法用分析化学方法测定有效成分含量,这些对于中药复方的体内过程研究造成了很大困难。一些研究者用复方或其制剂中的某一单体来代替整方的药物代谢过程,不能说明全部成分的代谢过程。用其中的一个或数个化学成分作为检测指标,得出的药动学参数和复方的实际药动学相比可能有一定的偏差。也有人采用生物效应法进行药物代谢动力学的探究,但此法不够精确,只能粗略看出体内药物浓度变化的过程。

(一) 中药复方及其制剂的药代动力学探究

生物效应法显示,在一定条件下,体内药量和药物的效应有一定对应关系,从药效的变化可以推知不同时间内体内药量变化。常用的生物效应法有以下几类:

1. Smolen 法　20 世纪 70 年代,Smolen 等经过系统研究提出了以药理效应指标测定药代动力学参数和生物利用度的方法。本法是以药物的效应强度(包括量效关系、时效关系)为基础来研究中药及其复方,特别是有效成分不明的中药及其复方的药代动力学。此法是目前我国医药研究者最为广泛采用的一种进行中药单味药及复方药动学探究的方法。其要义是将量效关系曲线作为用药后各时间功能强度和药物浓度的换算曲线,从而推算出药动学参数。

2. 药物累积法　其基本原理是将药物代谢动力学中的血药浓度多点测定原理和用动物急性死亡率测定药物蓄积性的方法结合起来;是用多组动物按不同时间间隔给药,求出不同时间体内药物的存留百分率的动态变化,据此计算药物的表观半衰期,又称为毒理效应法。

3. 药理效应法　本法以给药后药效强度的变化为依据,通过适当剂量的时间-效应曲线,进行药效动力学参数计算,其消除半衰期称为药效半衰期或药效清除半衰期。本法先选择适当的药理效应作为观测指标,得出剂量-效应曲线、时间-效应曲线和时间-体存药量曲线,并据此得出药代参数。此法要求复方及其制剂药效强且可重现、反应灵敏、可定量检测,因而限制了其应用。

4. 微生物法　此法仅适用于具抗病原微生物功能的复方,通常用琼脂扩散法测得相关药动学参数。它具有方法简便、操作容易、样品用量少等优点,但机体内外抗菌效应功能机制的差异,细菌选择的得当与否,可在一定程度上影响药代参数的准确性。

(二) 中药方剂药代研究方法探讨——"药代 marker"概念的提出

口服三七提取物后的药代标记物(PK marker)是中科院上海药物研究所药物代谢研究中心李川课题组首次从药代动力学角度提出的用于表征机体服用中药后,其对中药多成分的系统暴露的新概念。中药方剂化学组成复杂,方剂中不同中药成分对方剂疗效的贡献存在差异,这取决于各成分的"类药属性"。方剂的药效物质基础由这些类药属性好的成分组成,方剂的配伍作用也应基于这些成分间的相互影响和其他化学成分对它们的影响。与药理活性、毒性、含量一样,药代属性也是决定中药成分在方剂中重要性的一个主要因素。由于吸收差、消除快等药代属性使得某些中药成分在体内难以发挥作用,成为相对"不重要"成分。与此相反,另一些具有药理活性的中药成分由于药代属性较好,服药后机体对这些成分或其代谢物有显著的暴露,方剂的疗效主要依靠这些物质来发挥。而在这些较为"重要"的成分或其代谢物中,一些化合物的体内暴露水平与服药剂量相关性好,这些中药化合物就成为方剂的"药代 markers"。寻找中药的"药代 markers"是研究中药体内变化过程的重要内容,也是中药药代研究的特色;它对于如何开展中药制剂的生物等效性研究,以及如何优化中药制剂用药方案等问题提供了新的研究思路。

研究实例：血中或尿中丹参素（TSL）是复方丹参滴丸的一个"药代 marker"。在 Beagle 犬上进行的药代动力学研究结果表明：血中 TSL 可作为反映 Beagle 犬口服丹参滴丸后机体对其组成中药丹参暴露的"药代 marker"。进行的双交叉药代动力学研究表明，血中 TSL 可作为反映人口服或舌下含服丹参滴丸后机体对该药暴露的一个"药代 marker"；同时，尿中 TSL 也可作为反映服药后机体对该药暴露的"药代 marker"。从 TSL 的角度看，口服和舌下含服丹参滴丸后，机体对该药的暴露水平相近，在特殊情况下舌下含服可作为口服给药的一种替补给药途径。

三、物质基础

受研究手段和仪器发展的限制，早期中药复方的药效物质基础研究主要集中在单味药材的化学成分研究及体内过程分析上。随着快速高效、高分离度、高灵敏度的分离-分析仪器如 HPLC-MS 及 UPLC-MS 的广泛应用，中药复方整体药效物质基础的研究取得了长足的进步发展。

（一）血清药理学及血清药物化学

20 世纪 80 年代，日本学者田代真一提出了"血清药理学"与"血清化学"的理论概念。国内则由王喜军于 1997 年正式提出了"中药血清药物化学"的概念。本方法是将复方入血成分分离后进行体外活性筛选，最终确定复方的有效成分及其代谢产物而阐明其中药复方药效物质基础的研究方法。

中药复方多数是通过口服起效的。由于发挥药效的直接化学成分与口服前复方化学成分相比可能有很大变化，这样在进行体外药效学实验时，采用中药粗制剂直接加入离体反应体系中，就会存在方法学上的问题，使实验得出的结论不可靠。血清药理学实验方法是将中药或中药复方经口给动物灌服一定时间后采集动物血液、分离血液并用此含有药物成分的血清进行的体外实验，克服了直接用中药粗制剂加入反应体系中进行药理学观察的一些弊端，排除了复方中杂质和无效成分的干扰，可深入揭示药物作用机制，并且具有条件可控性强、重复性好、使用材料少等优点，尤其适用于研究复杂的中药复方有效组分及其作用机制。

中药药物化学是对应用过程中的中药进行化学研究，主要指中药在机体内的化学动态，对筛选中药活性成分，阐明中药药效物质基础意义重大。其中化学物质组学采用从有效整体到部分有效最后明确有效成分群的一种层次化、系统化、逐步筛选的研究策略，能够对中药中包括生物大分子、有机小分子及无机离子等所有化学成分进行筛选研究。

中药复方研究以中医基础理论为指导，以高通量的仪器分析技术为支撑，以药效物质基础为核心，将中药药物化学与药理学相融合（如组效分析）、与化学计量学相交叉，必将促进复方中药的二次开发或新药创制，加速实现中药的现代化和国际化。

（二）中药组合化学

中药组合化学是应用组合化学的研究思路开展中药复方药效物质基础作用机制相关性研究。在对清开灵注射液的研究中，对各类化合物建立了相应的指纹图谱，设计了整体到细胞的多种模型共计 51 个药理学指标，最后确定清开灵治疗脑缺血损伤的 4 类有效组分是胆酸类、黄芩苷、环烯醚萜类及珍珠母提取物。此 4 类物质组成了清开灵注射液的有效化学物质组,揭示了清开灵注射液的药效物质基础。

(三) 代谢研究法

本研究的思路主要基于中药服用后,被吸收进入体内的部分成分是中药的主要药效物质基础。进入体内的成分可能是原形,也可能是代谢物发挥作用。并且许多中药中的化学成分经过生物转化后的代谢产物才具有生物活性。因此,只有将原形成分的代谢动力学研究与代谢产物的研究结合起来,才能更好地阐明中药复方作用的物质基础及其配伍原理和作用机制。本研究主要采取两种方法,在具体试验中通常是两种方法结合应用。

方法一:通过给药后对动物血液、尿、胆汁、胃液、肠液、粪便等进行分析、分离,从而发现复方在体内真正发挥药效的物质。对麻黄汤在人工胃液、肠液中和大鼠灌胃给药后的不同时间段胃、肠、血液中的活性成分变化进行了比较,证实了麻黄碱和甘草酸是麻黄汤的主要药效物质基础。

方法二:通过分析复方在人工胃液、肠液及肠道菌丛中可吸收成分及其转化特征,结合药效学的结果分离中药复方有效成分。代谢研究法可以有效地排除大量的无效成分的干扰从而更加快速地发现真正起作用的有效成分。国内对中药复方中化合物的体外代谢研究取得了很多成果,如七叶树总皂苷具有抗肿瘤活性,而对七叶树皂苷-Ⅰa 的肠内细菌代谢物进行研究,发现其代谢产物去乙酰七叶树皂苷Ⅰ也具有抗肿瘤活性。华蟾毒精和羟基华蟾毒精经过人肠内细菌代谢后,分别产生代谢产物去乙酰基华蟾毒精和去乙酰基羟基华蟾毒精,原形化合物具有强抑制人癌细胞生长活性,而两个代谢产物却无活性。中药芍药的主要化学成分芍药苷(paeoniflorin)在人肠内厌氧性细菌的作用下转化为 20(R,S)-芍药苷代谢素-I[20(RS)-paeonimetabolin-I],转化产物的抗癫痫活性是原形化合物的 2.4 倍。石蒜中的加兰他敏(galanthamine)原形化合物与其在人体内的代谢产物 O-去甲基加兰他敏(CYP2D6 催化产物)相比,在选择性抑制乙酰胆碱酯酶(AChE)活性上,代谢产物比原形化合物强 10 倍。

四、作用机制

(一) 全方研究

全方研究是指将一复方药物经一定方法制备成制剂后,将此制剂视为一个完整的药物用于研究。对这种制剂的药理研究可从两个角度进行:一是按传统理论进行研究,即按该方的功能主治进行现代药理学评价,这种思路多为国内研究者使用;另一种则是按西医学的疾病种类进行研究,包括多种复方药物药效学比较研究和一种复方制剂针对某一疾病的药效学研究和作用机制研究。因此,相对于单味药来说,全方研究的工作难度更大、涉及面更广。所以建立有效系统的生物活性指导分离分析方法将是今后的研究重点,而将全方法与拆方法结合运用,将更有助于复方效应物质基础的全面阐释。

(二) 撤药研究

撤药研究法是在全方药效评价基础上,分别从方中撤出一味或一组药物后进行实验,用以判断撤出的药味对原方功效影响的大小。如果考察的药效指标比较全面,即可分析出各药在全方中的功能及作用机制。

如在明确黄芩汤全方药效的基础上,逐一将全方中四味药减去,与全方进行药效实验比较,证明了君药黄芩在全方中的主导地位。而在观察正柴胡饮全方对小鼠流感病毒性肺炎时发现,单味药仅芍药有作用,如在全方中轮流减去一味,即使这一味单独使用并无作用,也能明显削弱全方的效应。

(三) 拆方研究

拆方研究法是以中医理论为指导,将复方分解成各个部分分别加以研究,借以探讨药物之间以及药物与复方整体之间相互关系的方法,包括药物组间关系研究、药对研究及单味药研究。进行中药复方拆方研究,有助于阐明中药复方的配伍组成原理及作用机制,可以为提高中药质量、指导临床用药和为中药新药的研制提供科学依据。但拆方研究忽视了方药合煎的影响及成分之间的相互作用,难以说明复方的复杂作用物质基础和机制,且单纯利用数学方法分析单味药的作用及其交互作用脱离了中医理论。

1. 药物组间关系研究　将复方的组成药物,按功效、配伍意义分为不同组别,来探讨药物组与药物组间关系的研究方法。

在将六味地黄汤分成"三补"和"三泻"两组药物进行研究后发现,全方能显著降低高龄小鼠血清过氧化脂质及肝脏脂褐质含量,分组后对高龄鼠的过氧化脂质却无明显影响,对肝脏脂褐质虽有一定作用,但不如全方。

2. 药对研究　所谓药对,是指在中药方剂学中,两味药经常配对使用,其配伍关系相对固定,在治疗某种疾病或证候时,常出现的配伍方式。药对研究有利于探索复方的配伍规律。如黄芪和当归能抑制正常小鼠血小板聚集,当两药配对使用时,对血小板聚集的抑制具有明显的协同作用。

3. 单味药研究　是将组成复方的药物,逐味研究的方法。进行单味药研究的主要目的在于评价方剂中各味药对于全方药效贡献度的大小,明确各药在方中的地位。例如十全大补汤能明显提高巨噬细胞消化免疫复合物的能力,将本方组成中的单味药做相同试验,则仅地黄有作用,若在全方中减去地黄,其作用消失,再加上地黄,作用又可恢复,可见地黄在此药效中占主导地位。

(四) 分子生物色谱技术

分子生物色谱是将生物体内活性物质如酶、受体、传输蛋白等固定于色谱填料中,利用中药中活性成分与它们的相互作用,发现新生理活性物质,了解中药作用的机制,并认识复方作用的物质基础。本技术是将色谱分离与生物医学两者新成果紧密结合起来的一种新技术、新方法(包括固定血清蛋白生物色谱、固定生物膜色谱以及微量渗析-HPLC 技术),具有重现性好、色谱系统测量精度高、数据的变异系数小、快速简单等优点,不仅很适合于成分复杂的中药复方研究,还将有助于阐释药物的分布、排泄、代谢、活性、毒副作用及体内生物转化。

(五) 多靶点高通量筛选技术

中药复方所产生的疗效是其有效成分多靶点生物效应的综合作用。多靶点的高通量筛选是 20 世纪 80 年代后期形成的寻找新药的高新技术。本技术应用于中药复方的研究,就是针对中药复方多成分调节作用的多靶点特性,通过配体-受体的药物研究理论,可以进行药效物质作用靶点分析和有效成分的快速筛选、确定。但是高通量筛选技术也有明显的局限性,一方面是本技术不能充分反映药物的全面药理作用,另一方面是没有全面反映机体生理功能的理想模型。

中药复方药效物质基础研究是一个非常庞大的工程,它所涉及的学科很多,不仅包括药理学和药物化学的交叉,而且包括中医学与物理学、化学、生物学、数理统计学、计算机学等现代科学技术的交叉。中药复方药效物质基础研究应以中医基础理论为指导,以不断发展和创新的科学技术为手段,将更多学科的先进技术和方法整合到中药研究中,建立基于多学科交叉的中药复方药效物质基础研究模式和多维立体系统筛选思路,探索和开发与中药复方研究特点相适应的新方法,以更系统、更深刻、更全面地揭示中药及其复方药效物质基础,阐明中药复方作用机制和配伍规律,指导复方新药研发,更好地传承和发展中医药基础理论,使中药复方早日走向世界医药主流。

第八节　针灸作用原理

一、概述

针灸学在长期的医疗实践中积累了丰富的防病治病经验,并在此基础上形成了独特的理论体系。近年来,针灸学的基础理论与临床应用在国内外发展迅速,在世界非主流医学体系中占有重要的地位。传统针灸与现代科学技术相结合极大地促进了针灸作用机制研究的进程。

针灸学的科学知识体系是以中医理论之阴阳五行、脏腑气血为核心,以经络、腧穴为生理病理学基础,以刺法、灸法为技术治疗手段,以辨证施穴为诊治特点的医学理论体系。研究针灸对多种疾病在临床显著效果的作用机制,应对针灸作用的各个环节的研究有清晰的认识,在此基础上开展有针对性的研究。

二、研究实践

（一）经络现象的特征研究

"夫十二经脉者,人之所以生,病之所以成,人之所以治,病之所以起,学之所始,工之所止也"(《灵枢·经别》),言明了经络在生理、病理、诊断、治疗等方面的重要作用。

经络现象是指沿经络路线出现的各种感觉传导,以及沿经络线出现的可见的特殊变化。其中,循经感传最为常见,即用毫针或其他方法刺激人体穴位后,产生酸、麻、胀等特殊感觉并沿着古典经脉的路线循行传导的现象。20世纪50年代国内开展循经感传现象的研究,发现该现象广泛存在于人群中,并具有以下特征。

1. 分布路线　循经感传的路线大多数与《灵枢·经脉》所载的经络循行路线基本一致。有些循经感传路线还会出现与古典经络图类似的迂回曲折和交叉、交会现象。

2. 感传性质　因刺激方式的不同和受试者个体差异,所出现的性质有所不同。针刺多为酸、麻、胀为主;艾灸以热气流为主;穴位按压主要是酸胀感。

3. 感传速度　循经感传的出现有一定的潜伏期,在穴位受到数秒或十数秒的持续刺激后,才会出现。感传的速度比较缓慢,平均10cm/s左右。有的感传经过腧穴时会出现停顿、间歇或跨越的传导现象。

4. 深度方向　感传的深度在肌肉浅薄处较浅,在肌肉丰厚处较深。经过或抵达躯干部时,前走于体壁或深入于体腔。感传的方向呈单向、双向或回流特点。刺激四肢末端井穴,感传向躯干、头面方向单向传导;刺激经脉中途穴位,感传多向上下方向循经双向传导;感传途中停止刺激,感传消失;部分感传在停止刺激后,反向回流,沿原感传路线到刺激穴位消失。

5. 感传趋病性　在某些病理情况下引出的循经感传路线和方向具有"趋向病灶"的特点;部分患者在发病期间相关经脉循经感传非常明显,当疾病缓解后,感传也随之减弱或消失。

6. 感传可阻滞性　这是循经感传的一个突出特征。对于这一现象的描述最早见于《金针赋》——"欲气前行,按之在后。欲气后行,按之在前"。在感传线上附加一个阻滞性刺激,可阻滞传导;当阻滞因素撤除后,感传可恢复并继续向前传导。

20 世纪 70 年代以来,我国对此现象进行了系统研究,原卫生部颁发了循经感传现象观测的统一方法和分型标准,以低频电脉冲刺激井穴(或原穴),按照感传出现的不同程度分为敏感型、较敏感型、稍敏感型和不敏感型 4 型,在全国范围内进行大规模普查,发现在 17 万人中感传出现率为 20.3%,其中敏感型出现率为 0.35%。同时发现循经感传现象有循经性、效应性、可阻滞性、慢速性、双向性、趋病性等特点。

(二) 腧穴的生物特性与功能特异性研究

《灵枢·九针十二原》云:"节之交,三百六十五会……所言节者,神气之所游行出入也,非皮肉筋骨也。"《灵枢·小针解》云:"节之交,三百六十五会者,络脉之渗灌诸节者也。"指出了腧穴特异的形态与功能,以及与经脉、脏腑之间不可分割的密切关系。

1. 腧穴的生物物理特性研究　大量的研究证实了穴位具有特异的电学特征。当机体患病时,穴位的电阻发生变化,变现为两侧同名经穴电阻的失衡。腧穴的这种低阻抗特征随着机体不同生理、病理状态和外界环境、条件等因素的改变而发生变化。

2. 腧穴功能的特异性研究　腧穴功能的特异性与其所在的经脉循行分布及其所联系的脏腑相关,刺激不同的腧穴产生不同的效应。针刺足阳明经四白、地仓穴对胃肌电的调整作用明显高于手太阳经穴与非经穴对照点,且同一经脉上的腧穴对相关脏腑作用的影响存在差异性。

3. 经穴与脏腑相关性研究　由于腧穴与脏腑间的特异性联系,当脏腑发生病变时往往会在体表相应的腧穴上有所反应,如穴位处的压痛、酸麻、凸起、凹陷、结节、条索等。这种特异性的反应为临床诊断、治疗提供了有力依据。

20 世纪后期开展的针刺麻醉与腧穴特异性研究中,发现针刺穴位的选择与针刺麻醉的效果有着直接的关系,穴位间镇痛作用是有显著差异的。通常颈部手术取合谷和扶突,胸部手术取内关和郄门,腹部手术取足三里和三阴交。

(三) 针刺手法的研究

《灵枢·九针十二原》云:"刺之要,气至而有效。"《灵枢·邪气脏腑病形》云:"中气穴,则针游于巷。"针刺得气是取得疗效的关键。临证治疗时,需审经络之虚实以及针下之感觉。如《灵枢·刺节真邪》曰:"用针者,必先察其经络之实虚,切而循之,按而弹之,视其应动者,乃后取之而下之。"同时,针刺的补泻手法与营卫之气的密切关系,正如《难经·七十六难》所言"当补之时,从卫取气;当泻之时,从荣置气……荣卫通行,此其要也"。

1. 针刺手法刺激量研究　针刺的刺激量为刺激强度与其持续时间的乘积。刺激强度是单位时间内刺激量的多少。刺激量的大小可产生多种不同的反应,如刺激量与机体兴奋程度成正比的正向反应;刺激量与机体兴奋程度成反比的负向反应;随刺激量增加,机体开始出现正向反应,当刺激量达到极限时转为负向反应的正弦曲线反应等等。机体对刺激量反应的兴奋或抑制程度,取决于机体当时的功能状态、刺激的质与量,并与疗程、病情、病程、针具等多种因素密切相关。这方面的研究目前尚处于初始研究阶段。

2. 针刺补泻手法的研究　反映针刺补泻效应的一个重要指标是皮肤温度的改变。观察提插补泻手法对穴位皮温的影响,补法组皮温上升 0.4~3.5℃,出针后可维持数分钟甚至 10 分钟以上;泻法组穴位皮温下降 0.3~1.5℃,通常维持 2~4 分钟。通过肢体溶剂曲线和血管容积波的变化,发现不同针刺补泻手法,对血管舒缩运动产生不同的影响。在烧山火针下出现温热感时,肢体容积曲线上升,肢体末梢血管呈舒张反应。透天凉针下出现寒凉感时,肢体容积曲线规律地下降,肢体末梢血管呈收缩反应。这一现象不仅发生在患者身上,在健康人的特定单穴针刺后亦可出现。

自 20 世纪五六十年代开始针感的研究,发现在不同的针刺感应中酸麻胀出现率最高,混合型针感较为多见。同时观察到酸胀的针感与热感关系密切,是热的最佳基础针感,而麻感是凉的最佳基础针感。

(四) 艾灸法的研究

艾灸法与针刺法相辅相成,是提高临床疗效的有效方法。《灵枢·官能》云:"针所不为,灸之所宜。"阳气对于人体的重要性在《素问·生气通天论》中明确强调为"阳气者,若天与日,失其所则折寿而不彰"。《素问·异法方宜论》曰:"北方者,天地所闭藏之域也……脏寒生满病,其治宜灸焫。"言明灸法顾护阳气、温经散寒的作用。

1. 艾灸温热刺激效应的研究　施灸后皮肤表面温度和皮内温度均升高,这种温热刺激使得局部皮肤充血,毛细血管扩张,增强了局部的血液循环,缓解和消除了平滑肌痉挛。由此,加强了局部的皮肤组织代谢能力,促进了炎症、浮肿、粘连、渗出物、血肿及瘢痕等病理产物的消散吸收。同时,由于温热刺激,汗腺分泌增加,有利于代谢产物的排泄。艾灸的这种温热效应具有近红外辐射的作用,而人体既是红外辐射源,又是良好的红外吸收体。近红外辐射作用于人体时具有较高的穿透能力,这种信息照射,在产生"受激共振"的基础上,借助反馈调节机制,纠正病理状态下能量/信息代谢的紊乱状态,调控机体的免疫能力,达到恢复正常功能的目的。

2. 艾灸对免疫功能作用的研究　艾灸可以提高特异性免疫和非特异性免疫功能,提高机体防御抗病能力。这种作用具有双向调节的特征,对低下的免疫反应有促进作用,对亢进的免疫反应有抑制作用,使机体不同系统的脏腑器官功能活动由异常状态转为正常状态。艾灸的这种治疗作用是通过调节机体的免疫功能实现的,其调节作用是多方面的。既有对免疫细胞如 T 细胞亚群、吞噬细胞、自然杀伤细胞及 T 淋巴细胞、B 淋巴细胞、红细胞等的调节,也有对免疫分子如免疫球蛋白、细胞因子等的调节,还有对免疫器官如脾、胸腺的调节,呈现出多角度、多层次的调节作用。

21世纪开展的艾灸生物物理学研究发现,艾灸在燃烧时产生的辐射能谱是红外线,其红外辐射具有较高的穿透能力,通过经络系统,更好地将能量送至病灶而起作用,证实穴位具有辐射共振吸收功能。从艾灸光谱测量结果得知,自燃状态下艾条的热辐射光谱主要是以靠近近红外的远红外为主的光谱。

(五) 针刺镇痛作用研究

痛症是临床常见病症之一,可发生于机体的任何部位。针灸镇痛疗效明显。《灵枢·经筋》曰:"治在燔针劫刺,以知为数,以痛为输。"《灵枢·周痹》云:"众痹……各在其处……刺此者,痛虽已止,必刺其处,勿令复起。"阐明了针刺镇痛的作用。《素问·缪刺论》载:"凡痹往来,行无常处者,在分肉间痛而刺之。"这些都是《黄帝内经》中提及的镇痛常用的思路和方法。

针刺能够消除或缓解大多数疼痛性质疾病的疼痛感觉,这是针灸治病原理的又一重要作用基础,称为针刺的镇痛作用。研究证明,针灸对各种急慢性疼痛均有镇痛作用,能显著提高痛阈;针刺信号通过神经传入途径在机体中枢不同水平整合,激活痛觉调控机制,抑制痛觉;同时,能激活机体神经化学物质如 β-内啡肽、脑啡肽、强啡肽、5-羟色胺、乙酰胆碱、P物质等镇痛物质的合成与释放。

1979年,中国科学院院士韩济生第一次在美国波士顿"国际麻醉药研究会"上向世人郑重宣布:中国科学家已经探明了针刺镇痛的化学原理,传统的中国针灸是有道理的。正是由于他向世人揭示针刺镇痛这一千古之谜,才赢得了国际医学界对中国传统医学的刮目相看。

(六) 针刺对机体的功能调整作用

针灸治疗是通过经络、腧穴配伍和针灸方法的作用,使经络通畅,气血运行正常,从而达到治疗疾病的目的。《灵枢·刺节真邪》曰:"用针者,必先察其经络之实虚……一经上实下虚而不通者,此必有横络盛加于大经,令之不通,视而泻之,此所谓解结也。"针灸可使机体从阴阳失衡状态转化为阴阳平衡。《素问·至真要大论》强调:"调气之方,必别阴阳。"《灵枢·根结》载:"用针之要,在于知调阴与阳,调阴与阳,精气乃光,合形与气,使神内藏。"

1. 对心血管系统的作用研究　针灸对心脏的活动、血管的舒张和收缩以及血管的通透性具有一定的调节作用。可调整心率和心律,增加冠状动脉的血流量,改善心肌血氧供应,增强心肌的收缩力;针灸还可解除血管痉挛,调节血管的通透性,促进组织代谢,促使侧支循环的建立,抑制炎症部位的渗出;并通过影响血液或组织中单胺类物质和血管活性物质的活性达到调节血管的舒缩功能的目的。

2. 对呼吸系统的作用研究　针灸可以改善和缓解支气管哮喘、慢性支气管炎的临床症状,调节肺通气量、肺活量及支气管平滑肌、膈肌运动等。针灸可使迷走神经的紧张性降低,交感神经的兴奋性增高,以缓解支气管痉挛,收缩支气管黏膜的血管,减少渗出,降低气道阻力,改善通气功能;通过调节自主神经,改变血液中乙酰胆碱、组胺和肾上腺素水平而实现平喘作用。

3. 对消化系统的作用研究　针灸对唾液的分泌、食管的运动及胃、肝、胆、胰、肠等功能活动均具有调节作用。神经系统在消化系统的调节中起着重要作用,对机体的刺激信息通过周围神经传入到中枢神经系统,经过中枢神经系统再将信息经传出神经传到消化系统的不同器官,达到对消化系统的调节作用。胃肠道受自主神经系统支配,包括交感神经和属于副交感的迷走神经。

4. 对神经系统的作用研究　针灸能明显促进脑、脊髓和周围神经损伤后功能的恢复,调节周围神经和脑的电生理活动,促进组织的兴奋性和波幅电压的恢复;通过提高损伤神经组织的血液循环,减轻神经组织的水肿,促进调节脑组织和神经组织的代谢。

5. 对泌尿生殖系统的作用研究　针灸对尿潴留、尿失禁、遗尿,男性阳痿、早泄、不射精、不育症,女性月经不调、功能性子宫出血、痛经等均有良好的治疗作用。针灸通过神经反射调节,促进男性生殖器的血液循环,改善其勃起功能,促进精子的发育,促进女性卵泡发育,调节子宫收缩,并能调节肾的泌尿功能以及输尿管、膀胱的运动。

三、多学科理论与技术的应用

科学发展史表明,任何一门学科的发展都离不开同时代自然科学的发展,当代自然科学技术和方法的引入,对促进针灸学科的发展和揭示针灸作用原理和效应机制具有现实意义。目前,针灸研究已在相关的学科领域广泛开展。

(一) 解剖学理论与技术的应用

随着科学技术的不断发展,大体解剖学科进一步分化。在针灸学领域,通过大体解剖学、断层解剖学、神经生物学、神经科学知识技术的应用,使经络学说腧穴特性的研究得以发展。在经络实质的研究中,通过大量的临床资料观察和实验研究,经络与神经系统、血管、淋巴管均有着密切的联系。不同的穴位有不同的解剖结构,一般穴位大体解剖结构包括神经、血管、淋巴管、肌肉、筋膜等。

(二) 组织化学理论与技术的应用

组织化学技术是应用物理、化学和免疫方法对组织、细胞内某些化学成分的定性、定位和定量研究。其应用于针灸研究领域中,从针灸穴位及治疗疾病的动物模型制作到观察机体的细胞、组织与器官的组织学、组织化学与超微结构的变化,来阐明针灸穴位治疗疾病的物质基础与规律。常用的组织化学技术如下。

1. 细胞化学　其原理是在组织切片上或被取材料上加某种试剂,使其与组织或细胞内某些物质起化学反应,形成最终反应产物。光镜组织化学,要求其最终产物是有色的沉着物;电镜细胞化学,要求其最终产物是重金属沉着物。观察沉着物的颜色、深浅或电子密度,可对某种物质进行定性、定位和定量。借此可以研究针灸对细胞内某些物质代谢的影响。

2. 免疫细胞化学　是将免疫学基本理论与细胞化学技术相结合而建立起来的技术。主要是应用抗原与抗体特异性结合的特点,检测细胞内某些肽类和蛋白质等大分子物质的分布。借此可以研究针灸对细胞内某些肽类和蛋白质代谢的影响。

3. 甲醛诱发荧光法　其基本原理是使神经元内的微量单胺类物质与甲醛聚合成新的环形化合物,在荧光显微镜下,发射出不同波长的荧光,在 $490\mu m$ 以下的波长阻断滤色片,儿茶酚胺类神经元呈绿色,而5-羟色胺则呈黄色。借此可以研究针灸对神经元内的微量单胺类物质的影响。

4. 辣根过氧化物酶法 是利用轴浆运输现象追踪神经元之间联系的一种方法。辣根过氧化物酶被摄入后,可经逆行轴浆运行到胞体(末梢摄入者),或被顺行轴浆运输到末梢(胞体摄入者)。此法可用于中枢内核团间联系的追踪,也可用于对周围神经传出、传入的追踪。借此以研究针灸对神经传入和传出的影响。

5. 免疫组织化学法 应用于神经解剖学研究,能有效显示各神经递质、合成递质的酶及与递质结合的受体在细胞水平的定位。借此可以研究针灸对神经递质合成与释放的影响。

6. 放射自显影 研究追踪某些物质在体内或细胞内的代谢径路与结构的关系,如观察放射性核素或其标记物的分布、数量、排泄等代谢过程。借此可研究针灸对该物质代谢影响的动态变化过程及其与功能的关系。

(三) 生理学理论与技术的应用

生理学技术的发展推动了针灸机制的研究,在阐明经络的实质、经脉(穴)-脏腑相关机制、针刺镇痛机制等方面发挥了重要作用。20世纪60年代,我国医学界从痛觉生理角度大规模开展了针刺镇痛原理的研究,使痛觉生理的研究达到了当时世界先进水平。此外,诸如以肌电图的变化了解针刺对周围神经损伤的治疗作用;以脑电图为指标观察针刺治疗失眠、针刺治疗癫痫的机制等等。

(四) 生物化学理论与技术的应用

采用生化技术研究针灸的基本理论以及针刺的效应和针刺作用的原理,已取得了令人鼓舞的成绩。如使用离子选择性电极观察经络穴位处的离子分布,观察脏腑发生病变时相应经穴处的离子浓度变化;从脑内兴奋性氨基酸、细胞内钙离子等角度研究针刺治疗中风的机制。

(五) 免疫学理论与技术的应用

我国自20世纪50年代起就针灸对免疫系统功能的调节作用进行了大量的实验研究。免疫学技术的独特优势,有力地推动了医学和生物学各领域的发展。针灸调整机体免疫功能已被大量的临床和动物实验证实。

(六) 细胞生物学理论与技术的应用

细胞生物学方法在实验针灸学中得到充分的应用。大量实验证明,针刺对于脑缺血动物模型脑内神经细胞凋亡有影响,电针能抑制脑缺血后脑内神经细胞凋亡。

(七) 分子生物学理论与技术的应用

分子生物学方法在实验针灸学中的应用促进了针灸研究的快速发展。如针刺镇痛机制研究现已深入到受体、基因水平;研究表明,针灸效应与脑内的前驱基因 C-fos、C-gun 和 CC-K 基因相关,并已初步运用于指导临床实践。

(八) 医学影像理论与技术的应用

医学影像以其直观性的特点,逐渐应用到针灸学的研究中,如应用 CT 和 MRI 对穴位断层和穴位组织结构进行研究;应用红外线热像图仪,能客观显示经络、腧穴的一些特性,作为针刺得气和感觉传导的客观显示标志,同时也用做诊断或判断针灸疗效与疾病进退的参考指标;随着学科研究的深入,放射性核素示踪法越来越多地应用到针灸研究领域,通过仪器显示脏器影像及放射性核素在其中的分布,研究穴位与脏腑之间的关系及经络现象。可以预见,医学影像技术将在针灸学的研究和发展中发挥愈来愈重要的作用。

学习小结

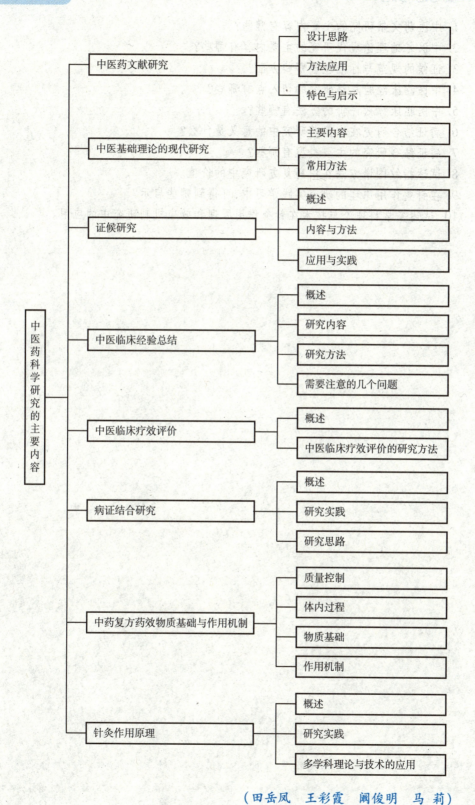

（田岳凤　王彩霞　阚俊明　马莉）

复习思考题

1. 中医药文献研究的主要内容有哪些?
2. 中医基础理论现代研究的主要内容有哪些?
3. 证候的规范与标准包含哪些方面?
4. 中医临床经验总结研究的切入点有哪些?
5. 中医临床疗效评价的方法有哪些?
6. 病证结合研究在中医药研究中的意义是什么?
7. 病证结合研究的主要类型有哪些?
8. 试述指纹图谱方法在中药复方研究中的价值。
9. 在针灸作用原理的研究实践学习中,可得到哪些启示?
10. 试述多学科理论与技术在针灸作用原理和效应机制研究中的应用。

第七章

中医药学术论文写作

> **学习目的**
> 通过学习中医药学术论文的基本知识、具体格式和一般过程,认识从产生假设,到收集资料、设计实验、记录结果、撰写论文,最后完成投稿的全过程,培养积累学术资料和撰写论文的基本技能。
>
> **学习要点**
> 熟悉中医药学术论文的基本概念和主要内容;掌握影响因子、引用次数等论文评价指标;了解国内、外常用检索工具;掌握学术论文的具体格式及其写作特点;了解论文写作和发表的基本过程及经验。

撰写和发表中医药学术论文是从事中医药临床和基础研究工作的重要内容之一,发表高质量的论文不仅是个人的工作目标,也是评价个人或组织机构学术水平的金标准。这是从一个善于学习的读者到能够实践创新的工作者,直到成为可以进行书面交流的学者的过程。这个过程需要一定时间的训练、专业积累和学术思考。本章主要介绍中医药学术论文的基本知识和一般写作过程,尤其结合了英文论文的写作经验。

第一节 中医药学术论文的基本知识

一、中医药学术论文的基本概念

通常所说的论文是指系统地讨论或研究某种问题的文章,而文章则是为反映客观事物所采用的成篇章的书面语言,是人们交流思想、传达信息的工具。这就要求我们在写论文时采用的形式是规范的书面语,内容是对某种问题展开的研究或讨论,目的是为了传播或交流关于这个问题的信息。

学术论文是一类专业性较强的论文,是某一学术课题在实验性、理论性或预测性上具有的新的科学研究成果或创新见解和知识的科学记录,或是某种已知原理应用于实际上取得新进展的科学总结,用以提供学术会议上宣读、交流、讨论或学术刊物上发表,或用作其他用途的书面文件。

中医药学术论文是对中医药研究中的某一学术问题进行科学记录或科学总结的

医学学术论文,反映的是中医药基础、临床和学术理论等研究领域相关的成果,具有较强的学科特点,主要涉及中医学、中药学、中西医结合,以及其他中医药相关的学科。

二、中医药学术论文的书写标准

关于中医药学术论文写作的格式要求,与其他学术论文一样,国内普遍采用的是中华人民共和国国家标准局于1988年1月颁布实施的国家标准《科学技术报告、学位论文和学术论文的编写格式》(GB 7713—1987)。国际生物医学论文规范的制订则要追溯到1978年,当时欧美一些综合性医学期刊的主编在加拿大温哥华集会,即"温哥华小组"(Vancouver Group),讨论制订期刊投稿的统一格式,制订了"Uniform Requirements for Manuscripts Submitted to Biomedical Journals: Writing and Editing for Biomedical Publication",这一规范后来被美国国立医学图书馆(National Library of Medicine, NLM)采纳,并于1979年公开使用,即"温哥华格式"。"温哥华小组"后来也扩大发展成为国际医学期刊编辑委员会(international committee of medical journal editors, ICMJE)。"温哥华格式"虽然已被广为采用,但还在不断地修改完善以适应新变化,2016年12月ICMJE出版了新的规范要求"Recommendations for the Conduct, Reporting, Editing, and Publication of Scholarly Work in Medical Journals"(见http://www.icmje.org)。

上述两个标准,国家标准用于中文学术论文的写作规范,ICMJE规范用于英文研究论文的写作规范。不论采用哪一种标准,一篇完整的学术论文包括标题(title)、作者(author)、作者单位(affiliation)、摘要(abstract)、关键词(keyword)、论文主体(manuscript)、致谢(acknowledgement)和参考文献(reference),共八部分。其中论文主体包括引言(introduction)、方法(method)、结果(result)和讨论(discussion)四部分,即所谓"IMR(A)D"格式。

虽然这些规范格式统一了学术论文的写作标准,但具体到投稿时还要按期刊"约稿"或"投稿须知"进一步修改。各种医学期刊都会在每年第一期或最后一期刊登该期刊详细的论文格式,也可以登录到期刊主页下载论文投稿的相关要求。

三、中医药学术论文的评价

中医药学术论文的写作就是按照既定的格式规范对中医药研究中的某一学术问题进行科学记录或科学总结的过程。完成这个过程是否就可以得到一篇满意的论文了呢?作为学术交流的媒介,它能否实现作者的学术价值,能否在绩效评价、成果评审、职称评定以及学位申请等相关工作中体现作者的学术水平,这些都属于论文的评价。对于论文质量的评价包括同行评议、影响因子和被引频次等,目前还包括常参考论文的合作规模、参考文献等。期刊的影响因子和论文引用次数作为评价论文学术质量的重要指标由于较少受到主观因素的影响,是目前使用最广泛的论文评价指标。

期刊影响因子(impact factor, IF)是汤森路透(Thomson Reuters)出品的期刊引证报告(journal citation reports, JCR)中的一项数据,是期刊引证分析中常用的测度之一。它是观察期刊的实际使用量、评价期刊质量、选择核心期刊时使用的重要参数。某一特定年度某刊的影响因子=该年引用该刊前两年文章的总次数/前两年该刊发表的文章的总次数。例如:2015年某刊的影响因子=2015年引用该刊2013年和2014年文章的总次数/2013年和2014年该刊发表的文章的总次数。

论文引用次数是自论文发表之日起统计在一定时间内的被引用次数,即引证文献的次数(或被引频次)。所谓引证文献是指引用了参考文献的文献(即施引文献)。例如:某论文发表后截至统计引用次数的时间段内,被后来的论文引用了99次,所有这些引用过该论文内容的A文献、B文献、C文献、D文献等99篇文献构成了该论文的施引文献群,即该论文的引用次数(引证文献数或施引文献数)为99。

四、中医药核心期刊与引证索引

撰写完成的中医药学术论文通常要发表在期刊或会议论文集上。期刊又称杂志,是定期或不定期成册连续出版的印刷品,有固定名称,以卷、期或年、月顺序编号出版,每期版式基本相同,是记录与报道社会科学、自然科学的活动与发展的工具,是传播与交流科学文化成就的手段之一。投稿期刊的学术水平会对论文未来的评价产生重要影响。国内外科技期刊的评价多参考被国际权威数据库收录的情况。这些数据库收录期刊都有严格的遴选原则和认定标准,能被这些检索工具或数据库收录在某种程度上可以认为是对其学术水平和质量的认定。

情报学家和科学计量学家发现在分析文献情报源的实际分布中,存在着一种核心期刊效应,即世界上某一学科领域的科学论文大部分集中在少量的科学期刊中,即该学科的核心期刊。所谓核心期刊一般是指所含专业情报信息量大、质量高,能够代表专业学科发展水平并受到本学科读者重视的专业期刊。

(一)国内核心期刊与引证索引

国内医学核心期刊是指经国家新闻出版署批准后公开发行的医学学术期刊,经各高校、医学研究所、医学行政机关等机构根据期刊刊录文稿被摘引率等,系统地对期刊按医学学科进行评定。而国内医学学科核心认定标准不同,所以医学核心期刊目录也略有差别。

目前国内的核心期刊(或来源期刊)遴选体系有:①"北大核心":北京大学图书馆"中文核心期刊",即北京大学图书馆与北京高校图书馆期刊工作研究会联合编辑出版的《中文核心期刊要目总览》(以下简称《要目总览》);②中国科学技术信息研究所"中国科技论文统计源期刊"(又称"中国科技核心期刊"),每年出一次《中国科技期刊引证报告》(以下简称《引证报告》);③中国科学院文献情报中心"中国科学引文数据库来源期刊",中国科学引文数据库(chinese science citation database,简称CSCD);④"南大核心":南京大学"中文社会科学引文索引(CSSCI)来源期刊";⑤中国社会科学院文献信息中心"中国人文社会科学核心期刊";⑥中国人文社会科学学报学会"中国人文社科学报核心期刊";⑦万方数据股份有限公司的"中国核心期刊遴选数据库"。

目前对国内(不含港、澳、台)出版的中文核心期刊的认定,使用最多的有两个版本:《要目总览》和《引证报告》。《要目总览》基本每4年修订1次,2014年出版了第7版。《要目总览》收编包括社会科学和自然科学等各种学科类别的中文期刊,其中对核心期刊的认定通过5项指标综合评估。《引证报告》以1300多种中、外文科技类期刊作为统计源,报告的内容是对这些期刊进行多项指标的统计与分析,其中最重要的是按类进行"影响因子"排名。中国科学技术信息研究所每年第四季度面向全国大专院校和科研院所发布上一年的科研论文排名。排名包括SCI、EI、ISTP分别收录的论文量、中国期刊发表论文量、各单位在《引证报告》收编的期刊中发表的论文数等指标。

《引证报告》统计源期刊的选取原则和《要目总览》核心期刊的认定分别依据不同的方法体系,所以两者界定的核心期刊不完全一致。国内各单位对核心期刊的认定取向也略有差异,通常都规定自己的认定原则或核心期刊目录。论文投稿前一定先确认清楚。具体查找期刊的详细出版信息和影响因子等数据,可到图书馆查阅最新版《中文核心期刊要目总览》和《中国科技期刊引证报告》。

中国科学引文数据库是我国第一个引文数据库,数据库的来源期刊每2年评选1次。2017—2018年度中国科学引文数据库收录来源期刊1124种,其中中国出版的英文期刊110种、中文期刊1014种。中国科学引文数据库来源期刊分为核心库和扩展库两部分,其中核心库872种(以备注栏中C为标记)、扩展库328种(以备注栏中E为标记)。核心库的来源期刊经过严格的评选,是各学科领域中具有权威性和代表性的核心期刊。扩展库的来源期刊经过大范围的遴选,是我国各学科领域优秀的期刊。2007年中国科学引文数据库与美国Thomson-Reuters Scientific合作,以ISI Web of Knowledge为平台,实现与Web of Science的跨库检索。中国科学引文数据库是ISI Web of Knowledge平台上第一个非英文语种的数据库,被誉为"中国的SCI"。系统除具备一般的检索功能外,还提供新型的索引关系——引文索引,使用该功能,用户可迅速从数百万条引文中查询到某篇科技文献被引用的详细情况,还可以从一篇早期的重要文献或著者姓名入手,检索到一批近期发表的相关文献,对交叉学科和新学科的发展研究具有十分重要的参考价值。

（二）国外核心期刊与引证索引

科学引文索引、工程索引、科技会议录索引是世界著名的三大科技文献检索系统,是国际公认的进行科学统计与科学评价的主要检索工具,也是中国认证国外核心期刊的主要依据。

1.《科学引文索引》(science citation index,SCI)

(1) SCI简介:1960年Eugene Garfield创立了美国科学信息研究所(institute for scientific information,ISI),1961年出版了一部世界著名的期刊文献检索工具——SCI,其出版形式包括印刷版期刊和光盘版及联机数据库,现在还发行了互联网上Web版数据库(web of science)。1976年,ISI在SCI基础上衍生出另一产品——期刊引用报告(journal citation report,JCR),提供科学期刊被引用情况、发表论文数量及论文的平均被引用情况。在JCR中可以计算出每种期刊的影响因子(impact factor,IF)。影响因子的高低,在一定程度上可以反映期刊的影响力。经过50多年的发展,SCI数据库已经成为当今世界最为重要的大型数据库,被列在国际六大著名检索系统(SCI、EI、CA、SA、AJ、PЖ、JICST)和三大检索工具(SCI、EI、ISTP)之首。

SCI已收录全世界出版的自然科学各学科的核心期刊有3700余种。ISI通过它严格的选刊标准和评估程序为其挑选刊源,而且每年略有增减,从而做到SCI收录的文献能全面覆盖全世界最重要和最有影响力的研究成果。ISI所谓最有影响力的研究成果,指的是报道这些成果的文献大量地被其他文献引用。为此,SCI改变了其他检索工具通过主题或分类途径检索文献的常规做法,而设置了独特的"引文索引"

(citation index)。即通过先期的文献被当前文献的引用,来说明文献之间的相关性及先前文献对当前文献的影响力。

SCI 收录文献的作者、题目、来源期刊、摘要、关键词和引用论文,不仅可以从文献引证的角度评估文章的学术价值,还可以迅速方便地组建研究课题的参考文献网络。通过统计大量的引文,得出某期刊某论文在某学科内的影响因子、被引频次、即时指数等量化指标来对期刊、论文等进行排行。

SCI 收录的论文主要是自然科学的基础研究领域,因此 SCI 指标主要适用于评价基础研究的成果。而基础研究成果的主要表现形式是学术论文,如何评价基础研究成果也就常常简化为如何评价论文所承载的内容对科学知识进展的影响。科研机构被 SCI 收录的论文总量,反映整个机构的科研、尤其是基础研究的水平。个人论文被 SCI 收录的数量及被引用次数,反映了作者的研究能力与学术水平。论文被引频次越高,说明该论文在它所研究的领域里产生的影响、被国际同行重视的程度和学术水平越高。

(2) SCI 功能:美国科学信息研究所 1992 年被加拿大汤姆森公司(Thomson Corporation)的分公司 Thomson Scientific & Healthcare 收购组建了 Thomson ISI。2008 年 4 月 Thomson 公司与英国路透集团(Reuters Group PLC)合并组成了商务和专业智能信息提供商,成为现在的汤森路透(Thomson Reuters),于是 SCI 就成了 Thomson Reuters 的产品,有两个常用的平台。

1) Web of science:通过 http://apps.webofknowledge.com 登录进入(是收费的),或通过你所在学校图书馆或机构网站提供的入口进入,Web of science 就是检索 SCI 数据时所使用的网页。SCI 是指来源期刊为核心区期刊;SCI-E 的全称是 SCI-Expanded,是 SCI 扩展版,覆盖 SCI 核心区期刊。Web of science 还包含另外的 6 个数据库——SSCI、AHCI、IC、CCR、CPCI: Science 和 CPCI: Social science and Humanities。我国从 2000 年的统计工作起,SCI 论文统计用检索系统改用 SCI-E。也就是说,如果某位作者的论文被 2000 年版以后的 SCI-E 收录,就算是被 SCI 收录了。

2) Journal Citation Reports:ISI 大概每年 6 月公布上一年的期刊引用报告(journal citation reports on the web,JCR Web),对 SCI 收录的 SCI-E 期刊之间引用和被引用数据进行统计、运算,并报道相关指标信息。包括每种期刊在当前年被引用的总次数(total cites)、每种期刊的影响因子(impact factor)、每种期刊当前年发表的文章在当前年的平均被引次数(immediacy index)、每种期刊当前年的文章总数(articles)、每种期刊论文研究课题的延续时间(cited half-life)、每种期刊的引用期刊列表(citing journal)、每种期刊的被引用期刊列表(cited journal)、每种期刊的影响因子在近几年的变化情况(trends)、每种期刊的来源数据情况(source data)等。

2.《工程索引》(engineering index,EI) EI 创刊于 1884 年,是全世界最早的工程文摘来源,由美国工程情报公司 Elsevier Engineering Information Inc.编辑出版。它是工程技术领域内的一部综合性检索工具,主要收录工程技术领域的论文(主要为科技期刊和会议录论文),其数据覆盖了核技术、生物工程、交通运输、化学和工艺工程、照明和光学技术、农业工程和食品技术、计算机和数据处理、应用物理、电子和通信、控制工程、土木工程、机械工程、材料工程、石油、宇航、汽车工程等学科领域,其中大约 22%

为会议文献,90%的文献语种是英文。EI 公司在 1992 年开始收录中国期刊,1998 年在清华大学图书馆建立了 EI 中国镜像站。

3.《科技会议录索引》(index to scientific &technical proceedings,ISTP) ISTP 创刊于 1978 年,由美国科学情报研究所编辑出版。ISTP 已改名为 Conference Proceedings Citation Index-Science(CPCI-S)。本索引收录生命科学、物理与化学科学、农业、生物和环境科学、工程技术和应用科学等学科的会议文献,包括一般性会议、座谈会、研究会、讨论会等。其中工程技术与应用科学类文献约占 35%,其他涉及学科基本与 SCI 相同。ISTP 收录论文的多少与科技人员参加的重要国际学术会议多少或提交、发表论文的多少有关。我国科技人员在国外举办的国际会议上发表的论文占被收录论文总数的 64.44%。

ISTP 还有个平行检索平台 ISSHP(index to social science and humanities proceedings,《社会科学及人文科学会议录索引》),现已改名为 Conference proceedings citation index-social science &humanities(CPCI-SSH),创刊于 1979 年,数据涵盖了社会科学、艺术与人文科学领域的会议文献。这些学科包括哲学、心理学、社会学、经济学、管理学、艺术、文学、历史学、公共卫生等领域。

两大会议录索引的 Web 版汇集了世界上最新出版的会议记录资料,包括专著、丛书、预印本以及来源于期刊的会议论文,是唯一能够通过 Web 直接检索 12 000 多种国际上主要的自然科学、工程技术、社会科学和人文学术方面会议录文献的多学科数据库,每周更新。

第二节 中医药学术论文的具体格式

一、论文的标题

标题(title)是标明文章、作品等内容的简短语句。它是引起编辑、审稿人、同行、其他读者注意的窗口。书写文章标题通常具有以下两个目的:①让读者在最短时间内接收论文。论文投稿给编辑(第一读者)后,他会根据文章标题进行初步分类,并决定是否送审以及送给哪个领域的审稿人(第二读者)。而标题是否能引起审稿人的兴趣,有时候会很大程度上影响投稿周期。通常专业审稿人多是该领域比较有影响力的专家,自身业务比较繁忙,如果不能立刻引起审稿人的兴趣,可能会拖得久一点,甚至立即就被拒稿。论文在期刊上发表后,同行或其他读者(第三读者)才有机会阅读你的文章,并最终分享和挖掘文章的价值。大多数读者在收集文献时往往起决定作用的也是论文的标题,很多情况下标题是文章唯一一次可以和读者直接见面的内容。②让尽可能多的读者能够通过标题检索到论文。目前,国内、外文献数据库的检索项都包括标题检索,图书馆和研究机构的检索系统也会根据标题中的主题词作为线索查找资料,标题检索项相对于其他检索方式更具直观性。不恰当的题名很可能会导致论文在检索过程中丢失,从而不能被潜在的读者获取,甚至有可能产生漏检。

基于上述目标,标题的书写至少要做到:①重点突出,尽可能把表达文章核心内容的主题词放在标题开头,力求让读者能在最短的时间内了解论文的主要亮点。②简洁准确,用最少的文字尽可能全面概况论文的重点信息,而不是全部信息,一般英文标题不超过 10~15 个单词,或 100 个英文字符(含空格和标点),尽量避免"rapid""new"等含糊的非定量词汇,尽量避免在标题中出现重复的同义词。③语义清晰,修辞要符合英语语法习惯、合乎逻辑,不能产生歧义,比如"细菌大胜抗生素"和"细菌大败抗生素",按汉语习惯都是细菌有优势,按英文逻辑却是相反的意思。此外,英文标题应多以短语或疑问语句的形式出现,减少使用陈述语句,因为陈述语句往往带有判断式的语气,而论文的内容是否客观、并具有可重复性,有时还需要读者进一步判断和检验。④容易认读,标题中应当避免使用非公知公认的缩略词、首字母缩写字、字符、代号等。

二、论文作者署名和作者单位

作者(author)署名表示对论文内容负责,也是对作者著作权的尊重。署名者不可过多,必须是参加全部或主要研究的工作者,对本文内容负责并能进行答辩者。作者排序按贡献大小,不能随意增删或改动,在发文章前一定确定好作者人数、排序和拼写是否正确,文章一旦发出再进行修改会很麻烦。如果文章有抄袭剽窃嫌疑,署名作者均要负起相应的法律责任。

1. 通讯作者(corresponding author)　是本科研项目负责人,实际统筹处理投稿和承担答复审稿意见等工作的主导者,一般都为导师、部门负责人等。

2. 第一作者　仅次于通讯作者的项目主要参与者,贡献多为实验操作等实际执行者。一般为通讯作者的学生等。

3. 第二、第三等其他作者　通讯作者和第一作者除外的次要参与者和一般参与者。

4. 共同作者　在本项目中两位或多位作者贡献相同时,可在作者处用特殊符号标注,并写明他们的贡献相同,如 These authors contributed equally to this work。

应该排除的人员主要有:仅仅在文章研究资金获取或资料收集中提供帮助的人员;科研小组的管理者;对文章提出少量修改意见的人员等。

在发表 SCI 论文时,作者的姓名一般用全称,但在书写上中文习惯姓在前、名在后,而英文则是名在前、姓在后。这与参考文献中作者姓名的缩写不同,有些 SCI 收录期刊在发表论文时亦采用缩写,其原则是缩写名而不缩写姓,缩写姓名的格式都是姓在前、名在后,并省略所有缩写点,如 Neal D.Freedman 缩写为 Freedman ND;中文名字通常用汉语拼音表示,如李亚东的英文拼写为 Yadong Li 缩写为 Li YD。以前中文姓名在国外检索系统中收录的不规范,会把汉语拼音收录为英文格式,这样经常会把名字中有两个字的第二个字作为中间名省略,如 Yadong Li 缩写为 Li Y,为了避免这种情况发生,现在普遍用"-"将名字中的两个音节隔开,即 Ya-dong Li,这样在缩写时就不会出现 Li Y 这种错误形式了。第一次发表论文时正确的姓名书写格式非常重要,以后发表的论文署名一定要保持在作者检索项中的唯一性,这样才能保证在文献追溯或学术评价时不会出现作者姓名前后不一致的情况。

有些期刊要求作者署名后给出学位,一般用缩写的形式。常用的学位:PhD(理学/哲学博士)、MD(医学博士)、MSc(科学硕士)、SM(理科硕士)和 MBA(管理学硕士)等。如果一篇 SCI 论文作者署名为 Kristine Yaffe,MD,则 Kristine Yaffe 是作者姓名,MD 表明该作者是医学博士。

作者的署名应该放置在论文标题的下方,姓名之间用逗号","隔开。如有多名作者,在每一作者姓名右上角依次标出阿拉伯数字 1、2、3,有些杂志要求写英文字母 a、b、c 注明作者单位、部门、通讯地址、邮编、e-mail 等。由多部门联合完成本项科研项目时,则每一不同的地址应按事先协定的先后顺序列出,并以相应上标符号的形式列出与相应作者的关系。作者的工作单位名称(affiliation)应写全称,并含有邮政编码。一位作者的工作单位可以有 2 个或 2 个以上,因为许多作者身兼不同单位职位或近期改变单位。但署名单位的排序通常只认可第一署名单位为文章的主要贡献机构,尤其是在国外科研机构进行学术研究的中国人员,一定要事先与所在研究机构负责人协商好署名单位的排序。即便是第一作者,如果第一署名单位不是国内机构,也存在不被国内机构认可的风险。署名单位的书写一定为该机构官方的英文名称和联系地址,也和作者署名一样,要保证在研究机构检索项中的唯一性,不要出现同一机构前后署名不一致的情况。

三、论文摘要

摘要(abstract)又称概要、内容提要,是以提供原始文献内容梗概为目的,不加评论和补充解释,简明、确切地记述原始文献重要内容的短文,一般包括研究目的、方法、结果和结论 4 个基本要素。

一般的 SCI 源期刊以及国内核心期刊在邀请审稿人审阅论文时会先提供论文题目(title)和摘要(abstract)供专家参考,此时摘要写作的优劣决定了专家是否愿意继续阅读全文并充当审稿人。论文发表后,文摘杂志或各种数据库对摘要不做修改或稍做修改而直接利用,因此论文摘要就成了读者检索文献的重要依据。读者检索到论文题名后是否会阅读全文,主要就是通过阅读摘要来进行判断,所以摘要还承担着吸引读者和将文章的主要内容介绍给读者的重任。论文摘要的写作质量将直接影响着论文的被检索和被引用频次。

(一)目的

好的英文摘要,一开头就应该明确本文的目的或要解决的主要问题。必要时可利用论文中所列的最新文献,简要介绍前人的工作,但这种介绍一定要极其简练。在这方面,EI 提出了两点具体要求:①Eliminate or minimize background information(不谈或尽量少谈背景信息);②Avoid repeating the title or part of the title in the first sentence of the abstract(避免在摘要的第一句话重复使用题目或题目的一部分)。

(二)过程与方法

摘要需要说明主要工作过程及所用的方法以及边界条件,使用的主要设备和仪器。在英文摘要中,过程与方法的阐述起着承前启后的作用。目的回答的是"What I want to do",接着自然就是用过程与方法来回答"How I did it"。合理严谨的过程设计和先进科学的方法,才会得出令人可信的结果和结论。大多数作者在阐述过程与方法时最常见的问题是只有笼统的描述,读者无法根据所描述的过程或方法指向最终的结果。因此,在说明过程与方法时,应结合论文中具体的公式、实验方法和设计方案等来进行阐述,或者直接用指向性语言将读者引向论文中的具体描述,这样对于那些被SCI 收录的中文期刊,既可以给国外读者一个清晰的思路,又可通过论文中通读通用的公式、图、表等具体了解实验的过程和方法。

（三）结果和结论

结果（principal result）主要指实验或理论研究的结果，被确定的关系，观察的指标、数据，得到的效果、性能等来报告"What's the answer"。结论（major conclusion）是对结果的分析、综合、比较、评价、应用等用以阐明"What are the implications of the answer"，以突出论文的主要贡献和创新、独到之处，即"What is new and original"。结果和结论部分代表着文章的主要价值和水平，也是审稿人和读者最关注的部分。写作时要注意与目的相呼应，要围绕摘要的目的下结论和展开讨论。

四、关键词

关键词（keyword）又称"键词"，是从文献的题目、文摘或正文中抽取的、能够表达文献主题且具有检索意义的语词。从题名中抽取的关键词称做题内关键词，从正文内容中抽取的关键词称做题外关键词。一般包括主题词和自由词。

主题词（descriptor）是从自然语言中优选出来并经过规范化的、表达各种概念的词语，包括正式主题词和非正式主题词。正式主题词通常简称主题词，非正式主题词（non-descriptor）又称入口词，是主题词的同义词或准同义词，它们都通过主题词表进行管理。主题词在标引与检索文献时，用于表达各种主题概念；非正式主题词不作为文献标引用词，只起引导作用。

主题词表（thesaurus）是自然语言中优选出的规范化、动态性、语义相关的术语组成的词典，是将文献作者、标引人员及检索用户使用的自然语言转换为统一的主题检索语言的术语控制工具。

自由词（free term）是未收录在主题词表中的、未经规范化处理的自然语言词，其优点在于抽取时速度快，不需经过规范化处理。因自由词未做规范化处理，极易引起漏检、误检，所以为了提高检索率，可将一些合成词拆成几个关键词，或直接采用正规的主题词标引。

五、论文主体

论文主体（manuscript）包括引言（introduction）、方法（method）、结果（result）和讨论（discussion）四部分，即"IMR（A）D"格式。

（一）引言

引言（introduction）通常由背景资料、研究现状、指出问题、研究目的或内容4个部分组成。目的是向读者和审稿专家阐明为什么要做这个研究，它与前人的研究有什么联系，本研究有何不同之处而必须开展相关工作。引言的写作是论文写作最难的一部分，这需要作者长期理论储备和研究积累，要求作者对本研究的历史和现状了如指掌，这样才可以站在学术的制高点上提出和分析问题。

引言首先要介绍支持本研究得以开展的研究背景及相关的基本概念和原理，尤其是如果论文涉及本研究领域还没有被公知公认的最新概念或原理，要在背景资料中作明确交代，以便于读者理解。通过对背景的介绍构建出研究的性质和范围。

简单介绍本研究有关的研究现状，不需要展开综述式的论述或把前人的研究过程作一番详细的介绍，而是要点式地交代与本研究有关的成果，一方面是为了承认前人的劳动，另一方面便于借助这些成果提出和发现问题。需要注意的是，一定要参考最新的研究进展，不要给审稿人留下研究背景陈旧，或关于本研究的内容既往已经开展过而没有新意的印象。

通过研究背景和研究现状的介绍，提示前人研究过程中遇到的困难和存在的局限性，提出论文的观点或找出解决问题的办法，阐明本研究的大致方法和主要结果，以吸引审稿人或读者进一步阅读论文主体内容。需要注意的是，引言中不需要对本研究的意义进行评价。

在撰写引言时要注意与摘要进行区分，不要把引言看成与摘要的类同。摘要只写明本论文的研究目的、研究方法、主要结果和结论；不需要介绍前人的研究背景和现状，也不用介绍前人在研究中所遇到的困难和局限。而引言恰恰相反，它必须交代研究背景、前人所取得的成果和研究现状，来向审稿人或读者说明本研究的必要性和重要意义。

（二）方法

方法（method）就是向读者介绍论文的实验结果是怎么得到的，通常包括材料和方法两部分。具体内容包括研究对象、实验材料、仪器设备、实验设计或分组、具体操作过程、实验数据的统计学分析方法。中医药研究根据实验或试验对象不同分为基础研究和临床研究，这在研究方法的撰写上也各有特点。

1. 材料（material）

（1）临床研究：临床研究的对象可以是正常人或患者，需要详细描述受试对象的人数、性别、年龄、健康状况、疾病情况、纳入标准、排除标准、特殊病人的处理、疗效评价、试验流程（或设计方案）等相关信息。SCI 期刊对临床研究的资质要求相对规范，一般临床试验要求提供注册信息及试验参与者的知情同意。因此，在开展临床研究前一定要到国内外公认的临床试验注册中心注册研究信息，获得批准后才能开展相关研究工作。

（2）基础研究：基础研究的对象包括动物、组织、细胞、分子等不同材料。动物实验需要详细介绍动物的数量、性别、品系、体重、周龄、健康状况、饲养条件、动物来源、干预因素、给药方式和剂量、设计方案等基本信息。美国 NIH 和欧盟都颁布了动物伦理规范，SCI 期刊在接受论文时都要审查动物实验方法是否符合其颁布的动物伦理规范，是否获得相关部门的动物伦理委员会的批准号，因此论文发表时要注明所符合的动物伦理规范和动物伦理委员会批准号。

细胞实验则要介绍细胞来源、细胞株（系）、培养条件、实验流程、实验条件、试剂配制方法、给药方式和剂量、设计方案等。其他分子、试剂等则要注明获得途径（购买或赠与）、品牌、规格（货号）、药物批次、配制方法、实验条件等基本信息。需要注意的是，关于中药及其复方的研究，由于受到饮片产地、采收炮制、生产标准、保存时间等因素的影响，质量难以控制，且由于其他研究人员很难获得相同来源和质量的药物，在SCI 审稿过程中很难被接收。因此，在实验过程中选用标准化种植、标准化生产的中药，尤其是被中国或外国食品药品监督管理部门批准的药材、提取物、标准品，可以大大提高论文的可信度和接收率。

2. 方法（method） 这部分主要包括实验设计或分组、具体操作过程、边界条件、实验数据的统计学分析方法。在实验设计过程中一定要注意干预因素和非干预因素义,文后参考文献(reference)是指对一个信息源或其中一部分进行准确和详细著录的数据,位于文末或文中的信息源。期刊参考文献的记载形式包括作者、论文题目、刊载杂志名、卷(期)号、页码、出版年月等。文献的排列顺序一般按照参考信息在论文中出现的先后顺序排列。引言中出现的参考文献用于说明开展论文研究的原因或假设来源;方法中引用参考文献用于标明研究方法的出处,如果完全相同可直接标注参考文献,而不必再重复叙述;讨论中引用参考文献,可以通过他人的成果来解释或说明论文的研究意义或取得的进展。参考文献的引用水平,也能间接反映论文作者对该研究领域的学术把握。

因此,在引用文献时要注意以下几点:①权威性:引用影响因子较低的期刊会影响SCI审稿人对论文的认可度。在引用参考文献时,至少要保证所引文献来源刊的影响因子不低于拟投稿期刊的影响因子。②时效性:通常情况下一篇论文的引用周期为3~5年,具有重要发现的论文除外。因此,如果论文中所引文献大部分为5年前的论文,审稿人对论文的新颖性可能大打折扣。另外,引用拟投稿的期刊近2年内有关的论文作为参考文献,对拟投稿期刊的影响因子也会有所贡献,这是很多作者都会采纳的经验。③准确性:引用参考文献时要忠于文献的原文,不能断章取义。尽量避免间接引用,尤其是综述、文摘、译文等非一次文献的内容,要找到原始文献,认真核对阅读原文,准确把握原文作者的观点。④数量适当,分布合理:对于参考文献的引用数量不同的期刊会有不同的要求,通常SCI论文要求的参考文献数量要比国内的多。但在引用时要注意适当删减,不是把所有阅读的文献都开列在文献目录中,要挑选时效新、有权威性的论文。另外,参考文献在引言、方法、讨论中的分布比例要适当,多注意投稿期刊的论文习惯。

参考文献的具体引用格式,国内以 GB/T 7714—2015 标准规定的格式为主,国外以温哥华格式或哈佛格式为主,一般在作者投稿须知中都有明确要求。

第三节　中医药学术论文的一般写作过程

任何中医药学术论文的撰写都始于动机,不论是课堂学习中激发的灵感、实习过程中对某个中医药现象产生的兴趣、抑或是背负的期许而产生的责任、甚至人生某个时刻产生的冲动等等原因,都会引起我们对某个中医药问题的关注。那么我们所关注的问题有人研究吗？如何收集这些研究成果？我们的想法是否已经研究清楚了？还有需要继续研究的问题吗？如何设计论文内容来解决这些问题？如何以学术论文的形式记录和总结研究结果？如何选择交流学术成果的期刊？怎样才能让自己的论文通过期刊评审,与同行分享自己的学术成果？一般包括以下几个步骤。

一、文献数据库的选择

我们所关注的问题有人研究吗？如何收集这些研究成果？大多数的科学研究成果、创新见解和知识、科学总结都以学术论文的形式得以记录和保存。全世界各个时期保存下来的学术论文接近天文数字,但快速准确地检索出所关注的文献并不难。不同领域的学术论文都有专业的杂志刊载,而这些杂志又被专业的检索机构或检索工具收录,形成各种数据库,包括中文数据库和外文数据库。各种数据按所收录的文献内容和功能可细分为全文数据库和摘要数据库。

中国知网(CNKI)的《中国学术期刊(网络版)》是世界上最大的连续动态更新的中国学术期刊全文数据库(http://www.cnki.net),也是目前使用量最大的中文数据库。此外常用的还有万方数据知识服务平台(http://g.wanfangdata.com.cn)和维普数据库(http://www.cqvip.com)。这三个数据库均能提供中文文献的检索和全文下载服务。

国外著名的检索工具 Web of Science 在对论文进行检索时,所收录的内容只有用于检索的条目,包括文献的作者、题目、来源期刊、摘要、关键词和引用论文等,并不提供论文的全文下载,属于摘要数据库。另一个最常用的外文摘要检索数据库 Medline 是当前国际上最权威的生物医学文献数据库,可以通过网上检索平台 PubMed (https://www.ncbi.nlm.nih.gov/pubmed)免费检索,并提供免费论文的全文下载链接。其他需要获取全文的文献,可以通过 SpringerLink 期刊全文数据库和 Proquest 期刊等全文数据库下载。

二、文献检索的操作方法

进行文献检索时检索词最好使用主题词。主题词可以将与其相关的所有未经规范的非主题词全部标引出来。比如《中国生物医学文献数据库》全部题录均根据美国国立医学图书馆最新版《医学主题词表》(MeSH 词表)和中国中医科学院图书情报研究所新版《中医药学主题词表》进行主题标引,并根据《中国图书资料分类法》进行分类标引。用该库的主题检索功能可以进行主题词检索。例如:用主题词"肺纤维化"进行检索,可以同时将"纤维化肺泡炎"和"Hamman-Rich 综合征"等未规范的近义词也一并检索出来,而不必对两个近义词再单独进行检索,尤其是不熟悉其他近义词的情况下,有利于提高查全率和查准率。

如果相关的文献数量较大,可以先对"篇名"(即"标题"或"题名")检索项进行检索;不能满足需求时,可加入"关键词"或"主题"项进行检索,这样可以提高检索结果的相关性和准确性,提高效率。如果检出结果稀缺,甚至检索失败,可以扩大检索范围,对"摘要"或"全文"检索项进行检索。

三、文献检索的基本策略

我们的想法是否已经研究清楚了?还有需要继续研究的问题吗?文献检索不是一蹴而就的事情,需要不断积累经验。尤其对初学者而言,首先要浏览检索结果,客观判断收集的文献是否准确、全面,有没有漏检和错检。一旦发现问题,需要调整检索策略重新检索。同时也建议在进行文献收集时要养成记录检索条件的习惯,数据库更新后同一个检索条件在不同时间点会检索到更新的资料;或者经过一段时间积累会发现查找相关文献的最佳检索条件。只有可靠的文献情报才能帮助我们分析所关注的问题,得出准确的判断。

具体对 CNKI 进行文献数据库全部专辑进行跨库检索,设定检索条件主题=肺纤维化(精确匹配),发表时间设定为 1978 年 1 月 1 日至 2017 年 6 月 14 日,得到 10 708 篇文献。怎样从巨量文献中提取有效信息呢?不要马上逐条阅读,可以借助 CNKI 的

"计量可视化"功能,选择"全部检索结果分析"得出以下认识,近年来肺纤维化的研究趋势见图 7-1、研究的热点见图 7-2、最活跃的研究人员见图 7-3。这些信息可以帮助初学者迅速找到谁在研究其所关注的问题、谁是这方面的专家、他们都在研究什么。

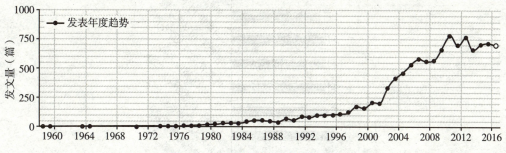

图 7-1　肺纤维化的研究趋势分析

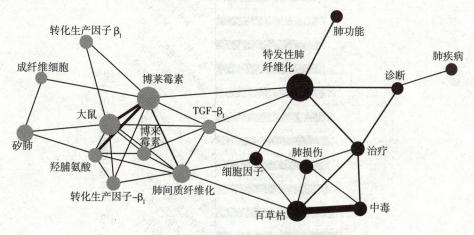

图 7-2　肺纤维化的研究热点分析

另外一个策略就是找到所关注问题的学术平台,即哪个期刊集中刊载了所关注问题的学术论文,可以通过"中国生物医学文献数据库(CBM)"的"结果聚类"分析期刊来源,进行"肺纤维化"OR"纤维化肺泡炎"OR"Hamman-Rich 综合征"检索,发现自 1978 年截至 2017 年 6 月 14 日:《中华结核和呼吸杂志》刊文 241 篇、《国际呼吸杂志》刊文 223 篇、《临床肺科杂志》刊文 165 篇。《中华结核和呼吸杂志》在《中文核心期刊要目总览(2014 年版)》的内科学中排名第二,《中国科技期刊引证报告(2015 年版)》的 IF 为 2.029;《国际呼吸杂志》在《中文核心期刊要目总览》中没有收录,《中国科技期刊引证报告(2015 年版)》的 IF 为 0.28;《临床肺科杂志》在《中文核心期刊要目总览》中也没有收录,《中国科技期刊引证报告(2015 年版)》的 IF 为 1.256。可见《中华结核和呼吸杂志》是国内在肺纤维化领域最有影响力的核心期刊,需要关注。值得注意的是,CNKI 的数据库只收录了《中华结核和呼吸杂志》2007 年以前的论文,万方数据库则收录了该杂志 1997 年至今发表的全部论文。因此,也提醒读者各个中文数据库的收录范围存在差异,为了保证文献的查全率,3 个中文全文数据库都要检索,以免漏检重要文献。

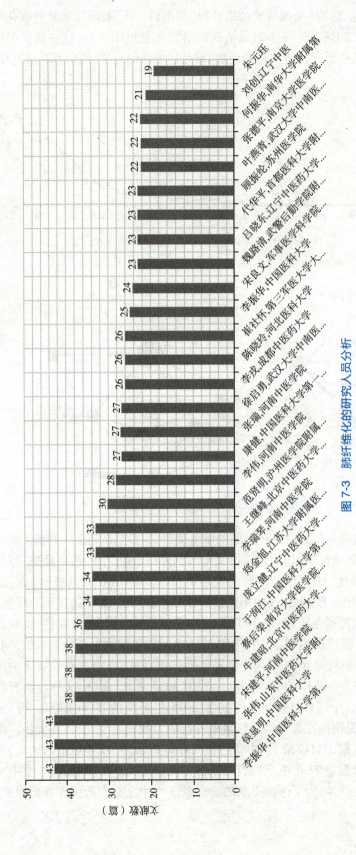

图7-3 肺纤维化的研究人员分析

Web of Science 也能提供丰富的文献检索和聚类分析功能。例如,对其核心数据库进行 pulmonary fibrosis 主题检索,得到 25 507 个记录。聚类分析发现 AMERICAN JOURNAL OF RESPIRATORY AND CRITICAL CARE MEDICINE 刊文 2084 篇,EUROPEAN RESPIRATORY JOURNAL 刊文 846 篇,CHEST 刊文 609 篇,PLOS ONE 刊文 596 篇;发表论文最多的学者 WELLS AU 发表论文 226 篇,BROWN KK 发表 176 篇,KAMINSKI N 发表 175 篇,RAGHU G 发表 164 篇,无疑他们是肺纤维化领域世界顶级的期刊和学者。如果这些学术论文对所关注的问题有所阐述,对于回答"我们的想法是否已经研究清楚了?还有需要继续研究的问题吗?如何设计论文内容来解决这些问题?"必然产生巨大的帮助。

四、筛选全文的经验

如果检索文献较少可以全部下载精读。如果面对的是巨量文献信息,选择哪些文献进行全文下载并仔细阅读呢?前面的经验至少提示:权威杂志和知名学者的相关文章是要重点关注的。此外,还有两个值得学习的经验,优先下载引用次数较高的文献和近 3 年发表的文献。

引用次数是已发表的论文作为参考文献被他人引用的次数。引用次数越高标志着论文中的成果、新发现或新观点越受关注,被认可的程度越高,可能对我们解决所关注的问题越有帮助,因此收集相关的高引用次数文章是首先要考虑的原则。CNKI 可以对检索的结果按引用次数排序,如对前面 10 708 篇检索结果排序后:2000 年发表的《银杏叶制剂治疗肺间质纤维化的实验研究》被引 173 次,1994 发表的《丹参酮对鼠肺纤维化过程中组织学变化的影响》被引 126 次,2003 年发表的《丹参对实验性肺纤维化小鼠病理变化和核因子-κB 表达的影响》被引 125 次。这是直接与肺纤维化相关且引用量较高的论文,非常符合中医药干预肺纤维化的研究,值得参考。

关注近 3 年发表的论文是收集文献信息的第二个基本原则。在文献引用方面存在一个经典的规律,即论文的高引用率通常出现在论文发表后的第 3~5 年,如中华医学会《中国生物医学期刊引文数据库》对《中华结核和呼吸杂志》2009 年所发论文的引文分析(图 7-4)。因此,在收集文献时还应关注近 3 年内发表的论文。近期发表的论文代表着最新研究动态和发展方向,也是建立学术论文的科学假说、研究内容的重要依据。对最新资料的积累和把握将直接决定论文的学术水平和价值。

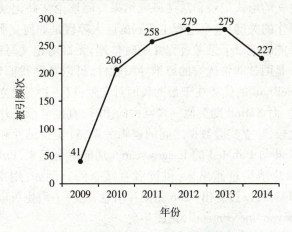

图 7-4 《中华结核和呼吸杂志》2009 年发表论文的被引统计情况

Web of Science 也可以按引用次数和论文发表时间进行排序,可以迅速检索到世界顶级的高被引论文和最新的论文。但 Web of Science 和 PubMed 只提供免费论文的全文链接,多数不提供全文。最简单的方式就是与论文的通讯作者联系,一般都会提供原文,如果长期不回复,可能该论文作者已经退休。也可以通过 SpringerLink 和 Proquest 等国外的全文数据库下载,这些数据库同时也提供一些文献的聚类分析功能。

五、综述的检索

下载的论文往往是专业性很强的学术文章,对于初学者而言由于缺乏背景知识,起初很难理解把握。综述是由专家就某一特定时段内所关注的学术问题搜集大量资料后,经整理筛选、分析研究和综合提炼而成的一种学术文献,信息量大、专题性强,可以帮助读者迅速把握所关注问题的研究现状、最新动态和发展趋势。综述检索的简单方法就是在 CNKI 的"高级检索"界面输入检索词完成检索后,通过聚类分析的"文献类型"功能,筛选"综述类文献",即可检出综述性的文章;再结合被引次数和发表时间的排序功能,即可有效检索出相关综述文章。Web of Science 和 PubMed 也都可以对检索结果进行"文献类型"的聚类,将综述(REVIEW)类文献筛选出来。

其他没有文献类型的聚类功能的数据库,可以在"高级检索"界面输入检索词后,在"摘要"字段输入"综述"或"进展"或"现状"等并列词汇检索,即可检出综述性的文章。

六、文献管理

随着文献资料的不断积累,整理和组织这些论文变得越来越困难,很多用于文献管理的软件应运而生,最常用的中文文献管理软件以 NoteExpress 为代表,英文文献以 Endnote 为代表。运用这些软件可以构建属于自己的文献数据库,并能够对收集的文献进行分析整理、检索分类、记录笔记等。这两款软件还有一个共同的功能:可以按各种期刊要求的参考文献格式将整理好的参考文献直接插入到 word 论文中,极大地节约了时间。具体使用方法可参看相关教程。

七、撰写论文的常用软件

如何以学术论文的形式记录和总结研究结果?阅读论文并记录读书笔记是进行中医药学术论文写作的关键,这个过程中遇到的巨大障碍是如何克服记忆时限性和思维的碎片化。如果能够记录下思考过程并随时整理,无疑对论文写作会有很大帮助。TheBrain 和 XMind 是两款非常优秀的思维导图软件,可以帮助我们整理笔记,并将思考过程可视化。TheBrain 的优势在于帮助我们对文献进行归类,建立文献之间的逻辑关系,并无限拓展。而 XMind 则类似一张巨大的 PPT,直接显示图片的功能可以对不同实验结果进行比较,建立实验数据之间的逻辑关系,对实验设计和数据分析非常有帮助。可以将 XMind 与 PubMed 的 Images search 功能联合起来,PubMed 可将检索结果中免费论文的图片结果过滤出来,供读者直接查阅。例如:用主题词"pulmonary fibrosis"检索 PubMed,可以过滤出 6156 张图片信息,见图 7-5;也可以直接检索相关的实验结果如"Hydroxyproline content",见图 7-6。

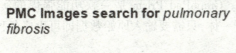
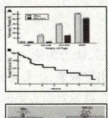
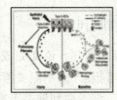
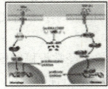
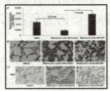

图 7-5　Images search for pulmonary fibrosis

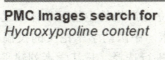

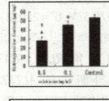
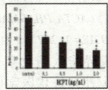
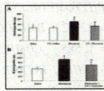
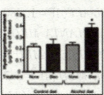

图 7-6　Images search forHydroxyproline content

在分析实验数据时常用的统计软件有 SPSS 和 SAS。SPSS 的最大特点是在数据分析过程中使用对话框和菜单的方式，操作简便、界面友好。SPSS 被 IBM 收购之后，每年 8 月中旬都会更新，要尽可能使用最新的版本。SAS 则更受统计专业人士的青睐，尤其是其强大的编程功能，但对初学者入手比较困难。

在撰写实验结果的图和表时，可使用 Photoshop、Illustrator 对图片进行处理，用 Origin、GraphPad Prism 对图表进行处理。Photoshop 主要用于像素图的编辑，如调整照片大小、亮度、对比度等，一般论文中要求的存储格式为 tif 格式。Illustrator 主要用于矢量图像的编辑，如对插图进行排版、绘制模式图等，一般存储为 eps 格式。Origin 的两个主要功能是数据分析和绘图,尤其是其方便的绘图功能,可以绘制二维的条图、线图,或三维的饼图、网图等。GraphPad Prism 是一款功能强悍的实用软件,集生物统计、曲线拟合及科技绘图于一体,只需要输入原始数据即可生成各种专业的统计图表,并辅助排版,简便易学。

八、选择适合的投稿期刊

如何选择交流学术成果的期刊?论文完成后,能否为论文寻找适合的期刊发表,将决定投稿的成败,就像高考报志愿,不但要考出好成绩,还要充分了解自身的水平和特点,报考适合自己的专业。学术期刊种类丰富,就像要报志愿的专业目录,仅 SCI 收录的科技期刊就有 8000 多种。如何为所撰写的中医药学术论文找到适合的刊物发表,是面临的难题。

最简单的做法就是关注国内本研究领域的学者经常投稿的国内期刊或 SCI 收录期刊,总有一些高水平的学者会活跃在研究领域内最适合的期刊,比如:国内肺纤维化研究领域的学者多投稿在《中华结核和呼吸杂志》《国际呼吸杂志》《临床肺科杂志》等,国外学者多活跃在 American Journal of Respiratory and Critiacal Care Medicine、Chest、Thorax。这些结果都可以通过引文索引或全文数据库的聚类分析或精选功能获取。

国内的医学期刊对于中医药的学术论文大多是开放的,文化认同能够提高中医药学术论文的接受率。而 SCI 论文是建立在严格的生物医学体系之上的,对实验材料、方法、数据结果都有着非常严格的要求。中医药学术论文的投稿可以在综合医学期刊、专业期刊和补充/替代医学期刊中进行选择。长江学者刘建平介绍过 SCI 收录的国内期刊有:《中国药理学报》(ACTA PHARMACOL SIN,IF = 2.912)、《中国中西医结合杂志》(CHIN J INTEGR MED,IF = 1.217)、《中华医学杂志(英文版)》(CHINESE MED J-PEKING,IF = 1.053)、《世界华人消化杂志》(WORLD J GASTROENTERO, IF = 2.369);SCI 收录的中医药/补充替代医学国外期刊有:ALTERN MED REV(IF = 3.833)、EVID-BASED COMPL ALT(IF = 1.880)、PHYTOMEDICINE(IF = 3.126)、J ETHNOPHARMACOL(IF = 2.998)、PLANTA MED(IF = 2.152)、BMC COMPLEM ALTERN M(IF = 2.020)、J ALTERN COMPLEM MED(IF = 1.585)、COMPLEMENT THER MED(IF = 1.545)、AM J CHINESE MED(IF = 2.755)、EUR J INTEGR MED(IF = 0.777)、J TRADIT CHIN MED(IF = 0.716)。JCR 每年都会发布期刊引证报告,并对收录的期刊进行重新筛选。上述这些期刊是 2014 年的收录和引用情况。

锁定期刊后,一要长期关注期刊的栏目和接收论文的特点,比如:对于中药有效单体的研究最容易接收,其次是组分药;而对复方的研究由于受到饮片产地、加工储藏条件、炮制方法等多种因素的影响,药物成分和含量不能有效控制,论文接收的难度较大;二要认真阅读期刊网站的作者须知,了解投稿程序、论文写作要求、审稿周期和收费标准。

九、论文的投稿与发表

怎样才能让自己的论文通过期刊评审,与同行分享自己的学术成果?按照拟投期刊的要求对阅读笔记和实验结果进行整理加工形成论文的过程是论文的第一次写作,通常只是对论文材料的梳理和归纳。对这些材料进行深入思考和挖掘,比对最新研究进展,突出论文的主题和亮点,去除冗余信息,补充缺失材料是论文的第二次写作。修改语法、标点错误和错别字,修正图表、公式、计量单位、参考文献格式是论文的第三次写作。寻找可以信赖的同领域专家或国外学者,最好是英语为母语的同行,有时也可求助于专门的修稿公司,帮助提出修改意见会提高投稿的成功率,即进行第四次写作。

提前向期刊询问投稿意向(presubmission inquiry),向编辑提交论文摘要说明论文的重要性。如果编辑很快邀请提交完整论文,可以减少编辑拒稿耽误的时间。正式投稿前还要准备一封投稿信(cover letter),这是写给编辑的信,主要向编辑介绍论文的关键信息,包括论文题目、所有作者的姓名、通讯作者姓名及联系方式、论文内容与期刊的匹配度、拟投栏目、主要发现、有无一稿两投(包括中文)、论文是否参加过会议、作者排序是否有争议、是否有课题资助、有无利益冲突(包括作者之间的学术争议、对申请专利的影响、对申请课题的影响等)。为了吸引编辑的兴趣争取支持,还可以简单介绍论文在目前领域内的重要性,说明期刊读者中会对论文感兴趣的读者群。投稿信中还可以向编辑推荐审稿人或建议回避某些审稿人,避免不恰当的审稿人影响论文的接收。

大部分 SCI 期刊都提供在线投稿系统(rapid review system),在正式投稿前应该事先熟悉投稿系统,注册相关信息,在填写邮箱地址时尽量使用国际通用的邮箱,如 gmail、hotmail 邮箱,方便国际通信。上传稿件和图片后,要确认是否投稿成功,有的投稿系统会显示投稿结果,有的会回复一封确认信到注册邮箱。投稿成功后要记住论文标号(manuscript identification number),便于以后与编辑联系,关注审稿信息,询问审稿结果。

编辑审稿时间一般 2 周左右,编辑投递给专家审稿(会参考作者推荐或回避的审稿人)的周期一般在 3 个月以内。如果没有收到审稿意见,可以和编辑联系获取审稿信息。审稿完成后,编辑会根据审稿人意见作出决定,回复审稿结果:不经审稿的退稿(rejection without reviewing)、审稿后退稿(rejection with reviewing)、修回(review)、接受(acceptance),其中修回有大修(major revision)和小修(minor revision)。

投稿被拒是每位作者都会遇到的问题,尤其是影响因子越高的期刊拒稿率越高,但拒稿并不意味着失败。需要认真分析稿件被拒的原因,仔细阅读编辑部反馈的审稿意见,重新修改后或转投其他期刊、或重投。需要注意的是,不经修改直接改投的论文如果落在同一审稿人手里,后果可想而知。

修回的稿件,尤其是小修的稿件,一定要写回复信(rebuttal letter)给编辑,对编辑回信(covering letter)和审稿专家意见(reviewers' comment)要逐条答复(response to reviewer 1,2,3)。合理的解释和正确的修改可以为投稿再争取一次机会,有的作者甚至不惜反复几次修改,争取接收的机会。

如果收到编辑确定接受的信件,期刊在正式出版论文之前会将印刷的清样发给作者进行最后一次校对,但不能进行大幅修改。校对时重点核对摘要、正文、图表、实验结果、结论是否一致,有无遗漏,是否有换行、拼写、打印错误等。此外,还要缴付版面费,签署版权转让协议(assignment of copyright)。

第七章 中医药学术论文写作

学习小结

```
                      ┌─ 中医药学术论文的基本概念
              基本知识 ├─ 中医药学术论文的书写标准
                      ├─ 中医药学术论文的评价
                      └─ 中医药核心期刊与引证索引

                      ┌─ 论文的标题
                      ├─ 论文作者署名和作者单位
                      ├─ 论文摘要
中医药学术论文写作 ─ 具体格式 ├─ 关键词
                      ├─ 论文主体
                      ├─ 致谢
                      └─ 参考文献

                      ┌─ 文献数据库的选择
                      ├─ 文献检索的操作方法
                      ├─ 文献检索的基本策略
                      ├─ 筛选全文的经验
              一般写作过程 ├─ 综述的检索
                      ├─ 文献管理
                      ├─ 撰写论文的常用软件
                      ├─ 选择适合的投稿期刊
                      └─ 论文的投稿与发表
```

（李亚东）

复习思考题

1. 试述学术论文的概念。
2. 学术论文由几部分构成？什么是"IMR(A)D"格式？
3. 论文评价的依据是什么？
4. 什么是主题词与自由词？
5. 摘要与引言的区别有哪些？
6. 学术论文主体部分的结果与讨论部分有哪些区别与联系？
7. 撰写论文应熟悉哪些常用的辅助软件？
8. 学术论文投稿需要做哪些工作？

附 录

科研道德规范

一、诚实客观

在科学技术研究中,坚持实事求是,严谨认真,讲诚信,反对投机取巧、沽名钓誉、弄虚作假。

二、科学民主

在科学技术研究中,发扬科学民主精神,反对学霸作风,坚持学术平等,互相尊重,公平竞争,共同提高。

三、团结协作

在科学技术研究中,重视团队作用,发扬协作精神,甘为人梯。

四、追求卓越

创新是科研生命力的重要体现。在科学技术研究中,坚持开拓创新,反对因循守旧、故步自封。

主要参考书目

1. 孙瑞元.定量药理学[M].北京:人民卫生出版社,1987.
2. 马继兴.中医文献学[M].上海:上海科学技术出版社,1990.
3. 胡修周.医学科研方法和知识产权[M].北京:华夏出版社,1998.
4. 孙国杰.针灸学[M].北京:人民卫生出版社,2000.
5. 徐叔云,卞如濂,陈修.药理实验方法学[M].北京:人民卫生出版社,2002.
6. 翁维良.中药临床药理学[M].北京:人民卫生出版社,2002.
7. 卢建华,吴建国,赵俊.医学科研思维与创新[M].北京:科学出版社,2002.
8. 贺石林.医学科研方法学[M].北京:人民军医出版社,2003.
9. 王建华.实用医学科研方法学[M].北京:人民卫生出版社,2003.
10. 刘平,童瑶.中医药科学研究思路与方法[M].上海:上海中医药大学出版社,2003.
11. 马中.中国哲学简明读本[M].西安:陕西人民出版社,2004.
12. 王瑞辉.中医药科研方法[M].西安:第四军医大学出版社,2004.
13. 申杰.医学科研思路与方法[M].北京:中国中医药出版社,2016.
14. 朱继民.医学统计分析方法[M].合肥:中国科学技术大学出版社,2016.
15. 方积乾.生物医学研究的统计方法[M].北京:高等教育出版社,2007.
16. 刘长林.中国象科学观[M].北京:社会科学文献出版社,2008.
17. 吴圣贤.临床研究样本含量估算[M].北京:人民卫生出版社,2008.
18. 赖世隆.中西医结合临床科研方法学[M].2版.北京:科学出版社,2008.
19. 何清湖.中西医结合思路与方法[M].北京:中国中医药出版社,2008.
20. 张静,赵自刚.医学科研方法学[M].北京:军事医学科学出版社,2008.
21. 申杰.中医统计学[M].北京:科学出版社,2009.
22. 王福彦.医学科研方法[M].北京:人民军医出版社,2009.
23. 韦恩·C·布斯,格雷戈里·G·卡洛姆,约瑟夫·M·威廉姆斯.研究是一门艺术[M].陈美霞,徐毕卿,许甘霖,译.北京:新华出版社,2009.
24. 王家良.临床流行病学——临床科研设计、测量与评价[M].3版.上海:上海科学技术出版社,2009.
25. 王庆其.王庆其内经讲稿[M].北京:人民卫生出版社,2010.
26. 严洁,朱兵.针灸的基础与临床[M].长沙:湖南科学技术出版社,2010.
27. 周贤忠,刘仁沛.临床试验的设计与分析——概念与方法学[M].2版.北京:北京大学医学出版社,2010.
28. 刘平.中医药科研思路与方法[M].北京:人民军医出版社,2012.
29. 李达,李玉成,李春艳.SCI论文写作解析[M].北京:清华大学出版社,2012.

30. 李振吉.中医药 SCI 论文写作与发表实用教材[M].北京:人民卫生出版社,2013.
31. 申杰.中医科研思路与方法[M].北京:科学出版社,2013.
32. 方积乾.卫生统计学[M].7 版.北京:人民卫生出版社,2013.
33. 张学军.医学科研论文撰写与发表[M].2 版.北京:人民卫生出版社,2014.
34. 张科宏.说服 SCI 审稿人[M].长沙:中南大学出版社,2014.
35. 季光,赵宗江.科研思路与方法[M].北京:人民卫生出版社,2015.
36. 史周华.中医药统计学与软件应用[M].北京:中国中医药出版社,2015.

全国中医药高等教育教学辅导用书推荐书目

一、中医经典白话解系列

书名	作者
黄帝内经素问白话解（第2版）	王洪图　贺娟
黄帝内经灵枢白话解（第2版）	王洪图　贺娟
汤头歌诀白话解（第6版）	李庆业　高琳等
药性歌括四百味白话解（第7版）	高学敏等
药性赋白话解（第4版）	高学敏等
长沙方歌括白话解（第3版）	聂惠民　傅延龄等
医学三字经白话解（第4版）	高学敏等
濒湖脉学白话解（第5版）	刘文龙等
金匮方歌括白话解（第3版）	尉中民等
针灸经络腧穴歌诀白话解（第3版）	谷世喆等
温病条辨白话解	浙江中医药大学
医宗金鉴·外科心法要诀白话解	陈培丰
医宗金鉴·杂病心法要诀白话解	史亦谦
医宗金鉴·妇科心法要诀白话解	钱俊华
医宗金鉴·四诊心法要诀白话解	何任等
医宗金鉴·幼科心法要诀白话解	刘弼臣
医宗金鉴·伤寒心法要诀白话解	郝万山

二、中医基础临床学科图表解丛书

书名	作者
中医基础理论图表解（第3版）	周学胜
中医诊断学图表解（第2版）	陈家旭
中药学图表解（第2版）	钟赣生
方剂学图表解（第2版）	李庆业等
针灸学图表解（第2版）	赵吉平
伤寒论图表解（第2版）	李心机
温病学图表解（第2版）	杨进
内经选读图表解（第2版）	孙桐等
中医儿科学图表解	郁晓微
中医伤科学图表解	周临东
中医妇科学图表解	谈勇
中医内科学图表解	汪悦

三、中医名家名师讲稿系列

书名	作者
张伯讷中医学基础讲稿	李其忠
印会河中医学基础讲稿	印会河
李德新中医基础理论讲稿	李德新
程士德中医基础学讲稿	郭霞珍
刘燕池中医基础理论讲稿	刘燕池
任应秋《内经》研习拓导讲稿	任廷革
王洪图内经讲稿	王洪图
凌耀星内经讲稿	凌耀星
孟景春内经讲稿	吴颢昕
王庆其内经讲稿	王庆其
刘渡舟伤寒论讲稿	王庆国
陈亦人伤寒论讲稿	王兴华等
李培生伤寒论讲稿	李家庚
郝万山伤寒论讲稿	郝万山
张家礼金匮要略讲稿	张家礼
连建伟金匮要略方论讲稿	连建伟
李今庸金匮要略讲稿	李今庸
金寿山温病学讲稿	李其忠
孟澍江温病学讲稿	杨进
张之文温病学讲稿	张之文
王灿晖温病学讲稿	王灿晖
刘景源温病学讲稿	刘景源
颜正华中药学讲稿	颜正华　张济中
张廷模临床中药学讲稿	张廷模
常章富临床中药学讲稿	常章富
邓中甲方剂学讲稿	邓中甲
费兆馥中医诊断学讲稿	费兆馥
杨长森针灸学讲稿	杨长森
罗元恺妇科学讲稿	罗颂平
任应秋中医各家学说讲稿	任廷革

四、中医药学高级丛书

书名	作者
中医药学高级丛书——中药学（上下）（第2版）	高学敏　钟赣生
中医药学高级丛书——中医急诊学	姜良铎
中医药学高级丛书——金匮要略（第2版）	陈纪藩
中医药学高级丛书——医古文（第2版）	段逸山
中医药学高级丛书——针灸治疗学（第2版）	石学敏
中医药学高级丛书——温病学（第2版）	彭胜权等
中医药学高级丛书——中医妇产科学（上下）（第2版）	刘敏如等
中医药学高级丛书——伤寒论（第2版）	熊曼琪
中医药学高级丛书——针灸学（第2版）	孙国杰
中医药学高级丛书——中医外科学（第2版）	谭新华
中医药学高级丛书——内经（第2版）	王洪图
中医药学高级丛书——方剂学（上下）（第2版）	李飞
中医药学高级丛书——中医基础理论（第2版）	李德新　刘燕池
中医药学高级丛书——中医眼科学（第2版）	李传课
中医药学高级丛书——中医诊断学（第2版）	朱文锋等
中医药学高级丛书——中医儿科学（第2版）	汪受传
中医药学高级丛书——中药炮制学（第2版）	叶定江等
中医药学高级丛书——中药药理学（第2版）	沈映君
中医药学高级丛书——中医耳鼻咽喉口腔科学（第2版）	王永钦
中医药学高级丛书——中医内科学（第2版）	王永炎等